国家卫生健康委员会"十四五"规划教材

全国高等学校教材

供本科护理学类专业用

护理伦理学

第 **3** 版

主　审　姜小鹰

主　编　刘俊荣　范宇莹

副主编　张凤英　唐启群　徐奕旻

编　者　（以姓氏笔画为序）

王　艳（澳门理工大学）　　　　　　　　　刘永宁（大连医科大学附属第一医院）

刘俊荣（广州医科大学马克思主义学院）　　孙鸿燕（西南医科大学护理学院）

吴红艳（华中科技大学同济医学院附属协和医院）　张　旋（福建医科大学护理学院）

张凤英（四川大学华西护理学院）　　　　　范宇莹（哈尔滨医科大学护理学院）

郝燕萍（广州医科大学护理学院）　　　　　保颖怡（佛山科学技术学院医学院）

徐奕旻（首都医科大学护理学院）　　　　　唐启群（华北理工大学护理与康复学院）

黄晓燕（复旦大学护理学院）　　　　　　　曹　晶（中国医学科学院北京协和医学院）

梁　芳（新疆医科大学护理学院）　　　　　梁　冰（吉林大学护理学院）

程春梅（哈尔滨医科大学附属第二医院）

人民卫生出版社

·北　京·

图书在版编目（CIP）数据

护理伦理学 / 刘俊荣，范宇莹主编. —3 版. —北京：人民卫生出版社，2022.6（2024.4 重印）
ISBN 978-7-117-32868-5

Ⅰ. ①护…　Ⅱ. ①刘…②范…　Ⅲ. ①护理伦理学－医学院校－教材　Ⅳ. ①R47-05

中国版本图书馆 CIP 数据核字（2022）第 026389 号

人卫智网	www.ipmph.com	医学教育、学术、考试、健康，购书智慧智能综合服务平台
人卫官网	www.pmph.com	人卫官方资讯发布平台

护理伦理学
Huli Lunlixue
第 3 版

主　　编：刘俊荣　范宇莹
出版发行：人民卫生出版社（中继线 010-59780011）
地　　址：北京市朝阳区潘家园南里 19 号
邮　　编：100021
E - mail：pmph@pmph.com
购书热线：010-59787592　010-59787584　010-65264830
印　　刷：人卫印务（北京）有限公司
经　　销：新华书店
开　　本：850×1168　1/16　印张：12
字　　数：355 千字
版　　次：2012 年 6 月第 1 版　2022 年 6 月第 3 版
印　　次：2024 年 4 月第 5 次印刷
标准书号：ISBN 978-7-117-32868-5
定　　价：55.00 元
打击盗版举报电话：010-59787491　E-mail：WQ@pmph.com
质量问题联系电话：010-59787234　E-mail：zhiliang@pmph.com

第七轮修订说明

2020年9月国务院办公厅印发《关于加快医学教育创新发展的指导意见》(国办发〔2020〕34号),提出以新理念谋划医学发展、以新定位推进医学教育发展、以新内涵强化医学生培养、以新医科统领医学教育创新,并明确提出"加强护理专业人才培养,构建理论、实践教学与临床护理实际有效衔接的课程体系,加快建设高水平'双师型'护理教师队伍,提升学生的评判性思维和临床实践能力。"为更好地适应新时期医学教育改革发展要求,培养能够满足人民健康需求的高素质护理人才,在"十四五"期间做好护理学类专业教材的顶层设计和规划出版工作,人民卫生出版社成立了第五届全国高等学校护理学类专业教材评审委员会。人民卫生出版社在国家卫生健康委员会、教育部等的领导下,在教育部高等学校护理学类专业教学指导委员会的指导和参与下,在第六轮规划教材建设的基础上,经过深入调研和充分论证,全面启动第七轮规划教材的修订工作,并明确了在对原有教材品种优化的基础上,新增《护理临床综合思维训练》《护理信息学》《护理学专业创新创业与就业指导》等教材,在新医科背景下,更好地服务于护理教育事业和护理专业人才培养。

根据教育部《关于加快建设高水平本科教育 全面提高人才培养能力的意见》等文件要求以及人民卫生出版社对本轮教材的规划,第五届全国高等学校护理学类专业教材评审委员会确定本轮教材修订的指导思想为:立足立德树人,渗透课程思政理念;紧扣培养目标,建设护理"干细胞"教材;突出新时代护理教育理念,服务护理人才培养;深化融合理念,打造新时代融合教材。

本轮教材的编写原则如下:

1. 坚持"三基五性" 教材编写坚持"三基五性"的原则。"三基":基本知识、基本理论、基本技能;"五性":思想性、科学性、先进性、启发性、适用性。

2. 体现专业特色 护理学类专业特色体现在专业思想、专业知识、专业工作方法和技能上。教材编写体现对"人"的整体护理观,体现"以病人为中心"的优质护理指导思想,并在教材中加强对学生人文素质的培养,引领学生将预防疾病、解除病痛和维护群众健康作为自己的职业责任。

3. 把握传承与创新 修订教材在对原有教材的体系、编写体裁及优点进行继承的同时,结合上一轮教材调研的反馈意见,进一步修订和完善,并紧随学科发展,及时更新已有定论的新知识及实践发展成果,使教材更加贴近实际教学需求。同时,对于新增教材,能体现教育教学改革的先进理念,满足新时代护理人才培养在知识结构更新和综合能力提升等方面的需求。

4. 强调整体优化 教材的编写在保证单本教材的系统和全面的同时,更强调全套教材的体系性和整体性。各教材之间有序衔接、有机联系,注重多学科内容的融合,避免遗漏和不必要的重复。

5. 结合理论与实践　针对护理学科实践性强的特点,教材在强调理论知识的同时注重对实践应用的思考,通过引入案例与问题的编写形式,强化理论知识与护理实践的联系,利于培养学生应用知识、分析问题、解决问题的综合能力。

6. 推进融合创新　全套教材均为融合教材,通过扫描二维码形式,获取丰富的数字内容,增强教材的纸数融合性,增强线上与线下学习的联动性,增强教材育人育才的效果,打造具有新时代特色的本科护理学类专业融合教材。

全套教材共 59 种,均为国家卫生健康委员会"十四五"规划教材。

主审简介

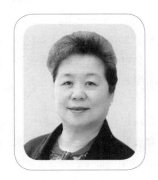

    姜小鹰，二级教授，博士生导师，福建医科大学护理学院原院长，国务院政府特殊津贴专家，第43届国际南丁格尔奖章获得者；中华护理学会第25届、26届副理事长；教育部高等学校护理学专业教学指导委员会第1届、2届副主任委员。现任教育部高等学校护理学专业认证委员会副主任委员，《中华护理杂志》社社长，中华护理学会护理教育专业委员会主任委员，全国护理学专业临床学术专家指导委员会主任委员，福建省护理学会理事长，国家科技奖励专家库评审专家。

    研究方向：护理教育、老年护理、护理管理。先后发表论文266篇，主编教材、专著28部，副主编6部。获得国家教学成果奖二等奖2项，以及各级各类科研成果奖30多项。获全国优秀科技工作者、全国"教书育人"十大楷模、全国"三八"红旗手、福建省优秀人才、福建省杰出人民教师，为全国高校"黄大年"式教师团队带头人。

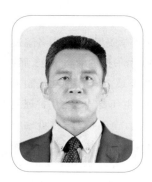

刘俊荣，博士，二级教授，博士生导师，广州医科大学党委委员，马克思主义学院院长，人文社会科学研究所所长，广东省医学伦理学研究中心主任。曾任广州医科大学卫生管理学院院长（2005—2019）、总支书记（2008—2019）。荣获广东特支计划教学名师、广东省高校教学名师、南粤优秀教师、广州市优秀专家等荣誉称号。为国家级一流本科课程医学伦理学负责人、国家级一流本科专业公共事业管理学科带头人。

兼任国家医师资格考试医学伦理学试题开发专家组组长、教育部高校医学人文素养与全科医学教学指导委员会会员、国家卫生健康委员会医学伦理学专家委员会委员、中华医学会医学伦理学分会候任主任委员、《中国医学伦理学》杂志副主编等。

先后出版个人专著 3 部，主编著作 11 部，副主编著作 12 部；荣获省、厅级成果奖励 9 项；主持国家社科基金项目、教育部人文社科项目等课题 25 项，发表学术论文 130 余篇。

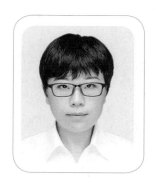

范宇莹，教授，博士生导师，哈尔滨医科大学护理学院副院长。现任中国生命关怀协会人文护理专业委员会常务委员兼秘书，《中华护理教育》等 6 本期刊编委与审稿专家，人民卫生出版社讲师团讲师等。

近 5 年主持国家自然科学基金项目 2 项，主持省博士后科研基金 1 项，承担其他各级各类护理科研课题 11 项，发表国家核心期刊论文 30 余篇，SCI 收录论文 10 篇，副主编或参编教材 10 部。

研究方向：急危重症护理学、护理管理、护理教育、护理伦理等。

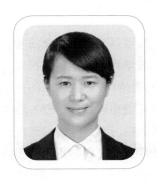

张凤英，博士，教授，硕士生导师，四川大学华西护理学院副院长。兼任四川省教育厅高等学校护理学类专业教学指导委员会秘书长；吴阶平基金会模拟医学部护理专业委员会副主任委员；成都市人文护理专业委员会副主任委员等；《护理学杂志》《中华现代护理杂志》等审稿专家。

负责的课程护理伦理学为中国大学中英文 MOOC 课程及教育部首批国家级一流课程。负责国家自然科学基金面上项目、四川省科技厅项目等多项，在 *Nurse Education Today*、《中国医学伦理学》等杂志发表论文多篇。

研究方向：老年护理、护理教育、护理管理。

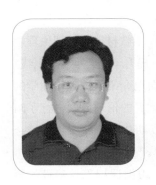

唐启群，教授，博士，硕士生导师，华北理工大学护理与康复学院院长。兼任河北省老年医学会第二届理事会常务理事暨老年心理专业委员会副主任委员、中国医疗保健国际交流促进会理事、《中华医院管理杂志》等杂志常务副主编等。

近 5 年来，发表论文 50 余篇，其中核心期刊 40 篇，出版教材及专著 16 部，其中担任主编 10 部、副主编 6 部。荣获全国教育科学成果奖、河北省科技进步奖、河北省优秀教学成果奖等 10 项。目前承担各级课题 5 项。

研究方向：老年人口学、养老模式与健康促进、护理伦理教学与研究等。

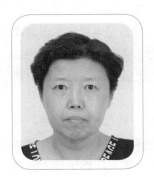

徐奕旻，副教授，硕士生导师，首都医科大学护理学院护理人文学学系主任。兼任中国医学救援协会家庭救护分会副会长，北京医学教育协会护理专业委员会副主任委员等。

近 5 年来主持及参与各级各类课题 13 项，发表国内核心期刊论文及 SCI 论文 20 余篇，参编教材 8 部。

研究方向：急危重症护理、护理伦理等。

NURSING
前　言

护理伦理学作为护理学与伦理学的交叉学科，具有鲜明的价值导向性，需要以马克思主义的基本立场、基本观点和基本方法为指导，体现课程的思政教育功能。本课程的教学目标在于培养护理学专业的学生树立"以人为本，关怀照顾"的基本理念，养成"医乃仁术"的人道情怀，提高学生的护理道德素养，增强其护理伦理决策的能力。学生通过该门课程的学习，能够正确理解护理伦理与经济体制、科技进步、文化习俗等社会因素的关系，能够树立科学的健康观、生命观、死亡观，能够运用护理伦理学的基本理论和原则分析护理实践中的伦理问题，并给出正确的伦理评价。面对不同的患者，能够取得一个有效的同意或拒绝，如果患者只有部分能力或完全没有能力表示同意或拒绝治疗，知道如何履行代理知情同意；有能力决定何时对患者隐瞒信息或不保守医密在道德上是能够得到伦理辩护的；懂得如何与患者进行有效的沟通等。这既是本教材编写的目标定位，也是内容取舍的重要依据。

为适应 21 世纪社会和专业发展对护理学专业人才伦理素质培养的需要，本教材按照护理伦理学的知识体系，以"导入案例—提出问题—引发思考—理论阐释—引申巩固—提升素质"为编写主线，注重基础，突出重点，力求理论与实践紧密联系。全书共十一章，系统和全面地介绍了护理伦理学的基础理论、原则、规范和伦理道德要求，并在此基础上紧密结合护理工作中常见的伦理问题进行了阐述和分析，充分地将临床护理及科研工作中的最新成果吸收到教材之中，以期从理论和实践的结合上提高护理专业学生分析和解决护理伦理问题的能力，提升其护理伦理修养。

本教材在第 2 版编写、使用的基础上，对部分内容进行了修订和完善，根据课程思政建设的要求，增加了思想政治教育与护理伦理建设、重大疫情与护理伦理建设等内容，并将社会主义核心价值观、新时代卫生职业精神、健康中国战略等融入相关章节之中。作为供本科护理学专业使用的教材，本书在编写时力求反映三方面的要求：其一是为护理学专业学生服务，不能简单地照抄医学伦理学的模板和内容，要体现"护理"这一特定的专业色彩；其二是为本科学生服务，应满足本科学生学习和发展的需要，体现"本科"这一特定的层次定位；其三是为培养中国特色社会主义医疗卫生事业的建设者和接班人服务，在进行专业知识阐述和理论分析的同时，更注重正确的价值理念和思想政治教育功能。

本教材在内容编排上，力求结构严谨、内容新颖、观点明确，努力突出以下特色：①理论性。全面阐述与护理活动相关的伦理问题，注重护理伦理学基础理论、基本知识的编写，体现护理专业本科生应掌握的伦理学知识点，为学生护理伦理教育提供较为完善的教学资源，供各院校根据所设课时的不同而进行选择。②先进性。介绍最新的护理伦理学研究成果，对有关护理伦理问题和争论进行了介绍，有助于开拓护理专业学生的伦理视野。③新颖性。教材内容的编排从每章的导入案例开始，提出问题，引导护生带着问题进行理论学习。在论述每章节内容时，穿插相关的思考案例、背景资料、知识拓展等"BOX"，重塑和活跃教材风格，亦显生动多彩。④实用性。从学生执业视角选取内容，既激发学生学习的主动性与自觉性，又为学生的护理执业提供有效的伦理指导，增强伦理教育的实效性。

本教材在编写的过程中，参考、借鉴了国内外大量的文献资料，因篇幅所限不能尽数列出。在此，谨向给予本书启迪和营养的各位作者致以诚挚的谢意！本教材的编写也得到了各编委所在单位的大力支持，在此一并表示衷心的感谢！尽管我们已经付出了很大的努力，但由于水平及能力所限，未必能够达到原本的初衷，更难免存在疏漏，敬请各位读者和同仁不吝赐教，以期日臻完善。

刘俊荣　范宇莹

2022 年 5 月

NURSING

目　录

第一章　绪论 ··· 1

　第一节　护理伦理 ··· 2

　　一、道德与职业道德 ··· 2

　　二、伦理与伦理学 ·· 5

　　三、护理伦理学概述 ··· 7

　第二节　护理伦理学的历史演进及其发展 ··· 8

　　一、中国传统的护理伦理思想 ··· 8

　　二、国外传统的护理伦理思想 ··· 9

　　三、护理伦理学的形成与发展 ·· 10

　第三节　新时代护理伦理建设 ··· 11

　　一、思想政治教育与护理伦理建设 ·· 11

　　二、科技发展与护理伦理建设 ·· 13

　　三、大健康观与护理伦理建设 ·· 13

　　四、"互联网+"与护理伦理建设 ·· 14

　　五、重大疫情与护理伦理建设 ·· 15

　第四节　护理伦理教育、修养与评价 ··· 16

　　一、护理伦理教育 ··· 16

　　二、护理伦理修养 ··· 18

　　三、护理伦理评价 ··· 19

第二章　护理伦理学的基本理论与观点 ··· 23

　第一节　护理伦理学的基本理论 ·· 24

　　一、美德论 ··· 24

　　二、义务论 ··· 26

　　三、效果论 ··· 28

　第二节　护理伦理学的基本观点 ·· 30

　　一、生命观 ··· 30

　　二、健康观 ··· 31

　　三、疾病观 ··· 32
　　四、死亡观 ··· 33
　第三节　基本理论与基本观点之张力 ·································· 33
　　一、义务论和生命质量论之张力 ······································ 33
　　二、功利论与生命神圣论之张力 ······································ 33
　　三、美德论与生命价值论之张力 ······································ 33

第三章　护理伦理学的规范体系 ·· 35
　第一节　护理伦理学的基本原则 ·· 36
　　一、尊重原则 ··· 36
　　二、有利原则 ··· 38
　　三、不伤害原则 ·· 38
　　四、公正原则 ··· 39
　　五、原则之间的冲突与消解 ·· 40
　第二节　护理伦理学的基本规范 ·· 41
　　一、护理伦理学基本规范的含义和本质 ······························ 41
　　二、护理伦理学基本规范的形式和内容 ······························ 42
　　三、护理伦理学基本规范的特点和作用 ······························ 43
　第三节　护理伦理学的基本范畴 ·· 43
　　一、护理伦理学基本范畴概述 ·· 43
　　二、护理伦理学基本范畴的内容 ·· 44

第四章　护理人际关系伦理 ·· 49
　第一节　护患关系伦理 ··· 50
　　一、护患关系的特点 ·· 50
　　二、患者的权利与义务 ·· 52
　　三、护士的权利与义务 ·· 55
　　四、护患权利与义务之博弈 ·· 56
　　五、和谐护患关系的伦理要求 ·· 57
　第二节　护际关系伦理 ··· 58
　　一、护际关系的特点 ·· 58
　　二、护际关系的矛盾及其影响因素 ····································· 59
　　三、护际关系的伦理要求 ··· 60
　第三节　护士与医疗机构其他从业人员的关系之伦理 ·············· 60
　　一、护士与医师的关系之伦理 ·· 60
　　二、护士与医技、药技人员的关系之伦理 ····························· 61
　　三、护士与管理服务人员的关系之伦理 ······························ 62

第五章　临床护理实践中的伦理道德（一） ··························· 64
　第一节　基础护理伦理 ··· 65
　　一、基础护理的特点 ·· 65

二、基础护理的伦理要求 ……………………………………………………………………… 66

三、基础护理的伦理难题 ……………………………………………………………………… 67

第二节　急危重症护理伦理 …………………………………………………………………… 68

一、急危重症护理的特点 ……………………………………………………………………… 68

二、急危重症护理的伦理要求 ………………………………………………………………… 69

三、急危重症护理的伦理难题 ………………………………………………………………… 70

第三节　围手术期护理伦理 …………………………………………………………………… 71

一、围手术期护理的特点 ……………………………………………………………………… 71

二、围手术期护理的伦理要求 ………………………………………………………………… 72

三、围手术期护理的伦理难题 ………………………………………………………………… 75

第四节　精神科护理伦理 ……………………………………………………………………… 76

一、精神科护理的特点 ………………………………………………………………………… 76

二、精神科护理的伦理要求 …………………………………………………………………… 77

三、精神科护理的伦理难题 …………………………………………………………………… 79

第六章　临床护理实践中的伦理道德（二）…………………………………………………… 81

第一节　儿科护理伦理 ………………………………………………………………………… 82

一、儿科护理的特点 …………………………………………………………………………… 82

二、儿科护理的伦理要求 ……………………………………………………………………… 83

三、儿科护理的伦理难题 ……………………………………………………………………… 85

第二节　老年科护理伦理 ……………………………………………………………………… 86

一、老年科护理的特点 ………………………………………………………………………… 86

二、老年科护理的伦理要求 …………………………………………………………………… 87

三、老年科护理的伦理难题 …………………………………………………………………… 88

第三节　传染科护理伦理 ……………………………………………………………………… 89

一、传染科护理的特点 ………………………………………………………………………… 89

二、传染科护理的伦理要求 …………………………………………………………………… 90

三、传染科护理的伦理难题 …………………………………………………………………… 92

第四节　肿瘤科护理伦理 ……………………………………………………………………… 93

一、肿瘤科护理的特点 ………………………………………………………………………… 93

二、肿瘤科护理的伦理要求 …………………………………………………………………… 94

三、肿瘤科护理的伦理难题 …………………………………………………………………… 95

第七章　临床护理实践中的特殊技术伦理 …………………………………………………… 98

第一节　生殖健康的护理伦理 ………………………………………………………………… 99

一、生育控制的护理伦理 ……………………………………………………………………… 99

二、优生优育的护理伦理 ……………………………………………………………………… 101

三、性健康与性教育的伦理责任 ……………………………………………………………… 102

四、妇产科护理的伦理问题 …………………………………………………………………… 103

第二节　辅助生殖技术的护理伦理 …………………………………………………………… 105

一、辅助生殖技术的伦理道德 ………………………………………………………………… 105

二、辅助生殖技术的伦理原则 ……………………………………………… 106

三、辅助生殖技术的伦理问题 ……………………………………………… 107

第三节　器官移植的护理伦理 ………………………………………………… 108

一、器官移植的伦理意义 …………………………………………………… 108

二、器官移植的伦理原则 …………………………………………………… 109

三、器官移植的伦理问题 …………………………………………………… 110

第八章　公共卫生服务的护理伦理 …………………………………………… 113

第一节　公共卫生与预防保健伦理 …………………………………………… 114

一、公共卫生伦理概述 ……………………………………………………… 114

二、公共卫生服务的伦理原则 ……………………………………………… 115

三、预防保健工作的特点与伦理道德要求 ………………………………… 116

第二节　社区卫生保健的护理伦理 …………………………………………… 119

一、健康教育的护理伦理 …………………………………………………… 119

二、社区卫生服务的护理伦理 ……………………………………………… 120

三、家庭卫生服务的护理伦理 ……………………………………………… 122

第三节　突发公共卫生事件应急护理伦理 …………………………………… 124

一、突发公共卫生事件的应急护理特点 …………………………………… 124

二、突发公共卫生事件的应急护理责任 …………………………………… 125

三、突发公共卫生事件应急护理伦理的原则 ……………………………… 126

四、突发公共卫生事件应急护理伦理的要求 ……………………………… 127

第九章　安宁疗护与死亡的伦理道德 ………………………………………… 129

第一节　安宁疗护的伦理道德 ………………………………………………… 130

一、安宁疗护的概念和特点 ………………………………………………… 130

二、安宁疗护的伦理意义 …………………………………………………… 131

三、安宁疗护的发展现状 …………………………………………………… 132

四、安宁疗护的道德要求 …………………………………………………… 132

第二节　死亡的伦理道德 ……………………………………………………… 133

一、传统死亡标准 …………………………………………………………… 133

二、脑死亡标准 ……………………………………………………………… 133

三、安乐死 …………………………………………………………………… 135

四、尸体护理的伦理道德 …………………………………………………… 136

第十章　护理科研工作中的伦理道德 ………………………………………… 138

第一节　护理科研伦理概述 …………………………………………………… 139

一、护理科研的特点 ………………………………………………………… 139

二、护理科研中的伦理矛盾 ………………………………………………… 140

三、护理科研的伦理规范 …………………………………………………… 141

第二节　"涉及人的"护理科研伦理 ………………………………………… 142

一、"涉及人的"之界定 …………………………………………………… 142

二、"涉及人的"护理科研伦理原则 ·· 143
三、"涉及人的"护理科研伦理审查 ·· 145
第三节 科研不端行为的伦理控制 ·· 147
一、科研不端行为的主要表现 ·· 147
二、控制科研不端行为的伦理意义 ·· 148
三、科研不端行为的防范机制 ·· 149

第十一章 护理管理工作中的伦理道德 ·· 152
第一节 护理管理伦理 ·· 153
一、伦理在护理管理中的意义 ·· 153
二、护理管理者的伦理道德素养 ·· 154
三、护理管理的伦理要求 ·· 155
第二节 护理管理中的伦理与法律问题 ·· 157
一、护士执业资格的伦理与法律问题 ·· 157
二、护士执行医嘱的伦理与法律问题 ·· 158
三、护理文件相关的伦理与法律问题 ·· 159
四、药品管理相关的伦理与法律问题 ·· 161
第三节 护理伦理难题与护理伦理决策 ·· 162
一、护理伦理难题的界定 ·· 162
二、护理伦理难题的缘起 ·· 163
三、护理伦理难题的表现情形 ·· 164
四、护理伦理难题的化解与决策 ·· 166

附录 ·· 169
附录一 护士条例 ·· 169
附录二 护士守则 ·· 173

中英文名词对照索引 ·· 174

主要参考文献 ·· 177

NURSING

第一章

绪　论
——伦理奏响生命和谐的乐章

01章　数字内容

——— 学 习 目 标 ———

- 知识目标：
  1. 掌握：道德、伦理学、护理伦理学的概念；护理伦理学的研究对象。
  2. 熟悉：道德的特征和功能；职业道德的基本内容。
  3. 了解：思想政治教育、科技发展、互联网等对护理道德建设的作用和影响。
- 能力目标：
  1. 能够运用优秀的传统护理伦理思想分析当前护理实践中的问题。
  2. 能够结合护理实践进行自我伦理教育、修养与评价。
- 素质目标：
  形成基本的职业道德情感和正确的护理伦理价值理念。

导入案例

责任与担当

在 2003 年抗击"非典"的日子里,广东省中医院二沙岛分院急诊科护士长叶欣,面对危重病人,她一马当先,有时甚至自己关起门来抢救,不让太多的人介入。"我已经给这个病人探过体温、听过肺、吸过痰,你们就别进去了,尽量减少感染的机会。"这番话让许多年轻的护士流下了眼泪。3 月 24 日凌晨,因抢救"非典"病人而不幸染病的叶欣光荣殉职,终年 47 岁。生前,她留下了一句刻骨铭心的话:"这里危险,让我来。"四十七年,瞬间即逝。但是,叶欣,这一普通的名字,将与伟大一同永恒。

请思考:你从以上感人事迹中得到哪些启示?

护理伦理学将为您叩开心灵殿堂的大门,引导您领略生命之伦、为人之理、生存之道、护理之德的瑰丽。护士的崇高在于拥有一颗圣洁的心灵,而护理道德正是维持这心灵秩序的准绳,是度量护理行为的标杆。在紧张、忙碌的护理工作中,护士应以护理道德规范作为行动的指南,为维护患者神圣的生命和健康奉献出自己无私的爱心和技能,并与患者携手谱写出无数护患和谐的华美乐章。

第一节　护理伦理
——掌舵于护士心灵的道德法庭

一、道德与职业道德

(一)道德

1. 道德的概念　在我国古代汉语中,"道""德"是两个不同的词语。即使在老子所著《道德经》中两者也是分开使用的,分别有《道经》和《德经》两个完全不同的篇目,书名中的"道德"也并非等同于现代意义上的道德,而仅仅是道与德两个词并列的联合词组。其中,"道"本义是指道路,后来引申出反映客观规律性的道理、法则、规范等含义;"德"本义通"得",古人解释为"德者,得也"。"德"与"得"的原意均指获得,如东汉学者许慎在《说文解字》中所说:"德,外得于人,内得于己也"。德与善并行不悖,它既能使人有所得,又能使己有所得,以善德施于别人,使众人各得其益,以善念存诸心,使身心各得其益。因此,先人们所使用的"德"字,似乎更接近现代汉语的道德概念。

道德二字合用成为使用至今的一个词,究竟始于何时,存在不同的观点。据《史记·夏本纪》记载:"皋陶述其谋曰:信其道德,谋明辅和。"这里的道德指的是安邦立国的法则。皋陶是虞舜时期的司法官,他认为要以德立世,坚持诚信,这样才能使谋略成功,群臣和谐。荀子在《劝学》中讲到:"礼者,法之大分,类之纲纪也。故学至乎礼而止矣,夫是谓道德之极。"也就是说,学习做人做事,如果一切行为都达到了礼的标准,那么,就进入了道德的最高境界。这表明,自春秋战国时期开始,汉语中道德概念就具有了道德理想、道德规范、道德品质、伦理道德境界等明确而丰富的含义。

在西方古代文化中,"道德"(morality)一词起源于拉丁语的"mores",原意为风俗、习俗、性格,后引申为道德规范、行为品质、善恶评价等含义。恩格斯指出:"一切以往的道德论归根到底都是当时的社会经济状况的产物。"一定社会的道德是在一定的社会经济条件下产生的,任何道德都是以社会经济关系中所表现的利益关系为内容的,社会经济关系的性质决定道德的性质,有什么样的经济关系,就有什么样的道德体系。因此,道德是人们在社会生活实践中形成并由经济基础决定的,用善恶作为评价标准,依靠社会舆论、内心信念和传统习俗作为完善人格及调节人与人、人与自然关系的行为规范。

道德由道德活动、道德关系和道德意识三要素构成。道德活动是指在道德意识支配下，体现利益追求并可以用善恶加以评价的群体活动和个人行为的客观表现，例如道德教育、道德评价、道德修养等；道德关系是指由道德活动结成的可以进行善恶评价的利益关系；道德意识是指人们在道德活动及道德关系中形成并能影响它们的思想、观点、理论、规范等主观认识的成果，包括个人的道德意识（如道德观念、道德情感、道德理论观点等）和社会的道德意识（如道德戒律、道德格言、道德要求等）。以上三个要素，道德活动和道德关系是形成相应道德意识的客观基础，并能使已经形成的道德意识巩固、深化和提高。道德意识一旦形成，又起着指导、制约道德活动及改变道德关系的作用。其中，道德规范不仅是人们在一定的道德活动和道德关系的基础上形成并概括出来的，而且是个体道德意识的升华，作为一种特殊规范，对道德活动、道德关系及个人道德意识都具有普遍和突出的约束和导向作用，因而集中体现了道德生活三要素的统一和特点。

2. 道德的特征　道德作为一种特殊的社会规范，具有以下特征：

（1）阶级性与全民性的统一：在阶级社会或有阶级存在的社会中，道德始终是阶级的道德，它反映着各个阶级不同的经济地位和阶级利益，不同的阶级有不同的善恶意识和行为规范，统治阶级的道德往往是当时社会的主导道德。但是，道德也反映全社会所有成员的共同利益，具有某些统一的善恶意识和行为规范，以此来调节全民参与的社会公共生活。例如，古今中外都倡导讲究卫生、遵守秩序、扶老携幼、助人为乐、不偷盗、不说谎等道德规范。道德的阶级性与全民性不是并行、独立的，而是渗透、统一于道德现象之中的。

（2）变动性与稳定性的统一：道德总是随着社会经济条件、科学技术的进步等社会存在的变化而变化的，不同的历史时代，由于经济关系的性质、生产力发展的水平、文化背景及社会具体条件等不同，而具有不同性质的道德。但是，道德的变化往往非常缓慢，旧的道德观念长期影响着人们的思想行为，甚至内化为人们的信念，仍在不同程度地影响着人们的思想和行为。当然，一些正确的道德观念的稳定性就更强，比如"仁义礼智信"的内涵已经积淀为中华民族的优良道德传统，"己所不欲，勿施于人"也早已被公认为人类普遍的道德准则。

（3）自律性与他律性的统一：道德不仅能够通过主体的自我道德教育、道德修养、道德评价等方式，将外在的道德原则、规范内化为道德信念，养成道德习惯；同时，又能够通过外部道德教育、道德影响、客观道德评价标准等形式，提高主体的道德素质。在主体道德养成的过程中，道德自律是基础，道德他律是条件，二者缺一不可。

（4）现实性与理想性的统一：道德产生于社会生活实践，由现实经济关系决定和制约，受政治、法律、宗教、文化等意识形态的影响，而且必须适应社会的现实需要和大多数人的觉悟程度。但是，道德源于现实生活，但又高于现实生活，道德应反映社会的进步及发展趋向，其行为准则应具有超前性，能够引导人们积极向上并达到人格完善。道德的现实性与理想性二者是辩证统一的，其现实性是理想性的基础，而其理想性又是现实性的升华。

（5）协调性与进取性的统一：道德不仅具有调节人与人、人与自然的关系，达到人们之间和睦相处、社会安定和保持生态平衡的属性，而且道德还具有激励人们改造客观世界和主观世界，使社会和人自身更加完善并日趋达到理想境界的属性。道德的协调性与进取性也是辩证统一的，道德协调中有进取，道德进取中也要求协调。

3. 道德的功能　道德的功能主要表现在以下几个方面：

（1）认识功能：通过道德标准、道德判断和道德理想等特有方式，道德能够使人正确认识自己与他人、社会的关系以及对家庭、社会、民族、国家和环境应负的责任或义务，正确认识社会生活中的道德原则、规范以及生活的意义等，从而提高辨别善与恶、应当与不应当、正当与不正当的能力，正确地选择自己的人生道路。

（2）教育功能：通过道德评价、激励等方式，道德能够营造社会舆论，形成社会风尚，树立道德典型，塑造理想人格，培养人的道德自觉意识、行为习惯和高尚品质，从而提升人的伦理道德境界。

（3）调节功能：通过评价、示范、劝阻等方式，道德能够指导、规范和纠正人们的行为，从而调节人与人、人与社会、人与自然的关系，使个人与社会、局部与整体、近期与长远等利益追求协调一致，并保持人类生存环境的动态平衡。

道德功能的充分发挥，不仅能够为人们合理的利益追求提供必要的辩护，安排良好的社会秩序，从而有利于生产力的发展、经济基础的巩固以及社会生活的有序，而且能够为每一个社会成员提供做人的规矩和导向，促进精神世界的发展，激励人格的完善和追求。

（二）职业道德

1. 职业道德的概念　根据不同的分类标准，可以对道德进行不同的分类：

依据人们所处的主要社会关系，如职业关系、人与自然的关系、婚姻家庭关系、社会公共关系等关系的不同，与此相对应的道德也分为职业道德、自然道德、婚姻家庭道德、社会公德；依照不同经济关系性质的演变，道德可划分为原始社会的道德、奴隶社会的道德、封建社会的道德、资本主义社会的道德和共产主义社会的道德（含社会主义社会的道德）。职业（profession），作为社会分工和劳动分工的产物，是人们在社会中所从事的作为主要谋生手段的工作。在社会生活中职业具有三方面的要素，即职业责任、职业权力和职业利益，任何职业都是三者的统一体。职业责任（professional responsibility）是指任何职业都承担着特定的社会责任和社会职能，为社会的发展做出应有的贡献。职业权力（professional power）是指每一种职业岗位及职业人员都享有相应的权力。职业利益（professional benefit）是指每种职业人员都能从职业生活中获取工资、福利、地位、荣誉等利益。为了确保各类职业活动的正常进行，在长期的社会实践中，人们建立了调整职业生活中各类利益和矛盾的道德原则、道德规范和道德标准，即职业道德。

职业道德（professional ethics）也称行业道德，是从事一定职业的人们必须遵循的与特定职业工作和职业活动相适应的道德原则、道德规范和道德准则的总和。尽管人类社会职业千差万别，不同时代有不同内容，但有其共同的基本道德要求，即敬业与乐业。我国近代思想家梁启超曾经有一篇题为《敬业与乐业》的讲演，他认为敬业与乐业是人类生活的"不二法门"，是中国传统职业道德的两大准则。所谓敬业就是忠于职守；所谓乐业，就是要热爱职业。与其他道德相比较，职业道德在范围上具有专业性，它形成于特定的职业生活中并在其范围内发挥调节作用。在内容上具有相对稳定性，表现为世代相袭的职业传统，形成比较稳定的职业心理和职业习惯。在形式上具有多样性，社会上有多少种职业或行业，就有多少种职业道德。

职业道德一方面涉及每个从业者如何对待职业、对待工作对象（包括人和物），是每个从业者的生活态度、道德意识、价值观念的表现。另一方面，职业道德也是一个职业集体、一个行业全体从业人员的行为表现。如果每个行业、每个职业集体都具备优良的职业道德，无疑对整个社会道德水平的提升具有重要而积极的意义，反之，将可能影响整个社会道德水平的提升。

2. 职业道德的基本内容　职业道德的基本内容包括职业态度、职业理想、职业责任、职业纪律、职业良心、职业情感、职业作风等。

（1）职业态度（professional attitude）：是职业道德的本质性内容，是从业者对待职业和职业相关人、相关事、相关物的内在感受、情感和意向，它展示了从业者在职业活动过程中的客观状态和行为方式。职业态度受个人（兴趣、能力、抱负、价值观、自我期望等）、家庭（家庭成员的期望、家庭背景等）、职业（市场需求、薪水待遇、工作环境、发展机会等）及社会（同侪关系、社会地位、社会期望等）等多种因素的影响。

（2）职业理想（professional ideal）：是从业者在依据个人条件和社会要求，为自己设立的职业奋斗目标，即个人渴望达到的职业境界，是人们对职业活动和职业成就的前瞻性反映，与个人的世界观、人生观、价值观、职业期待、职业目标密切相关。职业理想是人们实现个人生活理想、道德理想和社会理想的重要手段，并受社会理想的制约。

（3）职业责任（professional responsibility）：是指人们在一定职业活动中所承担的特定职责，它包括人们应该做的工作和应该承担的义务。职业责任是由社会分工决定的，是职业活动的中心，也是构成特定职业的基础，往往通过行政、法律和道德等多种方式加以确定和维护。职业责任包括从业者个人的职业责任和组织的职业责任两个方面。个人的职业责任强调个人对其所在组织、工作对象和社会的责任，组织的职业责任强调组织对工作对象和社会的责任。

（4）职业纪律（professional discipline）：是一种特殊的行为规范，是指从业者在执业过程中必须遵守的从业准则和程序，是从业者执行职务、履行职责、完成自己承担的工作任务的行为保证。职业纪律的调整范围是整个劳动过程以及与之有关的各个方面，包括工作时间、劳动态度、生产和安全规程等内容。作为职业道德的重要表现，职业纪律体现了法律性规定与道德性要求的统一，具有职业性、安全性、自律性和制约性特征。

（5）职业良心（professional conscience）：是指从业者对于职业责任的自觉认识。由于职业良心是一种源自内心的对于职业的认识和看法，因而往往成为从业者职业道德的重要支撑，潜在影响着职业道德的各个方面。职业良心在职业活动中的作用包括职业活动之前的动机定向的作用、职业活动之中的行为监督作用和职业活动之后的反思评价作用。

（6）职业情感（professional emotion）：是指从业者对所从事职业的主观体验，是人们对职业内省化的心情意境和外显化的情绪表现。强烈的职业情感能够使人从内心产生一种对自己所从事职业的需求意识和深刻理解，更加热爱自己的职业和岗位。职业情感包括从低到高三个层次，即职业认同感、职业荣誉感和职业敬业感。

（7）职业作风（professional style）：是指从业者在实践过程中的惯性行为表现。职业作风的优劣将直接决定从业者本人及其所从事职业在公众心目中的形象。一个组织有了优良的职业作风，员工就可以互相教育、互相影响、互相监督，使符合职业道德要求的优良思想、品质、行为发扬光大，使不符合职业道德要求的低劣思想、品质、行为受到抵制，从而形成良好的职业舆论和职业风尚。

（三）护理职业道德

护理职业道德（nursing professional ethics）简称护理道德，是指护士在执业过程中应遵循的，用以调节护士与患者之间、护士与其他医务人员以及与社会之间关系的行为准则和道德规范的总和。护理工作的着眼点不仅仅是人所患的疾病，更强调的是患病的人。护理的对象不仅限于患者，也包括亚健康人及健康人。护理的目标是在尊重人的需要和权利的基础上，提高人的生命质量，促进健康，预防疾病，减轻痛苦。护士的共同愿景不仅是要维护和促进个体健康水平，更重要的是面向家庭、社区，为提高整个人类健康水平发挥应有的作用。因此，护理道德的突出特点在于护理是充满着关爱和照顾的"善举"。而"善"是道德的重要范畴，是伦理的客观要求和重要准则，更是护理道德首要的、应有的内涵，不力求完"善"的人不可能做好护理职业。

护理道德作为一种特殊的职业道德，强调的是护士在执业过程中应具有的职业态度、职业理想、职业良心、职业情感、职业责任，以及应当遵守的职业纪律、职业作风等规范。就护士职业而言，这些规范是对从事护士职业的全体成员的要求，是护理人员在履行护士角色时应当遵循的道德规范，针对的是护士角色。当然，护理人员除在执业过程中扮演护士角色之外，在生活中还可能扮演着女儿、母亲、教师等角色，在扮演其他角色时则应当遵循相应的其他角色规范和道德。

护理道德历经长期的发展，已经形成了包括救死扶伤、忠于职守，尊重人权、敬畏生命，公平公正、普同一等为主要内容的规范体系和内容。

二、伦理与伦理学

（一）伦理的内涵

"伦理"（ethic）与"道德"是两个相互联系又相互区别的概念。"伦"与"理"在古汉语中也是分别使用的，各为单独的两个词语。"伦"本义为辈分、人伦；"理"本义为玉石的纹理。伦理二字连用成

Note:

为一个词语,始见于我国战国至秦汉时期的《礼记·乐记》:"乐者,通伦理者也"。《说文解字》解释说:"伦,从人,辈也,明道也;理,从玉,治玉也。"这里的解释告诉我们:伦即人伦,也就是合理的人际关系;伦理即人伦之理,也就是调整人伦关系的条理、道理、准则。伦理概念的出现及伦理思想的积淀,象征着人类对自身道德生活理性思考的成果。

可见,道德侧重于反映人们求善的个人实践,常用以表述具体的道德行为、道德规范和道德表现等;而伦理则侧重于反映人们求善的社会理念,常用以表述道德思想、理论和原则等,更多地用于理论研究、学术探讨等场合。如一个人在公共场所随地吐痰,人们可以说这一现象不道德,但一般不说它"不伦理"。鉴于护理本科学生主要处在学习成才阶段,已经积累了相当多的社会道德生活感受和经验,并以实习等方式参与到了护理道德实践之中,为认识和把握护理道德生活的真谛,特别需要从感性认识提升到理性认识。为了使用上的方便,本教材中道德与伦理两个概念适当并用。

（二）伦理学的界定

伦理学(ethics)是指专门以道德为研究对象,揭示其起源、本质、作用及其发展规律的学科或科学。从一定意义上说,伦理学是对道德生活的哲学思考,所以伦理学也称道德哲学。

伦理学是一门古老的学科,古希腊苏格拉底(Socrates)就曾阐述当时的社会道德规范,并提出"知识即美德"的著名论断,其弟子亚里士多德(Aristotélēs)也曾在雅典学院系统传授道德研究的学科(伦理学)。亚里士多德的弟子尼各马可(Nicomachus)对其学说进行整理,写成《尼各马可伦理学》,并成为西方最早的伦理学著作,随后伦理学作为一门独立的学科存在于欧洲各国。在中国,尧舜时期即有了伦理思想的萌芽。春秋末年,儒家学派创始人孔子开始讲授伦理学,其弟子依据其语录编写而成的《论语》,成为我国第一部伦理学著作。但作为一门学问的称谓,"伦理学"一词在我国最早出现于清代末年。此前,借用汉语"伦理"一词,日本学者将英文"ethics"译成"伦理学"。清末民初,我国学者严复又借用了日文的意译,以其译著《进化论与伦理学》将这一专门研究道德之学问的词语"伦理学"及其学科引入我国。

（三）伦理学的类型

古今中外,伦理学学派众多。根据研究类型、方法以及研究内容、理论体系的不同,当代学者将其划分为不同类型的伦理学。例如,我国著名伦理学家周中之将伦理学分为两大类,即规范伦理学(规范伦理学、应用伦理学)与非规范伦理学(描述伦理学、元伦理学);而王海明则将伦理学分为三类,即元伦理学、规范伦理学、美德伦理学。本教材简要介绍以下四类:

1. 描述伦理学(descriptive ethics) 是以描述方法来研究伦理学的科学,即对道德进行经验性描述和再现。它可以是历史的描述,如各种道德史、风俗史,也可以是现实的描述,如某些社会道德状况的调查报告。其目的是如实呈现历史的或现实的、外在的或内在的甚至综合的道德状况。

2. 元伦理学(meta-ethics) 又称分析伦理学,主要以逻辑学、语言学的方法来分析道德概念、道德判断的性质和意义,研究伦理词、句的功能和用法的理论。它在道德劝诫上相对中立,其目的是求真,解决"应该如何"与"事实如何"的关系问题,但不是求历史或现实生活的现象之真,而是求人们使用的道德逻辑语言之真。元伦理学是一门基础性的学科,它对于概念的语言揭示,对道德判断功能的分析,对道德逻辑规则的设立,对伦理学高度的科学性、逻辑性的追求和确证等,使它在伦理学中占据一定的地位。

3. 规范伦理学(normative ethics) 主要研究伦理规范的来源、内容和根据,并以此影响人们的生活行为。规范伦理学构成伦理学的主体,是传统伦理学的主流,如功利主义、义务论等均属于规范伦理学的范畴。任何一个体系的规范伦理学均包含三个重要组成部分,即道德理论、道德原则和道德规范。规范伦理学在具体领域中的应用称之为应用伦理学,护理伦理学即属于应用伦理学的范畴。近年来,应用伦理学如医学伦理学、生态伦理学、技术伦理学等获得快速发展并成为伦理学研究的热点。

4. **美德伦理学（virtue ethics）** 又称"德性伦理学"，是研究优良道德如何实现，即以行为主体及其品德、美德为中心研究内容的伦理学，它所评价的对象主要是行为主体（品质和动机），对行为正确性的道德评价均源自具体的美德概念。而传统规范伦理学所评价的主要是人的行为，且以行动效果（如社会幸福）或义务（如规则）作为道德评价中第一性的概念。

三、护理伦理学概述

（一）护理伦理学的概念

护理伦理学（nursing ethics）是指一般伦理学原理在护理科研活动和临床护理实践中的具体应用，是以一般伦理学原理为指导，研究护理道德的科学。

护理伦理学最初只是医学伦理学的组成部分，在早期出版的医学伦理学著作中几乎无一例外都有护理道德的论述。但是，随着护理学作为一门独立学科的形成，护理伦理学也开始从医学伦理学中分化出来而逐渐形成一门新的独立学科。在 20 世纪 20 年代，英国就出版了《护理伦理学》，中华护理学会于 20 世纪 40 年代将其翻译出版。近年来，国内外学者已陆续编辑出版了一些类似教材，并吸纳了许多生命伦理学的研究成果。目前，护理伦理学作为一门新兴的学科，已受到人们的普遍关注。在我国，许多从事临床、护理和社会科学的学者以马克思主义伦理学为指导，广泛融合其他学科知识，积极汲取当代伦理学和生物医学科技的最新成果，使护理伦理学的发展充满了蓬勃生机，无论在其内容还是研究方法上都得到了丰富和创新。

（二）护理伦理学的研究对象

任何一门学科，都有自己特定的研究对象，伦理学是以道德现象作为其研究对象的。护理伦理学作为伦理学的分支，也必然以护理工作中的道德现象作为自己的研究对象。所谓道德现象（moral phenomenon），就是指人们用善恶标准去评价，并依靠社会舆论、内心信念和传统习俗来维持的一类社会现象。它包括三个方面，即道德活动现象、道德规范现象和道德意识现象。在护理实践中，具体表现为护理道德活动现象、护理道德意识现象和护理道德规范现象三个组成部分。

所谓护理道德活动现象，是指在护理活动中人们按照一定的善恶观念而进行的护理道德评价、护理道德教育和护理道德修养，也简称"护理道德实践"；所谓护理道德意识现象，是指护理活动中形成并影响护理道德活动的各种具有善恶价值的理论、观念、情感、理想、信念和理论体系；所谓护理道德规范现象，是指一定社会条件下指导、评价和调节护理行为的准则。这些准则，既包括护士在长期的护理实践中所形成的"应当"与"不应当"的客观要求，也包括一定社会、国家、区域或团体以戒律、格言等形式自觉概括和表达的善恶标准和规范。

道德现象是通过一定的道德关系表现出来的，护理道德现象是人们在现实生活中的各种道德关系在护理实践中的具体表现，它主要包括以下内容：

1. **护士与患者之间的关系——护患关系** 在护理活动中，护士与患者之间的关系是首要的、最基本的关系。这种关系是否密切、协调，将直接关系到患者的安危和护理质量的提高，关系到医院和社会的精神文明建设等。因此，护士与患者的关系，是护理伦理学的核心问题和主要的研究对象。

2. **护士之间及其与其他医务人员之间的关系——护缘关系** 护士之间以及与其他医务人员之间的关系，包括护士与护士的关系，护士与医生、医技人员、行政管理人员及后勤人员之间的关系。在护理活动中，能否妥善协调同行间的分工合作关系、正确对待彼此间的医疗差错、相互支持并密切协作等，直接影响着护理工作甚至整个医疗工作的进行和集体力量的发挥，影响着医学人才的成长和良好护患关系的建立。因此，护理伦理学必须正视护士与其他医务人员之间的关系的研究。

3. **护士与社会之间的关系——护社关系** 现代生物医学技术的发展及应用，在促进护理科学发展的同时，也为护士提出了诸多伦理难题。如生育调节中的流产、性别选择问题，器官移植中的知情同意问题等。这些问题的解决不仅关系着患者的切身利益，也直接涉及社会的利益，需要护士在不同患者之间，以及患者与社会之间进行利益权衡，正确处理护士与社会的关系。此外，护士如何正确地处置卫生资源、如何对待对社会或他人有潜在危害的患者、如何适应医疗护理改革等,都有待护理伦理学加以研究。

（三）护理伦理学的研究内容

1. 护理道德理论　主要阐明护理道德的对象、任务、起源、本质及其发展规律;研究历史上古今中外各个社会、各个阶级的护理道德现象及其内容,以及它和伦理学、法学、心理学等学科的关系;批判地继承护理道德的历史遗产,论证社会主义护理道德的合理性,树立和发扬社会主义护理道德风尚等。

2. 护理道德规范　主要从护理道德同社会物质生活条件、护理道德同社会主义道德之间的关系,阐述社会主义护理道德基本原则、规范和范畴,告诫护士什么样的护理道德行为是善的,什么样的护理道德行为是恶的,使其自觉地选择符合护理道德规范的行为。

3. 护理道德实践　主要阐明在护理实践中依据社会主义护理道德理论和观念对自己、对人们的护理活动进行道德评价的标准,研究将社会主义护理道德理论转化为护理道德实践的条件,指出进行护理道德教育和护理道德修养的正确途径和方法,提高护士的道德水平。

综上所述,护理伦理学有着自己特有的研究对象和内容,它是伦理学原理在护理实践中的具体应用,是护理学与伦理学相结合而形成的一门独立的学科。

思 考 案 例

如果来生还住院,我仍住你们这里

李某,女,70岁,肺癌晚期,被子女送到医院。护士找来轮椅,将其推进病房,抱到床上。护士对老人说:"我们在您的床单下铺了水垫,这样更舒适,不会生压疮;我们还为您备了脸盆、便盆,您有需要可以随时叫我们。"随后护士进行了给氧、输液等治疗,并安排合理饮食。家属感动地说:"你们的服务让我们有到家的感觉,老人住到这里,我们就放心了。"

此后,护士每天都到患者床前鼓励她战胜疾病,询问有关情况,帮她按摩,教她咳嗽排痰。住院期间,老人天天笑容满面。最后,虽然病魔夺去了老人的生命,但她留给护士的一席话却耐人寻味:"有你们的关爱,我一点也不恐惧死亡;如果来生还住院,我仍住你们这里。"

请思考:该案例从哪些方面反映了护士良好的职业道德?

第二节　护理伦理学的历史演进及其发展
——传统文化的滋润与营养

一、中国传统的护理伦理思想

从人类医学发展史的整体来看,由于古代医学发展水平不高,尚没有形成医、护、药专门的职业,往往从医者既负责医疗,又负责护理与药事。因此,当时的护理伦理思想与医学伦理思想是融为一体的,没有截然的区分。

中国古代医学与儒家文化是密不可分的,儒家伦理对医疗、护理等都有着深远的影响,"医儒同道"是我国古代医学的一个特征。我国现存的第一部医学经典著作《黄帝内经》就是以古代朴素的阴阳五行哲学思想为指导,以"医乃仁术"为核心,把医术和医德融为一体的。《黄帝内经》对当时的医护道德实践予以朴素总结和全面阐述,标志着我国医护伦理思想的初步形成。之后,张仲景、孙思邈等人又在此基础上进行了发展和完善,奠定了我国古代护理伦理思想的基本框架。其内容主要包括以下方面:

Note:

1. 生命神圣，一心赴救　《黄帝内经》指出："天覆地载，万物悉备，莫贵于人"。这种思想被唐代孙思邈继承并发展，他指出："人命至重，贵于千金，一方济之，德逾于此"。这就是说，人是天地间最宝贵的，人的生命是神圣的，医护人员应当本着尊重生命的思想关心爱护患者，即使患者病入膏肓，医护人员也应不惜一切代价去救治。因此，孙思邈在《大医精诚》中强调："凡大医治病，必当安神定志，无欲无求，先发大慈恻隐之心，誓愿普救含灵之苦。……亦不得瞻前顾后，自虑吉凶，护惜身命。……见彼苦恼，若己有之，深心凄怆，勿避崄巇、昼夜寒暑，饥渴疲劳，一心赴救。"

2. 注重美德，精勤不倦　《黄帝内经》强调对于学习医道的人必须经过严格挑选，必须有高尚的美德，"非其人勿教，非其真勿授"，医护人员应博学多闻，"上知天文，下知地理，中知人事"。东汉名医张仲景在《伤寒杂病论》中提出医者应当"勤求古训，博采众方""精究方术"。魏晋时期的杨泉在其《物理论》中则指出："夫医者，非仁爱之士，不可托也；非聪明理达，不可任也；非廉洁淳良，不可信也。"孙思邈指出：医者"必须博极医源，精勤不倦，不得道听途说，而言医道已了，深自误哉！"宋代医学著作《小儿卫生总微方论》强调："凡为医之道，必先正己，然后正物。正己者，谓能明理尽术也。正物者，谓能用药以对病也"，也就是说，医者必须医德医术兼备，对症用药方能药到病除。

3. 尊重患者，普同一等　古人强调为医者要尊重患者的人格和隐私，尊重患者的习俗、传统，不得对患者有任何不规之念。《黄帝内经》强调：医者要"入国问俗，入家问讳，上堂问礼，临病人问所便"。孙思邈说："夫为医之法，不得多语调笑，谈谑喧哗，道说是非"。我国古人还十分强调平等待患，一视同仁。如张仲景指出：为医者要"上以疗君之疾，下以救贫贱之厄"。孙思邈强调，为医者必须一视同仁，不可厚此薄彼，"若有疾厄来求救者，不得问其贵贱贫富、长幼妍媸、怨亲善友、华夷愚智，普同一等，皆如至亲之想。"这些思想充分体现了我国典型的把患者当作亲人的医德理念，它不仅利于护患关系的融洽，而且能够鼓励医护人员更好地尽职尽责。

4. 淡泊名利，清正廉洁　三国时期，名医董奉不求名利、隐居庐山为民治病的"杏林春暖"的佳话歌颂了我国古代从医之人高尚的医德品质。孙思邈强调，医者应当保持清廉，洁身自爱，"不得恃己所长，专心经略财物"。陈实功主张："贫穷人家及游食僧道衙门差役人等，凡来看病，不可要他药钱，只当奉药。再遇贫难者，当量力微赠，方为仁术，不然有药而无食者，命亦难保也。"清代叶天士在《临证指南医案·华序》中写道："良医处世，不矜名，不计利，此其立德也；挽回造化，立起沉疴，此其立功也；阐发蕴奥，聿著方书，此其立言也。一艺而三善咸备，医道之有关于世，岂不重且大耶！"

5. 尊重同道，谦虚谨慎　我国古代医家不仅重视对患者的诊治道德，也十分重视从医者之间的道德规范，认为医护人员之间应当相互尊重，相互学习，谦虚谨慎，取长补短。孙思邈指出，从医之人不得"议论人物，炫耀声名，訾毁诸医，自矜己德。偶然治瘥一病，则昂头戴面，而又自许之貌，谓天下无双，此医人之膏肓也。"陈实功强调："凡乡井同道之士，不可生轻侮傲慢之心，切要兼和谨慎，年尊者恭敬之，有学者师事之，骄傲者逊让之，不及者荐拔之"。

以上是我国古代医护伦理思想的主要内容，也是对护理工作的伦理要求，是我国医护道德的精华，对我国近现代的护理伦理思想的发展产生了深远的影响。当然，由于受"三纲五常""男女授受不亲"等封建伦理思想的影响，在我国古代的医护伦理思想中也包含一些不合理的内容。如医护人员在诊治女性患者时，"重症就床隔帐诊之，轻症就门隔帷诊之，亦必以薄纱罩手""贫家不便，医者自袖薄纱"。甚至医者为贵妇人看病，还要求隔帐、隔帷、就门及"悬丝切脉""隔衣针刺"等，这种思想对疾病的诊断和治疗是极其不利的，应当予以否定。

二、国外传统的护理伦理思想

古希腊的希波克拉底被称为"医学之父"，他对护理非常重视，在其著作中写道："命令你的学生，护理时要按照你的指示执行，并进行治疗，要选择有训练的人担任护理，以便在施行治疗时能采用应急措施，以免危险。"其医德思想集中体现在《希波克拉底誓言》之中，该誓言是西方医德的经典文献，对后世从医之人有着深远的影响。

古印度是最早将护理作为一门独立职业的国家,有着丰富的护理道德思想。公元前 5 世纪,古印度名医妙闻(Susruta)在《妙闻集》中要求:"雇佣的侍者(护士)应具有良好的行为和清洁习惯,要忠于他的职务,要对患者有深厚的感情,满足患者的需要,遵从医生的指导。"公元前 2 世纪印度国立医院要求护士"必须聪慧而敏捷,应献身于对患者的护理工作;必须懂得如何配药、配餐,具备为患者洗浴、按摩肢体和搬运患者的技巧;能熟练地清洁床铺,对病人应有耐心"。古罗马名医盖仑(Galenus)要求医护人员要重视学术,舍利求义。他说:"我研究医学,抛弃了娱乐,不求身外之物",并指出:"作为医生不可能一方面赚钱,另一方面从事伟大的艺术——医学"。

三、护理伦理学的形成与发展

(一)南丁格尔的奠基性工作

在近代欧洲文艺复兴运动的影响下,医学开始从宗教神学的束缚下解放出来,由经验医学逐渐走向实验医学,医学的分支越来越细,专业化程度越来越高,护理在诊疗中的作用日益突出,从而促进了护理工作的职业化,也对护士提出了越来越高的要求。弗洛伦斯·南丁格尔为实现这一转变做出了卓越的贡献。

弗洛伦斯·南丁格尔的著作《护理札记》为医院管理、护理伦理、护理教育的发展奠定了基础,推动了西欧各国乃至世界各地护理工作和护士教育的发展。在《护理札记》一书中,南丁格尔最早提出了"护理"的概念,并对护理的本质进行了表述,奠定了护理学的基础。该书语言平实而亲切,观察细腻且准确,处处蕴含着对患者的关心和爱护,涉及护理伦理的内容包括对患者的尊重、隐私保护、多样化服务,以及护士个人卫生和同事间合作等。虽然南丁格尔并未提出某种护理伦理学理论,但她的言行中充满了高尚的护理伦理思想。她在书中写道:"如果病人感到冷、用餐后不适或出现压疮,一般来说这不是疾病的原因,而是护理不当所致。护士应该做什么,可用一个词来解释,即让病人感觉更好。"她说:"护士的工作对象不是冰冷的石块、木头和纸片,而是有热血有生命的人类""护理要从人道主义出发,着眼于病人,既要重视病人的生理因素,又要对病人的心理因素给予充分的注意""护士必须有一颗同情的心和一双勤劳的手""必须记住自己是被病人所依赖信任的……一个护士必须十分清醒,绝对忠诚,有信仰和奉献精神,有敏锐的观察力和充分的同情心""必须尊重自己的职业……而且必须作风正派""一个护士必须不说别人闲话,不与病人争吵"。她强调护士应由品德优良、有献身精神和高尚的人担任,要求护生做到"服从、节制、整洁、恪守信用"。南丁格尔认为让病人得到更好的照护是护士首要的职业道德,并把有教养、有进取心、思维敏捷、灵巧、判断力强等作为挑选护士的条件。南丁格尔的护理实践和护理教育思想为护理伦理学的形成奠定了基础。

知 识 拓 展

南丁格尔奖章

1912 年,即南丁格尔逝世后第二年,在华盛顿举行的第九届红十字国际大会上,正式确定颁发南丁格尔奖章。该奖章是红十字国际委员会设立的国际护理界最高荣誉奖,这项以护理界楷模弗洛伦斯·南丁格尔命名的国际红十字优秀护士奖章,是为表彰志愿献身护理事业和护理学方面做出卓越贡献的世界各国优秀的护理工作者所设。1991 年,红十字国际委员会布达佩斯代表大会通过的《弗洛伦斯·南丁格尔奖章规则》第二条规定,奖章可颁发给男女护士和男女志愿护理工作人员中在平时或战时做出如下突出成绩者:"具有非凡的勇气和献身精神,致力于救护伤病员、残疾人或战争灾害的受害者;如有望获得奖章的人在实际工作中牺牲,可以追授奖章。"每次最多颁发 50 枚奖章。如遇战争等非常情况而不能按期颁发时,可以向后推延。但下次颁发奖章的数目,不能超过正常几次应该颁发的总数。

（二）国际社会及各国政府的高度重视

20 世纪后，不少国家和地区通过守则、法规等文件形式把医护道德肯定下来，相应也产生了一系列国际性的医护道德和法律文献，成为护理伦理理论和护士规范的重要来源。如 1946 年的《纽伦堡法典》、1948 年的《日内瓦宣言》、1949 年的《国际医德守则》；1953 年，国际护士协会拟定了第一个正规的护士规范——《护士伦理学国际法》，并于 1965 年和 1973 年进行了两次修订。1976 年，美国护理学会制定了《护士法典》；1985 年，加拿大护理学会制定了《护理法典》。

1981 年，我国卫生部颁发的《中华人民共和国医院工作人员守则和医德规范》、1994 年施行的《中华人民共和国护士管理办法》、2012 年实施的《医疗机构从业人员行为规范》等，尤其是 2008 年国务院颁布实施的《护士条例》，以及中华护理学会制定的《护士守则》，对护士的执业规则、权利、义务等作出了更加明确的规定。这些工作对于加强我国的护理伦理教学和研究，对于规范护士的执业行为发挥了十分积极的作用。

（三）医学伦理学的滋养与带动

医学伦理学（medical ethics）的概念，最早是由英国医生、哲学家托马斯·帕茨瓦尔（Thomas Percival）在其 1803 年出版的《医学伦理学》一书中提出来的。他认为，医学伦理学是运用一般伦理学的理论、方法、道德原则解决医疗实践和医学科学发展中人们相互之间，以及人与社会、人与自然关系的道德问题的一门学问，不但研究医生应遵循的道德规范和准则，而且包括医患之间、医务人员之间、医务人员与社会之间的关系。20 世纪 20 年代，英美国家相继出版了多本《护理伦理学》教材，中华护士学会于20 世纪 40 年代也曾翻译出版了西方的《护理伦理学》教材，但使用范围并不广泛。在我国，护理伦理学作为一个学科，其发展与医学伦理学密不可分，可以说在一定意义上是从医学伦理学中分化出来的。

1932 年，由上海医师公会主席、震旦大学医学教授宋国宾撰写的我国第一部护理伦理相关教材《医业伦理学》问世，该书主要论述了医务人员的人格、与患者及同道的关系等，被人们认为是我国第一部医学伦理学专著。但是一直到 20 世纪 70 年代"文革"结束以前，医学伦理学的学科地位并没有引起我国医学界的广泛重视。"文革"结束以后，国内学术氛围逐渐浓厚，医学院校中从事哲学教学与研究的教师开始关注医学伦理学的教学问题。1981 年第一届全国医学伦理道德研讨会倡议全国各医药院校开设医学伦理学课程，随后原卫生部当年在制订的医学教学计划中将医学伦理学列为选修课。之后，医学伦理学日益受到医学界和哲学界的重视，并被列入各级各类医药院校的医学类专业（含护理专业）的教学计划之中，而且教材中涵盖了护理伦理学的相关内容。20 世纪 80 年代中期以前，我国护理专业的伦理学教学使用的大多是医学伦理学教材，医学领域的伦理研究也主要局限于医学伦理学，针对护理伦理的研究较少，更谈不上系统。20 世纪 80 年代中期，随着人们对医院护理工作的重视和护理教育的发展，在中华护理学会和原卫生部医政司护理处的支持下，组成了由天津市卫生局、大连医学院、南京铁道医学院等 14 家单位参加的《实用护理伦理学》教材编写委员会，经过相关专家的多次讨论和辛勤劳动，该教材于 1986 年 3 月由广西人民出版社出版。此后，部分院校的护理专业开始开设护理伦理学课程。目前，大多数院校的护理专业都以护理伦理学课程取代了医学伦理学课程。

经过 20 多年的丰富和发展，我国的护理伦理学教材已经形成了较为完善的理论体系和知识体系，但护理伦理学的理论体系和知识体系仍有待进一步梳理和完善。

第三节 新时代护理伦理建设
——播撒于护士心灵的现代文明

一、思想政治教育与护理伦理建设

（一）思想政治教育对护理伦理的影响

随着现代信息科学和网络技术的发展，面对纷繁复杂的国际形势，各种各样的社会思潮不断涌

Note:

现。我国高等教育肩负着培养全面发展的社会主义事业建设者和接班人的重任,必须坚持正确的价值导向和坚定的政治方向。这是由我国独特的历史、独特的文化、独特的国情所决定的。高校不能仅仅强调知识的传播、技能的培养,必须把学生正确的世界观、价值观、人生观的培养作为核心,突显"德育为本"的思想。此处之"德"不仅包括做人、做事之常德,还包括为国、为民之大德。作为大德之"德"总是与政治不可分离,社会意识离不开上层建筑的指导。马克思曾说:"最蹩脚的建筑师从一开始就比最灵巧的蜜蜂高明的地方,是他在用蜂蜡建筑蜂房以前,已经在自己的头脑中把它建成了。"人与动物的不同,就在于人有思想、有目的、有计划,能够能动地改造世界,而动物只能本能地适应世界,缺乏目的性和计划性。但是,人仅仅有了思想还不行,如果思想缺少正确的世界观、价值观的引导,就可能成为破坏性的力量。2020年6月,教育部印发的《高等学校课程思政建设指导纲要》中明确提出,课程思政建设要在所有高校、所有学科专业全面推进,围绕全面提高人才培养能力这一核心点,围绕政治认同、家国情怀、文化素养、宪法法治意识、道德修养等重点,优化课程思政内容供给,提升教师开展课程思政建设的意识和能力,系统进行中国特色社会主义和中国梦教育、社会主义核心价值观教育、法治教育、劳动教育、心理健康教育、中华优秀传统文化教育,坚定学生理想信念,切实提升立德树人的成效。

　　护理工作的服务对象是人,人不仅具有生物性,而且还具有社会性。人的心理、习俗、价值观念等无不影响着人们的行为,影响着人们的健康和疾病的状况及其转归。仅仅依靠医学护理技术已经不能解决医学所面临的诸多问题,仅凭讲授生物医学知识和医学护理技能也已不能让医学、护理专业学生毕业后很好地胜任各种医疗、护理研究和实践。此外,卫生事业的健康发展,卫生政策的正确制定,医学、护理研究和实践中所面临的伦理、法律和社会问题,也是生物医学不能解决的。而这些问题,都离不开思想政治教育和思想政治工作的引领。通过思政教育能够塑造护理专业学生的社会主义核心价值观,使其形成良好的品格,践行全心全意为人民身心健康服务的宗旨,培养爱国主义情怀。

（二）思政教育对护理伦理建设的基本要求

1. 在加强护理伦理建设时要注重护理专业学生政治素质的培养　在护理实践中,面对患者和重大疫情,护理人员必须从生物、心理、社会等多方面把握疾病和健康,在不断提高自身的专业知识储备和专业技能水平的同时,也要学习和坚持马克思主义的基本立场、基本观点和基本方法,全心全意为患者、为人民的身心健康服务,坚持患者至上、生命至上。在面对重大疫情时,要有强烈的政治意识,要以人民利益为重,敢于挺身而出,坚决服从党和人民的需要和调遣。在强调疾病发生发展内因的同时也要看到外因的作用,树立马克思主义的唯物辩证观,认真学习优秀的中国传统文化,坚持社会主义核心价值观,提高自身的人际沟通能力,培养爱患意识与共情能力,切实提高自己的道德水平和综合素质。只有这样,才能避免出现极端的个人主义、精致的利己主义、散漫的自由主义,做一个合格的护理人员。

2. 在加强护理伦理建设时要注重护理专业学生道德能力的培养　护理伦理建设离不开护理道德教育,而护理道德教育的内容、形式需要结合受教育者所处社会的政治制度、经济制度、文化习俗等社会环境。马克思主义认为,人的本质在于其社会性,任何人都不可能永久地孤立于现实的生活之外,无时无刻不受到社会因素的影响。因此,护理道德教育必须面对现实,既不能高谈阔论而脱离社会现实,也不能只顾灌输而不顾分析和解决现实问题。作为护理人员,面对纷繁复杂的矛盾,面对千差万别的患者,应当如何看待和分析?如何解除患者的痛苦和忧伤?这不仅需要科学的专业护理学知识,也需要丰富的人文社会科学知识,需要有辩证地分析问题和解决问题的道德能力。道德能力包括道德认识能力、道德判断能力、道德选择能力、道德践履能力、道德直觉能力、道德创造能力等,这些道德能力的培养应成为护理道德教育的重要议题。因此,护理专业学生道德能力的培养离不开马克思主义理论的指导,需要坚持道德教育与思想政治教育有机结合,从社会主义核心价值观的视角分析和看待问题,用马克思主义关于人民群众的立场、辩证分析的方法、矛盾分析的方法等教育和培育学生,切实提高学生分析和解决问题、适应社会的能力。

3. 在加强护理伦理建设时要注重护理专业教育与思政教育的结合 护理伦理教育并非护理伦理学课程的特有任务和功能,《高等学校课程思政建设指导纲要》已明确强调所有学科、专业、课程都承担着思政教育的任务和功能,护理学专业课程也毫不例外。作为护理学专业教师在讲授护理专业知识时,也应当结合授课内容将马克思主义的基本立场、基本观点和基本方法贯穿到教育教学过程之中,培养护理学生树立人民至上和生命至上的立场、正确的人生观和价值观,以及辩证分析和矛盾分析的方法等。作为护理专业学生,在学习护理专业知识时,也应当从优秀的专业教师身上学习做人的道理,从专业知识中涉及的人和事去体味所蕴含的人生哲理,并通过团队学习、研究性学习、角色扮演等形式强化课程学习效果,培育团队精神、创新精神,体味道德力量和价值。只有这样,才能真正强化护理伦理教育和伦理建设,充分发挥护理伦理的作用。

二、科技发展与护理伦理建设

(一)科技发展引发的伦理问题

1. 科技发展强化了护患关系的物化趋势 随着现代科技的发展,医学手段和设备逐步趋于自动化、信息化和远程化。但是,在人们尽情地享用医学科技进步所带来的种种好处的同时,工具理性主义也随之日益泛化和强化,其价值导向作用也日趋突显。个别医护人员过于重视医学科技,过分强调技术立身,忽视了对人的生命的关爱,淡化了对人的理解、关怀和尊重,从而把护患之间的人际关系等同于人与机器的关系、技术关系,导致了护患关系的非人格化。

2. 现代科技引发了新的伦理难题 医学科技的发展带来了一系列的护理伦理难题,甚至导致了护理道德危机。如人工授精、体外受精、胚胎干细胞技术等新的生殖医学手段,打破了传统的婚姻、血缘和家庭观念,出现了婚姻与生育的分离等问题。护士作为新技术主要的应用者和执行者,必然身处这些伦理冲突之中;除此之外,医学科技进步所依赖的人体试验问题,器官移植时器官分配公平性问题,基因治疗技术可能导致的人类基因多样性改变问题等。这些问题,都与传统的伦理道德观念格格不入,对传统伦理道德观念提出了新的挑战。如何解决这一系列的伦理冲突和问题,将是新时期医学伦理学和护理伦理学需要关注和研究的新课题。

(二)现代科技背景下的护理伦理建设

1. 现代科技应以医学人道主义精神为引领 发展科学技术的目的是为了人,医疗科技应以人的生命和健康为中心,无论是医疗技术的研发还是应用都应当以捍卫人的尊严、护卫人的生命和健康为宗旨,否则就可能出现为科学而科学、为技术而技术的"唯科学主义""唯技术主义",背离医学的目的,导致对病患的伤害。在运用现代高新医疗技术时,医护人员应该坚持医学人道主义精神,一切从患者的利益出发,本着尊重、有利、不伤害、公正的职业态度服务于民众,加强与患者的沟通,减少因为使用机器和设备而对患者产生的负面影响。

2. 医护人员应恪守现代科技伦理规范 护士是现代医疗科技研发和应用的重要力量,应自觉学习和遵守现代科技研发和应用的伦理规范,如《涉及人的生物医学研究伦理审查办法》《人类辅助生殖技术和人类精子库伦理原则》《人胚胎干细胞研究伦理指导原则》等文件。在应用高新医学技术手段时,首先应该明确实施这些高新技术的伦理原则和相关伦理规范,对可能出现的伦理问题进行深入探讨和研究,严格执行国家和国际相关公约、政策和规定,恪守职业道德,杜绝从狭隘的私利出发,过度使用甚至滥用现代医学技术手段,从而避免由此引发的社会问题和伦理危机。

三、大健康观与护理伦理建设

(一)大健康观对护理伦理的影响

随着医学及心理学、行为科学、社会学等学科的发展,以及疾病谱、死亡谱等因素的改变,人们对健康问题的认识越来越深刻、越来越全面,人们逐渐认识到健康不单纯是躯体上的无痛无病,还与精神、心理状态等多种因素有着密切联系。近年来,也有学者主张将道德因素引入健康范畴,认为人的健康包括身体健康、心理健康、社会适应良好和道德健康四个方面。不可否认,健康作为人的生存状态的表征,与道德密切相关,它不同于动物的野蛮、雄壮,是人的综合素养的有机组织部分。不道德和存在道德缺陷的行为必然会导致行为者精神紧张、恐惧、焦虑、内疚等不良心态,从而影响其本人甚至他人的健康。大健康观要求护理工作必须从生物、心理、社会、道德等多方面把握健康,而不能仅仅局限于生物、躯体性的方面,不能仅仅看到"病"而忽视了"人"。"病人"首先是人,其次才是有"病"之人,不能将"病"与"人"两者分离开来。护理的指导思想也应当从以疾病为中心转向以患者为中心,要从以疾病为中心的功能制护理模式转向以患者为中心的责任制护理和整体护理模式,在重视服务对象的生理和病理反应的同时,更要重视人的社会心理需要和道德完善。

（二）大健康观下的护理伦理建设

1. 大健康观要求护士必须提高自身的综合素质 护士若要适应新健康的转变,胜任整体护理模式的要求,不但需要提高自身的护理专业素质,掌握扎实的护理专业知识,也要认真学习护理伦理、护理心理、人际沟通等方面的知识,提高自身的人文素养,树立正确的价值观,养成健康的道德习惯。一个心理不健康、社会适应性差、道德不完善的护士,不可能从心理、社会适应和道德方面护理好一个病人。

2. 提高护士综合素养的核心是加强护理伦理修养 护士道德水平的高低将直接影响其自身的心理健康,只有道德趋于完善,才能保持心理健康、心态安定,进而才能维持护患和谐、家庭和睦、社会和谐,才能较好地适应社会,完成社会赋予护理职业的神圣使命。

3. 加强护理伦理修养需要多方重视 尽管加强护士伦理修养主要依赖于护士自身的努力,但是,护理教育机构和医疗机构的教育和培养、卫生行业的管理以及社会宏观环境等,都不可避免地对护士伦理修养的提高产生直接或间接影响。因而,加强护理伦理建设,完善护士人格,提高护士伦理修养,需要护理教育、医疗行业以及相关社会行业的多方重视。

四、"互联网+"与护理伦理建设

2019年2月国家卫生健康委员会发布的《"互联网+护理服务"试点工作方案》中首次提出"互联网+护理服务"的概念,主要是指医疗机构利用在本机构注册的护士,依托互联网等信息技术,以线上申请、线下服务的模式为主,为出院患者或罹患疾病且行动不便的特殊人群提供的护理服务。互联网的发展为各行各业注入了新的生机和活力,在医疗领域推动了医疗事业的迅速发展。但"互联网+"也带来了一定的负面影响,如信息泄露、责权不清等问题。因此,必须正确处理"互联网+"和医护道德建设的辩证关系,树立科学的网络道德观,促进医疗卫生事业改革的健康发展。

（一）"互联网+"对护理伦理建设的正面影响

一方面,"互联网+"有助于医疗资源的充分利用和护理服务质量的提高。社会人口的增长、慢性病患者人数的增多、医护人员的短缺等都对医疗行业提出了新的挑战。"互联网+护理服务"不仅能够为基层患者提供优质便利的护理资源,还能充分发挥专业护士的职业价值、推动护理服务产业的发展。"互联网+"的发展改变了患者的就医方式,有助于满足人民群众多样化、多层次的健康需求,患者可以通过对自身问题的描述获得个性化的指导及建议。而且,一些医疗服务不足的地区或面临其他限制的患者有了新的选择途径,有助于平等就医的实现。此外,个性化、专业化的指导要求医护人员必须加强自身专业素养,规范自身行为,从而有助于提高医护人员的服务质量;另一方面,"互联网+"有助于促使医护人员服务观念的转变和新型医护道德体系的建立。在"互联网+"的趋势下越来越多的信息涌入日常生活,大众有了更多发表言论的平台,这促使医护人员势必兼顾病人及社会利益,否则就会失去患者和社会的信任,最终损害自身的利益。同时,随着患者摄取信息的渠道日益增多,医护知识会逐渐走向公众的生活,公众会更加注重自己的健康,参与医疗活动的自主性会越来越强,并且会提出更多的有关护理和治疗的问题,这势必引起医护人员服务观念的更新和服务态度的转变，改变护患之间主动 - 被动的关系模式，促使平等、共享的护患决策理念的形成和新型医护道德体系的建立。此外，互联网的高曝光率在一定程度上有助于规范医患纠纷处理，增加医患双方的自律意识，使医患双方尤其是患方更多地采取理性的方法来解决纠纷，促进医患关系的和谐。

（二）"互联网 +"对护理伦理建设的挑战

一方面，"互联网 +"的虚拟性和复杂性给医护服务带来了一定的医疗安全风险。"互联网 +"为加强护患之间的联系提供了方便，使患者预约护理服务更加便捷。但是，由于目前还没有对上门护理服务的内容进行明确界定，临床护士通常只愿意提供简单的健康咨询或体格检查，这在一定程度上影响了临床护士的服务内容、服务能力及服务效果。同时，按照相关规定，上门护理服务前需要通过护理人员的首次评估或临床医师首诊，但目前仍面临服务对象信息准确性和完整性的问题，致使护理评估难以实施。而且在服务过程中，由于上门护士技能参差不齐、上门服务药物与设备的缺乏、护士性别因素等使"互联网 + 护理服务"存在医疗执业风险、意外发生的应急处置风险、医护人员的安全风险等难题。另一方面，"互联网 +"的信息共享性潜在一定的信息安全与患者隐私暴露风险。目前我国的医疗信息系统自成体系，医院与医院之间的共享度不足，这已成为"互联网 + 护理服务"的主要技术障碍，造成线上与线下的信息无法真正实现有效的对接。线上护理服务的供方是互联网平台，而线下的护理服务供方是实体医疗机构。互联网平台与实体医疗机构出于维护各自利益，难以实现信息的互通与共享。但是，在医护服务或医学研究采集服务对象数据及应用时，信息的互通共享又可能带来患者信息的非法转移、买卖及其他商业目的，使患者面临极高的个人信息泄露的风险。信息的泄露会产生社会歧视、污名化等不良影响，尤其是传染病患者及精神疾病患者，更易受到社会的歧视。

（三）"互联网 +"趋势下的护理伦理建设

在医护工作中，护理人员应充分发挥"互联网 +"的优势，克服"互联网 +"的弊端，积极应对其带来的挑战和问题。坚持以"人民健康"为中心，拓展医疗资源的渠道，在解决"线上预约"问题时，秉持不伤害原则与平等原则，自觉为患者提供方便、权威、系统的医护服务。在利用患者的个人信息进行医学教学及医学科研时，应充分尊重患者知情同意的权利，取得患者的知情同意后再进行后续安排及活动。医疗机构及信息平台应加强电子档案及信息系统的安全管理，防止信息泄露。此外，医护人员还要规范自身言行，杜绝在互联网上发布、公开谈论患者的病情和个人信息，切实保护好患者的隐私。

五、重大疫情与护理伦理建设

（一）重大疫情引发的伦理问题

恩格斯曾告诫人们："我们不要过分陶醉于我们人类对自然界的胜利。对于每一次这样的胜利，自然界都报复了我们。"20 世纪以来，人类在取得巨大的医学科技成就的同时，也遇到了越来越多的问题，一方面过去已经消灭的部分疾病如鼠疫、霍乱等又死灰复燃，另一方面又出现了新的传染性疾病。从严重急性呼吸综合征（SARS）、埃博拉出血热、寨卡病毒病到新型冠状病毒肺炎（COVID-19），无不威胁着人类的生命和健康。在疫情防控的过程中，医护人员也遇到了新的伦理难题。这包括：第一，医疗卫生资源分配的公正性问题。在抗击重大疫情的过程中，由于原有的医疗卫生资源配置结果和配置方式被打破，出现了医疗资源短缺，特别床位严重不足等情况。在这种情况下，如何公正、高效地分配有限的医疗卫生资源，将有限的医疗卫生资源分配给谁优先使用？这无疑给一线的医护人员带来了医疗决策的伦理压力，同时也容易引发医患冲突。第二，捍卫患者的知情同意权与实施强制性医疗之间的利益冲突问题。在重大疫情防治中，由于时间紧迫和传染病的特殊性，常规状态下尊重患者自主的处理方案并不能完全适应这一特殊的情形，这也会给已经习惯了已有临床伦理程序的医护人员造成伦理上的困惑。第三，临终关怀的急迫性问题。已有的临终关怀措施更多的是针对慢性病的终末期患者，因此有着较为充足的时间和手段来帮助患者度过最终的时光。而如何为危重的、具有传染性的患者提供临终关怀，则为我们提出了新的伦理要求。

（二）重大疫情下的伦理建设

1. 应坚持公平公正，捍卫生命至上　救死扶伤是医护人员对每一位患者承担的道德责任，不应为了抢救某个或某些患者而忽视或舍弃了对其他患者的抢救，或者用生命神圣论来说，任何人的生命都是神圣的，具有同样的生命尊严，应当给予同样的对待，而不应有所区别。医护人员可以从专业的角度为患者及其家属提出诊疗建议，尽到解释说明的义务，但不能代替患者及其家属作出是否放弃治疗或继续救治的决断，应在充分沟通及尊重患者及其家属意愿的基础上由患者及其家属进行选择。当然，面对卫生资源紧缺的伦理难题，离不开政府的主导和调控。我国在抗击新型冠状病毒肺炎疫情的过程中，之所以能够"应收尽收，应治尽治"，就是能够坚持生命至上、统一领导，集中全国资源和力量，救治所有需要救治的人，充分优化了资源配置。这对于维护每个生命的尊严、捍卫公正公平、增强民众战胜疫情的信心等都具有十分重要的作用。

2. 应提升护士的职业道德素养，增强伦理决策能力　面对重大疫情下临床救护中的伦理难题，需要护理人员在公平与效率、权利与义务、义务与义务等利益冲突的困境下进行伦理决策，充分评估患者与患者、患者与家属、患者与社会之间的利益及风险，这就需要加强护理人员的护理伦理教育，提升自身的职业道德素养和伦理分析判断能力，以及在紧急情况和灾难期间的风险管理能力、自控能力和社会适应能力。面对困境，护理人员需要通过积极的应对方式来化解压力，如积极地控制和计划，克服过度的焦虑、恐惧情绪等，修炼良好的自控能力和社会适应能力，将护理过程中的消极挑战转化为积极和建设性的挑战，充分发挥护理人员个人和团队在解决伦理难题中的主动性，消解或减少道德冲突和困境。

3. 应加强不同专业人员之间的协作，构建完善的护理保障体系　一般说来，重大疫情带来的不仅是生命健康的损害，还常常伴随着心理、精神、社会等方面的影响，受到影响的不仅仅是疫病的罹患者，也包括普通公众。为此，疫情期间医护人员的服务对象更加多样化、复杂化，需要给患者及其家属甚至社会群体提供全方位的医护服务。护理人员应为不同人群提供不同的疫情管理和心理支持的方案，并加强对非专业人员进行培训，积极指导和参与人员分流，制订将资源从住院环境转移到社区环境的具体方案，部署安排抗击疫情的志愿者，以便为患者、家属及公众提供心理社会支持，加强护患沟通，采用标准化的数据收集系统以改善护理服务质量。同时，护理人员由于身处高风险之中，也需要做好自身的防护和心理压力的疏导，并充分利用社会资源，获得公众、社区等方面的配合和支持。

第四节　护理伦理教育、修养与评价
——净化护士心灵的道德路径

一、护理伦理教育

（一）护理伦理教育的含义

护理伦理教育（nursing ethical education）是根据护理伦理理论、原则和规范的要求，有组织、有目的、有计划、有步骤地对护理专业学生及护士进行系统的道德灌输，施加道德影响的活动。护理伦理教育的内容主要包括世界观和价值观教育；敬业精神和服务意识教育；伦理准则与伦理规范教育等。

护理伦理教育的基本任务是通过教育使护士较系统地掌握护理伦理理论体系，并将护理伦理理论、原则、规范和要求转化为其内心信念，形成正确的道德观念和稳定的道德责任感，具备自我约束、自我激励和自我评价能力，在护理工作中践行护理伦理行为，履行护理道德义务。护理伦理教育是一个知行统一的教化过程，评价护理伦理教育效果的基本标准是看教育是否对护士产生了有效的道德影响，或是否强化了护士的道德义务感，是否规范了护士的护理行为。

（二）护理伦理教育的过程

护理伦理教育的过程就是养成护理道德"知""情""意""行"的过程，即护理道德认知、情感、意

Note：

志、行为和习惯的培养、提高和发展的过程。

1. 晓之以理，提高护理道德认知 护理道德认知是指护士对护理伦理理论、护理伦理关系以及调节这种关系的护理伦理原则和规范的认识、理解和接受。护理道德的形成是建立在一定的护理道德认知基础之上的，而护士道德观念的形成、道德判断能力的提高，又是护理道德认识能力提高的重要标志。例如，只有当护士认识到"尊重人的权利和尊严"是护士的基本伦理准则，才会在护理工作中自觉地采取适当的行动，积极维护服务对象的权利和尊严。因此，我们应该通过各种有效方式，帮助护士学习护理伦理道德理论，掌握护理伦理的基本准则和规范的认知，增强护士明辨是非、善恶的能力及履行道德义务的自觉性，并以此作为护理伦理教育的首要环节。

2. 动之以情，培养护理道德情感 护理道德情感是护士依据一定的伦理道德观念，处理护理伦理关系、评价护理伦理行为时所产生的诸如同情或冷漠、爱慕或憎恨、喜好或厌恶等体验的心理反应。情感既是道德发展的核心，也是行为的内在动力，对行为能产生深刻而持久的作用。护士对自己的工作及服务对象的道德情感属职业情感，包括对职业的荣誉感、对工作的责任心、对患者的同理心、对社会的正义感等，这种护理道德情感直接影响护士对工作的态度与履职行为。因此，重视培养护理道德情感才能使护士以医学人道主义精神关爱与同情患者，热心服务患者，认真履行道德义务，出色完成本职工作。而良好的护理道德情感的养成离不开护理伦理教育，道德情感教育是护理伦理教育的重要环节。

3. 炼之以志，锻炼护理道德意志 护理道德意志是护士选择伦理行为的决断能力和履行道德义务时克服困难和阻力的毅力。意志能够使护士排除各种干扰和障碍，始终不渝地坚守自己的道德信念和使命，自觉履行职业所赋予的义务，并表现出诚信和责任感。在护理实践中，护士经常会遇到各种困难、挫折和阻力，如舆论的非难、亲友的责备、自我实现的艰难，甚至自身情绪的波动等，这些都会不同程度地动摇护士的道德观念。护理伦理教育有助于引导护士自觉磨炼道德意志，培养自制能力、抗诱惑力及承受挫折、战胜困难的能力。培养和锻炼护理道德意志是护理道德认知、护理道德情感转化为护理道德行为的关键环节和不可缺少的杠杆和力量。

4. 笃之以念，树立护理道德信念 护理道德信念是指护士对护理伦理原则、规范正确性、正义性的信服，并坚定不移地奉为自己的行为准则的观念，它是道德认知、道德情感和道德意志的综合体现，是护理道德品质构成的核心要素，也是护理道德认知转化为护理道德行为的强大动力。它能够促使护士追求理想人格，并使护士的道德行为表现出坚定性、稳定性和持久性的特点。启迪、培养、强化并巩固护士的道德信念，是护理伦理教育的关键环节。

5. 导之以行，养成护理道德习惯 护理道德行为是指护士在一定的护理道德认识指导下，在情感、意志、信念的支配与调节下所采取的道德行动。护理道德习惯是指护士在护理工作中逐渐形成的，不需要任何意志约束和监督的经常的、持续的、自然而然的行为。培养护理道德行为和习惯是护理伦理教育的最终目标。衡量护士道德水平高低和品质好坏的客观标志就在于其能否在一定护理道德认识指导下，在护理道德情感、意志、信念的支配下采取符合护理伦理道德的行动，即要"听其言，观其行"，做到言行一致；同时，护理道德行为不仅是能按一定的护理伦理原则和规范去行动，更重要的是将这种行动转化为自然而然的行为习惯。因此，养成良好的护理道德习惯是护理道德行为在反复的护理实践中形成的一种模式，是护理伦理教育的落脚点和归宿。

护理伦理教育的上述五个环节是相互联系、相互作用的。在护理伦理教育过程中，提高护理道德认知是前提和依据，培养护理道德情感、锻炼护理道德意志是必备的内在条件，确立护理道德信念是主导和核心，养成良好的护理道德行为和习惯则是目的和归宿。护理伦理教育的过程是晓之以理、动之以情、炼之以志、笃之以念、导之以行的综合的动态的过程。

（三）护理伦理教育的方法

1. 说理疏导法 通过积极引导和循循善诱，对受教育者晓之以理、动之以情，使其在思想上产生共鸣并从内心认同与接受护士应具备的道德品质。即使是批评教育，教育者也必须充分说理，进

Note:

行疏通引导,绝不能挖苦、讽刺或用粗暴方式对待受教育者。

2. 榜样示范法　通过榜样或先进典型事迹所具有的说服力、感染力和号召力,激励和影响受教育者,使之受到感染、熏陶并产生共鸣,激发其仿效之情。

3. 案例分析法　通过对发生在护士身边的典型案例进行分析来进行伦理道德教育,更自然生动、更贴近生活和工作,也更容易让受教育者接受。可以利用正面的或反面的伦理道德案例,在案例分析时,应围绕案例所揭示的伦理道德问题展开,通过确认问题、分析主要的伦理价值冲突,明晰采取什么行动才是最符合护理伦理道德要求的。

4. 实践体验法　受教育者通过身临其境的道德实践活动,进行道德规范的学习、道德情感的体验、道德信念的凝练和道德意志的锻炼。如组织学生到社区和乡村开展志愿者活动,让学生在基层为病患自愿服务的过程中提升自身的道德水平和服务精神等。

5. 舆论扬抑法　通过营造和利用健康的社会舆论对护士进行道德教育的方法,包括对好人好事加以倡导、褒奖,对不正之风予以鞭挞、贬抑,扶正祛邪,弘扬高尚的护理道德,提高护士的道德义务和责任感,并使之养成良好的道德行为习惯。

6. 参观学习法　通过组织护士到伦理道德建设和精神文明建设工作做得好的医院去参观,学习别人的先进经验和好的做法,耳濡目染别人是怎么做的,切身体会自己该怎么做,该拥有怎样的道德风貌。

二、护理伦理修养

(一)护理伦理修养的含义

护理伦理修养(nursing ethical cultivation)是指护士在护理道德方面所进行的自我教育、自我锻炼和自我陶冶的过程,以及在此基础上达到的护理道德水平,其目标是不断地提高医学道德水平,更好地履行为人民健康服务的职责。

护理伦理修养是护理道德活动的一种重要形式,提高护士的伦理道德修养对于深化护理道德教育、促进护理道德品质的形成、构建和谐的护患关系等,都具有十分重要的意义。

(二)护理伦理修养的境界

境界是指事物的水平高低或程度深浅,而护理伦理修养的境界是指一个护士经过护理伦理修养所达到的护理道德水平的状况或高低。由于不同护士的护理伦理境界不尽相同,可以将护士的护理伦理境界大致分为四个层次。

1. 最高境界　即大公无私的伦理道德境界。这是护理伦理修养发展的最终方向,它要求护士能够自觉地把人民的健康利益摆在首位,一切言行都以有利于社会主义卫生事业和人类健康事业为准则,要时时、事事、处处体现毫不利己、专门利人的精神。就实际状况而言,处在这一境界的护士是少数,但社会主义护理道德倡导和鼓励护士积极追求这种价值取向和职业理想。

2. 较高境界　即先公后私的伦理道德境界。这是大多数护士应该追求和完全可以达到的境界,它要求护士在兼顾家庭、集体和社会利益的前提下,首先要考虑患者的利益,然后再考虑自己的利益,把患者、集体和社会的利益放在个人利益之上,当个人利益与患者、集体和社会的利益发生冲突时,不惜牺牲个人的利益。

3. 较低境界　即先私后公的伦理道德境界。其主要特点为:"利己行医,行医利人",主观为个人、客观为患者,先为个人打算、后为患者打算。当个人利益与患者、集体和社会的利益发生冲突时,他们往往会变得犹豫不定,最终可能以牺牲患者、集体和社会的利益来满足个人的利益。这种护理伦理道德境界滑向最低层次的可能性很大,所以必须严加防范。

4. 最低境界　即自私自利的伦理道德境界。这种伦理道德境界会严重损害患者健康权益,败坏医疗卫生行业的声誉,很容易引起患者和社会的高度关注和舆论谴责,影响极其恶劣并产生放大效应,必须坚决抵制。

在以上四个层次的护理伦理道德境界中,最高和较高境界属于社会主义医德境界的范畴,其中

Note:

大公无私的伦理道德境界属于社会主义医德的最高层次。而较低和最低境界都不属于社会主义护理伦理道德境界的范畴，不符合社会主义护理道德的基本要求。但是，一个人的伦理道德境界不是固定不变的，不同层次的伦理道德境界是可以相互转化的。通过对护士进行护理道德教育和他们自身的护理道德修养，处于较低层次护理伦理道德境界的护士可以上升到较高层次的护理伦理道德境界；相反，不接受护理道德教育和不注意护理道德修养的护士，久而久之较高层次的护理伦理道德境界也可能滑向低层次的护理伦理道德境界，甚至出现违法行为。

（三）护理伦理修养的途径和方法

1. 坚持实践 护士进行护理伦理道德修养，首先必须坚持医疗护理实践，这是护理伦理修养最根本的途径，也是护理伦理修养的重要方法。护士只有在为患者提供医疗护理服务的实践中，尤其是在处理人与人、人与社会的利益关系时，才能认识到哪些行为是符合护理道德的，哪些行为是违反护理道德的，才能运用护理伦理的原则和规范调整和指导自己的行为，使自己的行为符合护理道德的原则和规范的要求，从而使自己的护理伦理道德境界不断提高。

2. 自我反省 即护士以社会主义护理道德规范体系为标准，在实事求是地回顾自己所作所为的基础上进行的自我评价、自我诉讼、自我批判、自我改造。自我反省有两个关键点：一是形成和完善护理道德的择善机制。这是一项基础性建设，是进行自我反省的依托和动力。没有一个健全的择善机制，就不会有对自己的严格要求，也不会主动发现问题、寻找差距，相反，倒可能因一得之功而孤芳自赏，出现了问题却千方百计自我谅解。二是抓住恰当时机，自己同自己"打医德官司"。在自己组织的"官司"中，主体既要当好一个明察秋毫的"原告"，又要当好一个诚实守信的"被告"，更要当好公正无私的"审判官"和雷厉风行的"执法官"。

3. 以贤为师 《黄帝内经》《神农本草经》等中医经典的闻名，"杏林春暖""悬壶济世"等佳话的流芳，无不强烈地反映出以贤为师的医德传统。在这种做法中，医德主体给自己树立一个榜样——此榜样是集中体现先进医德思想和医德规范的一个样板，并自觉向样板学习看齐。借鉴、运用以贤为师的道德修养方法，应该掌握三个要点：一是志存高远，把"贤者"风范作为自己修养的目标。认定真贤，确立大志，道德修养才会有恒久动力。二是主动修养，主动"见"和"思"，积极努力于"齐"。若无积极主动精神，贤者近在眼前也会无动于衷。三是知己知彼，善于比较，正确评价与对待自己及贤者，从而找到自己的差距和赶超对策。

4. 坚持慎独 《礼记·中庸》载文："君子戒慎乎其所不睹，恐惧乎其所不闻。莫见乎隐，莫显乎微。故君子慎其独也。"慎独作为道德修养的专用概念，是指在单独工作、无人监督时，护士仍能坚持道德信念，严格按照道德规范行事的道德境界。许多护理措施的执行，特别是一些细小的工作，常常是在无人监督的情况下进行的，工作的好坏和行为善恶全凭自己的良心评判，但它却直接关系到患者的生命安危。因此，护士坚持慎独修养具有极为重要的特殊意义，尤其是实现护理道德自律不可缺少的特定要求。坚持慎独应注意以下几点：其一，坚持修养的高度自觉性，正确认识慎独修养的价值，不是把护理道德修养当作门面来装潢，也不是因为怕出丑、怕遭人谴责而不得不慎独，而是自己自觉的严格要求；其二，培养慎独精神不要忽略任何小事。因为每件小事都是对护士道德品质的考验，而且更能体现护士道德的修养水平，要防微杜渐，"勿以恶小而为之""勿以善小而不为"，要注意"积小善而成大德"。

此外，以上护理伦理修养方法都必须坚持高度自觉，持之以恒，而不能一蹴而就。

三、护理伦理评价

（一）护理伦理评价的含义

护理伦理评价（nursing ethical evaluation）是指人们按照一定的护理伦理原则、规范和范畴，对护士的言行所具有的道德价值作出的评判，它主要包括两种类型：一种是社会评价，即护理行为当事人之外的组织或个人通过社会舆论和传统习俗等形式对护士的伦理道德行为进行善恶判断和表明倾向性态度；另一种是自我评价，即护士通过内心信念、良心等形式对自己的行为在内心深层进行的善恶判断。

通过护理伦理评价，能够对护士的道德行为作出裁决，促进护士从善避恶，完善道德品质，激励护士按照社会主义道德原则、规范和范畴去处理护理工作中的各种人际关系，使之更加协调与和谐。

（二）护理伦理评价的标准

护理伦理评价的标准是指衡量护士行为善恶及其社会效果优劣的尺度和依据，其具体标准包括：

1. 个体标准　指护理行为是否有利于患者个体疾病的缓解、根除。护士应以维护患者身心健康作为最基本的道德义务和责任，凡是有利于促进健康、预防疾病、协助康复、减轻痛苦、提高生命质量的行为就是道德行为，反之为不道德行为。

2. 社会标准　指护理行为是否有利于公众、人类、社会的利益。护士和医疗卫生机构不仅仅是治病，同时担负着预防保健、提高社会人口素质、社区人群的健康等道德责任，如果忽视或置人民身心健康和社会环境卫生而不顾，就是不道德的。如对于具有明显社会危害性的甲类或乙类传染病患者不作规劝、不进行隔离而任其自由活动，就是违背这一标准的。

3. 科学标准　指护理行为是否有利于护理与医学科学的发展。高新护理技术的研发及其在护理实践中的应用，离不开伦理道德规范。只有在尊重人类健康的前提下为了促进现代科学技术和护理科学的发展所采取的新技术、新方法、新手段才是有道德的护理行为，反之是不道德的。

（三）护理伦理评价的依据

在评价护士的行为时，究竟是看行为的动机还是看行为的效果，是看行为的目的还是看行为的手段，这就是医学道德评价的依据问题。

1. 动机与效果　动机是指行为主体去实施一定具体行为的主观愿望和意图。效果是指人们的行为所造成的客观结果。护理伦理行为的动机是指护士进行道德行为选择时的动因。护理伦理行为的效果是护士的护理伦理行为所产生的结果。

动机与效果是对立统一的辩证关系，既要反对只看动机不看效果的唯动机论，也要反对只看效果不管动机的唯效果论。应从效果上检验动机，从动机上看待效果，将动机和效果有机结合起来并应用于社会实践中。动机与效果的辩证关系表现在：第一，动机与效果的统一性。一般来说，美好的护理动机会带来良好的护理效果，不良的护理动机会产生较坏的护理效果。护理动机引发护理行为，护理效果反映护理行为。护理动机为护理行为作预测，护理效果为护理行为作证实。第二，动机与效果的对立性。动机与效果并非总是统一的，二者也会产生矛盾。例如，美好的护理愿望可能会带来不良的护理效果，即"好心办坏事""事与愿违"；而不良的护理动机有时却带来好的护理效果，即"歪打正着"；此外，不同的护理动机也会产生相同的护理效果，而相同的护理动机却会产生不同的护理效果。第三，动机与效果在一定条件下可相互转化。美好的护理动机，经过护理行为后将转变为理想的护理效果；良好的护理效果得到人们的普遍认可和称赞后，护士的护理愿望就会强化为内心信念，进而转化为更高尚的护理行为动机，并带来更理想的护理效果，由此促进动机和效果的良性循环。

2. 目的和手段　目的是指护士在护理活动中期望达到的目标。手段是指护士为实现目的所采用的方法和途径。目的与手段是互相联系、互相制约的，目的决定手段，手段为目的服务。如在护理工作中，大多数护士从患者的健康利益出发选择适当的护理方法服务患者，并得到患者的满意，这就表现出目的与手段是相一致的；但也有目的与手段相背离的情况，如有的护士为了改革护理方法开展科研，在研究和实验过程中采取的方式方法不合适，就有可能损害了患者的健康或经济利益，这是不符合社会主义道德规范的。因此，有了正确的目的，还必须认真选择手段，在发现手段背离目的情况时应改变手段，以免造成不良的后果。

（四）护理伦理评价的方式

护理伦理评价的方式主要包括社会舆论、传统习俗、内心信念等方式。

1. 社会舆论　社会舆论是指社会群体依据一定的道德观念对某种社会现象、事件和某些人的行为所发表的议论、看法和态度。它可以形成强大的精神力量，调整人们的道德行为，指导人们的道德生活。社会舆论有两类：一是有组织、有目的、有自觉意图的正式舆论，如各级政府、组织利用报纸、电视、广播、网络等各种传媒所做的社会舆论，具有正式性、集中性和权威性；二是非正式的社会舆论，是社会人群自觉或不自觉地对周围的人或事发表的言论，是人们凭借着传统观念和经验，在一定范围内通过相互的交流形成的，具有自发性、分散性和随意性。

作为伦理评价的社会舆论，是人们根据一定的护理道德原则、标准对护士的思想品质和道德行为作出肯定与否定、赞扬与谴责的判断，这表现为一种倾向性的态度，可促使护士按照道德原则规范自己的思想和行为，把人们对医疗护理行为的善恶价值传达给当事人，使医护人员及时了解社会所要求的行为准则及自己行为所产生的社会后果，从而起到监督的作用。此外，社会舆论通过宣扬先进楷模为护士树立学习榜样，通过谴责不正之风使护士引以为戒。社会舆论也存在消极一面，可能发生某些错误的舆论导向，甚至可能出现高尚思想行为受到冷落，低劣的思想行为受到赞扬等现象。面对这种情况，护士必须保持理智、冷静，并进行具体分析，要敢于坚持真理、修正错误。

2. 传统习俗 传统习俗是社会风俗和传统习惯的简称，是人们以一定的社会历史条件为背景，在社会生活中长期积累形成的对某事或某一问题的传统认识，是人们习以为常的惯例或被人们视为一种不言自明的行为常规而被社会广泛承认，并根深蒂固地存在于人们的观念之中，它具有约定俗成和潜移默化的作用。例如，俗语说"家和万事兴"就体现了我国传统文化中"中庸"的道德取向，也成为当今构建和谐社会文化的基础；"三分治疗，七分护理"则反映了社会对护理工作重要性和专业价值的认同。然而，传统习俗不仅包括了优秀的传统美德，同时也存在陈规陋习，因此，对待传统习俗在继承和发扬优秀传统的同时，还应去除糟粕，积极探讨、制订和形成新时期的护理新习俗，以推动护理事业的不断发展，更好地为人类身心健康提供优质的护理服务。

3. 内心信念 内心信念是一个人对自己行为进行善恶评价的内在道德信念，是护士发自内心地对自身道德义务的认同和责任感，是将外在的护理伦理道德规范转化为内在高度自觉的道德意识和道德品质。内心信念是护理道德行为最直接的内在动力，具有稳定性和深刻性的特点。所谓稳定性，是指护士的内心信念一旦形成，就不会轻易改变，而且在相当长的时期内影响并支配自己的伦理道德行为。深刻性是指护士内在信念的形成并非一朝一夕之事，是长期进行道德学习和道德实践的结果，是道德认识、道德情感和道德意志的统一。

内心信念在医护人员的行为选择和自我医德评价中起着极其重要的作用，当一位护士做了符合护理伦理道德原则和规范的事，内心就会得到满足，即使有时被人误解，也会因问心无愧而感到欣慰；假如一位护士的行为违背了护理伦理道德原则和规范，经过内心自省，就会受到内心的责备，感到内疚和耻辱，从而吸取教训，避免重犯。因此，要加强医护人员内心信念的培养，增强内心信念的自觉性。

在医德评价中，社会舆论、传统习俗和内心信念相互联系、相互补充并相互促进，共同构成了护理道德评价的有机整体。社会舆论的形成是以人的内心信念和传统习俗为基础的；社会舆论、传统习俗又能促进内心信念的形成。因此，在护理道德评价中，应重视发挥三者的作用，并以此来调整护士的道德行为，促进护士职业道德和职业品质的形成，推动社会主义精神文明的建设。

（刘俊荣 梁 冰）

思考与练习

一、简答题

1. 简述道德的特征和功能。

2. 简述职业道德的基本内容。

3. 简述护理伦理学的研究对象。

4. 简述思政教育对护理伦理建设的作用和影响。

5. 简述护理伦理评价的方式。

二、案例讨论

【案例1】

患者，男，23岁，因"胸骨后良性肿瘤"住院，准备行手术治疗。手术前一天，新护士小王为患者做配血等术前准备，但患者拒绝抽血，小王再三解释患者仍不接受。小王只好向带教老师李某报告，李某听后即到病房问患者："你为什么不抽血？"患者说："住院以后已抽了好多次血，昨天还抽了，现在又要抽那么多的血，我明天就要做手术，我怕抽血后会晕。"李某听后，大声地说："抽一点血你都那么紧张，明天手术还要砍断两条肋骨呢！"患者听了李某的话，即刻收拾用物准备离开，他说："我不做手术了，砍断两条肋骨我以后怎样生活啊？"原来患者的家属因担心其知道手术实情后会引起情绪变化，故要求医生对患者隐瞒了实情。患者听了李某的话，才知道手术真相，故反应激烈。主管医生和护士纷纷解释、劝说，但患者坚持出院，最后护士长只好把麻醉医生及患者家属请来，为患者做了大量的解释工作，患者才同意做手术。术后，患者卧床不动，伤口拆线后仍不肯下床活动，并经常说："我断了两根肋骨，没有力气。"

请思考：带教护士李某的行为有何不妥？

【案例2】

2017年2月3日晚上，一名患有严重先天性心脏病的女婴被遗弃在某医院，得知孩子急需补充糖水以提高血糖时，急诊科正处于哺乳期的黄护士说："我有奶，可以喂她吗？奶肯定比糖水有营养"，边说边主动抱起奄奄一息的孩子给其喂奶。由于病情严重，女婴最终没有挺过难关而病逝，但黄护士却以自己的母爱为患儿送去了人间最后的温暖。

请思考：黄护士的做法体现了什么样的医者美德？你有可感想？

三、实践活动

【辩论赛】

活动方式：组织一次关于"护理道德"与"护理技术"哪个更重要的辩论赛。

活动目标：加深对护理道德意义的理解。

活动步骤：①将学生分成两组，正方论点"护理道德更重要"，反方观点"护理技术更重要"。②通过广泛阅读教材及参考资料，正、反双方搜集支撑材料。③分组讨论，推选参辩选手。④由正、反方辩手进行辩论。⑤同学代表及教师进行点评。

第二章

护理伦理学的基本理论与观点
——伦理困境的指路明灯

02章　数字内容

───── 学习目标 ─────

- 知识目标：
  1. 掌握：义务论、效果论的含义和内容；生命观的不同观点。
  2. 熟悉：美德论的含义和内容；健康观、疾病观、死亡观的基本内容。
  3. 了解：护理伦理基本理论、观点之间的冲突与消解。
- 能力目标：
  能够运用护理伦理学的基本理论和观点指导护理实践活动。
- 素质目标：
  具有运用护理伦理学基本理论、观点综合分析伦理问题的基本能力。

───────────────── 导 入 案 例 ─────────────────

困扰护士的抉择

某县急救中心接"120"急救电话外出接诊。医护人员到现场后发现患者已处于昏迷状态，同时由患者家属处得知，患者因查出人类免疫缺陷病毒（HIV）呈阳性而失去生活信心，吞服了大量农药自杀。返回医院途中，因天气恶劣，救护车在山坡转弯处不慎跌下，造成车上所有人员不同程度受伤。护士伤势较轻，在一边电话通知医院，一边准备救护距离自己最近、腿部大量出血的患者时，突然想到患者是一个 HIV 携带者，而现场缺乏必要的防护措施。护士在先救治患者还是先救治受伤的医生之间，陷入了纠结……

请思考：

1. 护士如何选择才是符合伦理要求的行为？

2. 如果你是护士，你会怎么做？

护理伦理学以护理活动中的道德现象作为研究的主体，其核心体现了对人的生命和健康的尊重。因此，护士不仅要以娴熟的专业知识和护理伦理精神，在严肃的生命学科和浪漫的人文学科中间架起一座美丽的桥梁，而且要以护理伦理理论为基础，在伦理道德明灯的指引下，走出纷繁复杂的伦理困境，对护理行为作出适当的抉择，从而使现代护理伦理真正体现人性化、艺术化。

第一节　护理伦理学的基本理论
——陶冶心灵的美德之花

一、美德论

（一）美德的含义

美德（virtue），是伦理学上的专用名词，是指高尚的道德行为和优良的道德品质，是一定社会的道德准则和规范在个人思想和行为中的体现，也是一个人在一系列的道德行为中所表现出来的比较稳定的特征或倾向。在不同时代和社会中，美德有着不同的具体内容。古希腊把智慧、勇敢、节制与正义作为主要美德；中国古代儒家提出孝、悌、忠、信四种美德；在社会主义社会，爱祖国、爱人民、爱劳动、爱科学、爱社会主义的"五爱"是每个公民应当具备的基本美德，同时肯定勤劳、勇敢、节俭、诚实等历代劳动人民的传统美德。这些美德经过时代的验证，已经成为人们在社会生活中的义务或职责。这些美德无疑也是人类作为一个种群得以延续和发展的重要精神遗产，在人类历史发挥了积极的作用。

（二）美德论的基本内容

美德论（virtue ethics），又称德性论或品德论。古希腊哲学家苏格拉底最早提出"美德即知识"的观点，亚里士多德则构建了较完整的美德论体系。此后不少伦理学家又在亚里士多德美德论的基础上，提出自己关于美德问题的理论。美德论主要阐述做人应具备的品格、品德。换言之，美德论告诉人们什么是道德上的完人以及如何成为道德上的完人。美德论认为，对于一个人来说，能做出正确的行为十分重要，同样重要的是要有成为好人、做出正确行为的性格倾向、动机和特性。美德论是道德领域和伦理学的重要内容，也是护理伦理学中不可缺少的部分。护理伦理学中的美德论是关于医护人员道德品质的学说，主要研究医护人员应具备的道德品质。医护人员的道德品质简称医德品质，既包括医护人员对医德原则和规范的认识，也包括医护人员基于这种认识所产生的具有稳定性特征的行为习惯，是主观上医德认识和客观上医德行为的统一。医德品质是医德行为的内在根据，医德行为是医德品质的外在表现，两者密不可分。

（三）美德论的理论特点

1. 更加强调独立个体的品德　美德论以个体作为道德的主体和载体，把道德与有道德的人等同起来，重视人的道德主体性，强调自由、自律和负责精神。在解释个人品德的来源上，有天赋说、养成说和神授说等不同观点，对此应当进行辩证分析。

2. 把美德作为价值追求的目的　美德论作为衡量人的价值的重要标准，它把人的美德作为价值追求的目的，而不是作为达到其他目的的手段。

3. 重视个体道德的心理分析　美德论认为道德可体现于人的言谈举止，深藏于人的品性之中。因此，重视知、情、意等理性和非理性因素对行为选择的影响，以心理学为伦理学之基础。

4. 关注品德范畴体系的建构和应用　美德论拥有一套反映品德现象的特殊语言系统，并与其他的知识性语言系统相区别。

（四）美德论的局限性

相对于研究社会道德的宏观伦理学理论而言，美德论是注重于个体道德研究的微观伦理学理论。它局限于个体的道德完善，弱化了社会环境对个体道德的制约性，没有把作为道德主体的人理解为社会关系的总和，不利于实现个体道德建设与社会道德建设的平衡发展。此外，美德论对什么样的美德是良好美德、为什么这些美德是良好的等问题难以给予具体的解答。

（五）美德论在护理实践中的应用

培养护士的美德是护理伦理学的核心，具有高尚美德的人，总是存在一种想将事情尽可能做好的激情。弗洛伦斯·南丁格尔认为优良的道德品质是一个优秀的护士必须具备的重要显著特性。她提出一名优秀的护士应具有"纯洁、忠诚、献身、可信、自制"等优良品质。作为美德构成要素的意志和情感，是医护人员力量的源头，它能唤起护士的巨大热忱，创造出在一般情况下难以做到的奇迹，是那种仅有理性而无激情、无冲动的行为无法比拟的；美德，它催生了护士忠诚、责任、敢于担当的品格，使护士能够战胜护理过程中的种种艰难险阻直到获得成功或将损失降至最小；美德，是护患双方的凝结剂，它能将护士与来自各方的患者聚为一体，共同战胜病魔，促进健康。

在护理过程中，要善于利用美德论来阐述、评判护理当事人行为的善恶。护士美德意志、激情（冲动）产生的行为是在长期医疗实践中对其行为的感悟、认知而养成的。一个具有美德品质的护士，由于仁爱之心，对罹患疾病的患者感同身受，发自内心地想为患者解除病痛，它的基础是护士的美德而不是护理技术。

护士的美德在古今中外医学中有着特殊的意义，是护理学的精神支柱。护士美德的代表——南丁格尔，她蕴含护理美德的高尚德行，克服了各种困难，挽救了无数的生命，为护理专业增添了无限的光辉。具有美德的护士，他们不为名，不为利，他们唯一的目的就是拯救人民群众的疾苦，并将其视为毕生的追求和最大的精神享受。苏格拉底说："未经省察的生活是不值得过的"，护士的美德，就是护士们对护理职业生涯的省察。

知 识 拓 展

杏林春暖

三国时期有个民间医生叫董奉，家居庐山，每天给人治病，从不索取诊金，他唯一的要求是让痊愈后的患者栽种杏树。"重病愈者，便栽杏五株，轻者一株""如此数年，郁然成林"。待杏子成熟时，董奉又于林中建一草仓，书写告示曰"欲买杏者，不须报奉，但将谷一器置仓中，即自取一器杏去。"董奉以此法换来的粮食，皆用来救济贫苦百姓和那些出远门或有困难的人们。这就是流芳千古的"杏林佳话"。后人感谢医家治病时，常用"杏林春暖""誉满杏林"等赞美之词，"杏林"也在中国民间成了医界的代称。

二、义务论

（一）义务论的含义

义务论（deontology）也可称道义论，是指人们必须按照某种正当性或者某种道德原则去行动的道德理论。在发展成为一种系统的伦理理论之前，义务论在护理学科上表现为护士的人道主义精神。后来它从一种道德德性发展成为与权利和善相互规定的伦理体系，继续影响着生命伦理学的发展。义务与责任、使命同义。对于处于一定社会关系和物质生活条件下的人来说，他们要承担自己和有关他人的一定责任和任务，这就是义务。社会生活中存在各种各样的义务，如法律义务、道德义务等。所谓道德义务，是指人们在道义上应承担的责任，其具体内容就是根据一定的道德原则和规范向人们提出的道德要求，用于判断行为者行为的对错以及行为者的道德责任。义务论认为行为的对错不是行动的后果，而是行动本身的性质。德国哲学家康德（Kant）认为，一个人的行为如果符合某一种道德规则，就可以被认为是正确的行为，而且有些原则和规则是不管后果如何都是必须贯彻的，如不许撒谎、必须守诺等。护理伦理学中的义务论，就是确定护士的行为准则和规范，把护士的行为限定于合理范围内的有关伦理道德的理论。它的具体表达形式是护士应该做什么和不应该做什么，以及如何做才是道德的。

（二）义务论的内容

1. 中国义务论的基本内容 在我国历代的医德文献中，"义务论"的思想极为丰富，如龚廷贤的《万病回春·医家十要》、陈实功的《外科正宗·医家五戒十要》等。其中最著名的是孙思邈的《备急千金要方》中的《大医精诚》，文献强调优秀的医者治病要神志专一，心平气和，不可有其他杂念，同时，要有同情之心，以及解救老百姓疾苦的慈悲之心。对待身患疾病来求医生救治的患者，无论贵贱贫富、老幼美丑，无论仇人还是亲人、密友还是普通朋友，不分种族，不论聪明与否，一律同等对待，视病犹亲。不瞻前顾后，更不能过于考虑自身的利弊得失等。

2. 西方义务论的基本内容 古希腊思想家将德性作为人的最高追求。柏拉图（Plato）认为，道德和幸福是相互依存的，一个人做了合乎道德的事情他就是幸福的。德性的获得和保持无须借助于外在诸善，而是诸善借助于德性；而且幸福的生活无论是在快乐之中还是在德性之中，亦或是在二者之中，都属于那些在品行和思想方面修养有素却只适中地享有外在诸善的人，远高于属于那些拥有外在诸善超过需用而在德性方面却不及的人。斯多葛（Stoics）派的伦理学家认为宇宙本性即人的本性，只有德性才是有价值的、令人幸福的。芝诺（Zeno）第一次提出了"责任"的概念，他认为人只有对他人、对国家负有责任才能获得德性。康德认为：人固然是感性的，但人和动物的区别不在于感性欲望，而在于理性。人是有善良意志的，善良意志是一种理性。义务就是遵照源自善良意志的、具有普遍必然性的道德法则行事。罗尔斯（Rawls）认为，人要尊重他人在实现自己的能力和道德人格方面的要求，每个人自我实现的权利都是平等的，不能因集体的利益而去牺牲个人的权利。"正当是优于善的"，人们的欲望和志向从一开始就要受到正义原则的限制，即人们在功利、快乐或者人的优越性发挥的时候，不得侵犯他人的自由和权利。

（三）义务论的理论特征

1. 动机论 义务论认定评价人的行为善恶的尺度是动机，只要行为动机是善的，符合道德准则的，那么该行为就是善的，反之就是恶的。道德评价的唯一依据就是行为的动机，至于效果的好坏，并不影响动机，不能作为根据。它认为行为结果与人的感性经验和现实利益等主观的东西紧密相连，在道德评价中不足为据。

2. 自律论 义务论强调道德生活的本质和基点是自律，从道德主体的内部世界寻找道德的约束力和推动力，只有自律所产生的行为才是符合道德的行为，自律性责任感的特点是主动性，其行为不是被动地受规范制约，而是完全出于内心自觉自愿，是建立在对道德责任高度重视和理智认识基础之上的，自律性责任感具有强大的精神力量，是道德责任感的高级阶段。

Note：

3. 理性论　义务论以理性主义作为自己的理论基础，以理性的人作为出发点进行演绎——人的理性表现为善良的意志，善良的意志能够履行道德义务，成为一个有道德的人——从而成为具有鲜明特色的理论体系。

（四）义务论的历史意义

义务论属于规范伦理学，对护理伦理学有着举足轻重的影响。从护理伦理学的发展过程来看，很长时间是以义务论为主轴的。无论古希腊的《希波克拉底誓言》还是孙思邈的《大医精诚》都是建立在义务论基础之上的。义务论把医护人员为患者服务当作某种绝对的义务和责任，其主要出发点就是医护人员的善良动机和为人类服务的信念，在医学发展过程中，义务论对医疗护理实践起着巨大的作用。

（五）义务论的局限性

随着社会的发展、医学科学的进步，义务论也逐渐暴露出其本身的局限性。义务论忽视了动机与效果的统一。义务论是从"应当""必须"的观念中产生应当如何做的道德要求，它强调的是个人行为的动机，它规定医护人员为患者服务是一种绝对的责任和义务，在道德上必须履行。事实上，基于义务论的观点有时可能出现"怀着美好的动机，却不一定能给患者带来利益"的情况。动机、行为、后果有时并不一致，甚至产生矛盾，因此需要有新的理论予以指导来协调好动机、行为、后果之间的关系，使之处于一种和谐的状态之中。

义务论难以回答现代医学条件下产生的许多复杂的医学问题，难以确定某种特殊条件下医护行为的准则。如关于临危患者的救治问题，义务论认为尽全力延长患者的生命是医生的职责。著名的《胡弗兰德医德十二箴》明确指出即使患者无药可治时，也应该维持其生命，解除患者的痛苦来尽自己的义务。而这种"义务"在现代社会却又受到一定的"限制"，很多患者认为，在绝症面前，冰冷的医疗器械和药物的作用固然可以延长生命的长度，但却加重了患者的痛苦，使患者丧失了尊严，并由此出现了生前预嘱等现象。

（六）义务论在护理伦理学中的应用

义务论对护理伦理学的作用主要在于弥补美德论无法确认美德自身合理性的缺陷，为美德本身提供前提和基础，同时确认社会对护理职业的道德职责要求。义务论在护理伦理学中的运用体现在以下三个方面：

1. 义务论为美德原则提供理论前提和基础　美德论最大的理论困难在于将美德看作与生俱来的，因此，美德论无法确认美德理论的合理性。而义务论则确认美德是人们长期履行道德义务的结果，义务乃是凭借人的"善良意志"履行对社会和他人的职责。从这个意义上讲，义务论成为美德论的理论前提。义务论对美德论的理论支持，使美德论更具有合理性和现实性。

2. 义务论明确了护士必须恪守的职责　义务论本质上是要确立"我应该做什么"的道德规则，应用到护理伦理学中，就要结合护理实践活动特点，规定护士应当恪尽的职责。例如，护士应当承担救死扶伤、维护健康、提高生命质量等义务，应当履行对社会的义务等。医学上的义务论都是以患者的健康为宗旨，将治病救人当作自己的首要义务和责任。中、西方的医德传统都充满了这种人道主义精神。孙思邈将医学定位为"仁术"，赋予医学以仁慈至善的精神内涵，他认为，学医者必"先发大慈恻隐之心，誓愿普救含灵之苦"。

3. 义务论强化了护理伦理学的动机因素　义务论的理论重点就是强调道德义务和道德动机的至上性、绝对性、纯粹性，因此，对道德个体行为进行道德评价时，尤其看重行为动机的正当性和纯粹性。这在客观上要求护士的具体行为必须从纯粹的高尚动机出发，有利于扼制将个人不正当欲望合理化的心理冲动，提高护士对患者和社会的道德责任感。正是因为义务论侧重于强调护士的道德责任，护士的道德形象才被社会所认同并给予广泛的尊敬。当然，对动机过度强化，在实践中也出现了一些问题，还需要通过效果论的纠偏，使义务论更具有广泛的解释力。

三、效果论

（一）功利论

1. 功利论的含义 功利论（utilitarianism）亦称功利主义、效用主义、目的论，是一种以实际功利或效用作为行为原则和评价标准的伦理学说。它主张人的行为道德与否取决于行为的结果，凡行为带来的结果是利大于弊，则行为是道德的，反之就是不道德的。其道德原则是"最大多数人的最大幸福"，即确定的道德规范必须直接有利于实现最大多数人的最大幸福。功利论是与义务论相对立的一种理论体系。最早明确使用"功利主义"这一术语的是19世纪英国哲学家密尔（Mill）。密尔是功利主义的主要代表人物之一，另一主要代表人物是边沁（Bentham）。

2. 功利论的内容 功利论在护理伦理学中的应用是主张医护人员的行为满足患者和社会大多数人的健康利益为道德标准的一种伦理思想，其内容包括：

（1）满足多个层面功利的统一：医疗服务的对象是患者，医护人员必须明确，维护和保障患者的健康功利是医护人员的神圣职责，也是医院的工作目标。因此在医学道德中，满足患者的健康功利是医护人员的最大功利，也是功利论的重要内容。有时患者的健康功利与医护人员的正当个人利益、医院功利和社会功利会发生矛盾，此时医护人员在坚持满足患者健康功利的前提下，保障个人功利的同时也应考虑医院功利和社会功利。

（2）满足社会大多数人的健康功利：患者和社会大多数人的健康利益应该是一致的和统一的，但在卫生资源有限的情况下，二者可能发生矛盾，此时尽量满足每个患者的基本医疗需要，反对单纯考虑患者利益而不考虑行为后果对社会大多数人的影响的做法。

3. 功利论的伦理意义 功利论不仅是重要的伦理理论，而且也是社会抉择理论。就积极的一面而言，在医疗实践中，功利论的运用有助于坚持满足患者健康的功利、医护人员的功利、医疗卫生机构的功利以及社会功利的统一，功利主义提倡关注个人利益的同时注重总体利益，加强了人们的社会责任感。功利主义原则使人们开始对自己的行为进行思考，在思考其所带来的利益的同时，也对于行为可能带来的损害进行思量，有助于人们确定行为的正确方向，改善行为的方式，从而有利于人们道德自律性的培养。

4. 功利论在护理实践中的困惑 功利主义强调效果，一般来说是正确的，但是功利主义割裂了伦理行为中动机与结果的辩证统一关系，重个人利益轻社会利益，容易滋长利己主义。功利主义在效用问题上，没有对眼前利益与长远利益、局部利益与整体利益、个人利益与集体利益作出区分回答。再者，行为的后果和效用本身难以定量和计算，也难以预测，因此在实践中存在一定的理论难题。在实际生活中，功利主义思想也容易导致社会不公正的后果。

5. 功利论在护理工作中的应用 按照功利论，护士在判断或进行行为选择时，应以患者和社会多数人的利益为重，同时兼顾护士个人的正当利益和医院利益，这有利于将有限的卫生资源按照符合社会整体利益的方向进行分配，从而避免浪费。同时在护理实践中，功利论的主要观点有助于护士树立正确的功利观，促使护士将患者和社会人群的生命健康利益放在首位，在肯定医护人员正当利益的前提下，尽量满足被服务者的利益，平等善良地对待每一位患者。但是，护士在实践过程中进行伦理决策与判断时要充分认识到功利论的缺陷，避免滑向"重利轻义"的极端，防止因过分注重眼前利益而忽视长远利益和重大利益。

（二）公益论

1. 公益论的含义 公益论（theory of public interest）即关于公共利益的伦理学理论。它强调行为的目的是为了社会利益，为了人类及子孙后代的利益，而不是为了个人或少数人的利益。现代医学伦理学的公益论是从社会、人类和后代的利益出发，主张公正合理地分配医疗卫生资源，解决医疗活动中出现的各种利益矛盾，使医疗活动不仅有利于患者个体，还有利于群体乃至后代的一种理论。简言之，公益论主张合理分配利益，使绝大多数人和整个人类社会受益。因此，公益论要求医护人员应当把对患者的责任与对社会、人类、后代的责任统一起来，把对现实和对未来的责任统一起来，并且要求在制定卫生政策、卫生发展战略方针、医疗保健体制和制度时符合公正、合理的原则。

2. 公益思想的发展　公益思想产生于古代，其中以亚里士多德（Aristotle）的论述较为明确，亚里士多德还提出了公正的概念，并把公正分为广义和狭义两种。广义的公正是依据全体成员的利益，使行为符合社会公认的道德标准；狭义的公正主要是调节个人之间的利益关系。

公益论的进一步阐述是 18 世纪欧洲的功利主义派，但这些启蒙主义者的公益观是不彻底的。法国唯物主义哲学家爱尔维修（Helvetius）认为人与人之间的利益本来是一致的，没有冲突，利益冲突是等级制度带来的，在理想的社会中，个人利益和公共利益将趋于一致。密尔则强调了冲突的一面，主张在社会利益与个人利益发生冲突时，用法律与良心来加以调节。历史上功利主义者把追求多数人最大幸福当作最高道德，依据法律与良心来调节个人利益与社会利益的矛盾，这些思想对公益论的形成有重要作用。

3. 公益论的伦理意义　公益论被引入护理伦理领域，克服了义务论的不足与缺陷，使医护人员的责任视野扩大到社会与未来领域，丰富了医护人员的义务内容。同时，运用公益论主张维护多数人利益的公正原则，可以解决现代医学发展中的伦理难题，适应现代医学发展的需要。另外，公益论着眼于后代及长远利益，有利于人类生存环境的改善，有利于为子孙后代谋福祉。

4. 公益论的局限性　由于公益论把医疗护理工作的重心放在了集体公益，可能会淡化患者的个人利益，在一定程度上会影响患者的现实利益。因此，在现阶段，它还存在一定的理想成分，难以切实有效地引导人们走出当代生命伦理问题所面临的诸多困境。只有把功利、义务、公益三者有机地结合，才能使护士在实践中所面临的伦理难题得到解决。

5. 公益论在护理工作中的应用　随着人民生活水平的不断提高，人口老龄化不断在加速。由于老年人群逐年增多，在卫生保健方面必然提出新的需求，对护理的依赖日益明显。护理工作已从治病扩展到防病保健，护士也开始走出医院迈向社会，逐步渗入到安宁疗护、老年护理、康复保健、家庭护理及社区护理等领域。护理学科的社会化及护理服务对象的拓展对护士提出了更高的护理专业技能的要求，同时护士在工作中将面临更多的伦理决策难题。因此，公益论在护士进行伦理判断和实际工作中将发挥更大的指导作用。尤其是在健康护理过程中，护士要充分利用公益论的理念指导自己的行为，健康护理发展要以改善和提高人们健康质量为目的，预防疾病，体现社会进步。健康护理发展要以保护全人类的健康为基础，与保护资源和环境的承载能力相适应，强调要以可持续发展的方式使用护理资源。

思 考 案 例

特殊的"联合签名"

某日下午 3 时，患者周某，女，27 岁，在医院接受剖宫产 2 小时后出现弥散性血管内凝血。医院了解到，周某此前已有流产经历，子宫受到过创伤，因此决定"尽快行子宫切除术，否则极易导致死亡"。其主治医生向周某的丈夫胡某说明患者病情危急，需要立刻在手术告知书上签字。然而胡某始终态度不明并拒绝签字，拖延手术 4 个多小时，周某危在旦夕。针对这种情况，该院院长决定："生命高于一切，家属不签字，医护联合签！"晚 8 时，该患者的主治医生及负责护士在手术告知书上毅然签字，为周某实施手术并挽回了其生命。

请思考：从伦理学的角度对医护人员的行为进行分析。

第二节 护理伦理学的基本观点
——敬畏生命的道德之花

一、生命观

生命观是指人们对待人的生命的起始、本质、价值等基本问题的总的看法和根本观点。不同时代、不同国度、不同文化和生活背景的人对生命有着不同的态度和思考，可将其大致划分为生命神圣论、生命质量论、生命价值论和生命统一论几种观点。

（一）生命神圣论

生命神圣论（theory of divine life）是指认为人的生命具有至高无上、神圣不可侵犯的价值的一种生命伦理观。它强调在任何情况下都要尊重人的生命，重视和保护人的生命，捍卫生命的神圣性，不允许对人的生命有任何侵犯和伤害。按照这种理论，即使一个人身患绝症、病入膏肓，只要其生命体征尚存，就要不惜一切代价积极救治。

从古到今，生命神圣论一直影响着医疗护理的道德基础和行为准则。1949 年，世界医学会制定的《日内瓦协议法》进一步强调一个医务人员的最高职责是"始终保持人类生命"及"完全忠诚地贡献他的全部科学知识"，遇到危重患者时，医生应有"人道主义的义务"。

生命神圣论的伦理意义在于强化了医学及护理学的宗旨、奠定了人道主义的思想基础、推动了医学和护理学的发展。生命神圣的根基在于人具有"属于人的"知识、情感和意志，在于人的主体性和创造性，在于人因此而具有的潜在的和现实的价值，以及作为道德主体的人所具有的特定意义的人格和尊严。没有这一切，单纯的人的生物学生命是没有什么神圣可言的。而生命神圣论片面强调了生命数量及生物学生命，对生命的认识过于简单抽象。按照生命神圣论的观点，医护人员是人类生命的保护神，医疗活动中必须无条件地维护患者的生命。在任何情况下，保存生命、延长生命都是医护人员的天职；任何原因的放弃治疗、中断治疗和停止治疗都应当加以反对和禁止，即使对于重度残疾儿童、晚期恶性肿瘤患者、全身器官衰竭不可逆转的患者、濒临死亡的患者等，仍应不惜一切代价地进行救治。显然，生命神圣论没有考虑到病痛可能对患者造成的心理、尊严的伤害及其对家庭、社会的影响，而且其结果势必造成大量宝贵卫生资源的浪费。但这并不意味着否认生命的神圣性，应当将生命神圣与生命神圣论区分开来，生命神圣论只是片面地强调了生命的神圣性而忽视了生命的质量、价值等因素。

（二）生命质量论

生命质量论（theory of life quality）是以人的自然素质（体能和智能）的高低、优劣为依据来衡量生命对自身、他人和社会存在价值的一种伦理观念。古罗马的辛尼加（Seneca）把生命比作一部小说，"不在长，而在好"，强调的就是人的生命质量。从医学伦理学的角度上讲，生命质量论就是主张依据人的生命质量好坏，对人类的生命个体实施有效控制并评判医护人员救治义务的一种生命伦理观。

生命质量论的伦理意义在于由传统的生命神圣转向追求生命质量的理性选择，为制定社会政策和医疗决策提供理论依据，积极促进医务人员追求高质量的生命价值观。生命质量论的问世，使医疗护理服务有了更加明晰的道德方向和切实可行的伦理指南。生命质量论是人类要求改善自身素质以求更好发展的反映，是人类生命观念的新飞跃。在现代医疗护理服务中，生命维持措施、器官移植等前沿技术的应用，引发了尖锐的道德冲突，仅凭传统的生命神圣论是难以解决的。生命质量论过分强调生命的自然属性，忽视了其社会属性。人是一切社会关系的总和，生命质量论只把人看作一个自然人，忽视了人的社会性，而社会性才是人的根本属性，从而导致人们只关注了好的生命质量对个体自身存在的意义，忽视了那些较低生命质量的患者及其家庭和社会所发挥的精神激励价值。此外，生命质量论强调生命质量，忽视患者作为人的其他权利，在临床实践中，尤其在面对终末期患者是否进行救治的选择中，可能会导致对患者生命作出武断的决策，使患者生命失去尊严。

Note:

（三）生命价值论

生命价值论（theory of life value）是指通过人具有的内在价值与外在价值的统一来衡量生命存在意义的一种生命伦理观。它是伦理学的价值理论在生命问题上的一种应用，是在伦理学的价值理论指导下形成的一种根据生命对他人、社会的效用如何，而采取不同对待的生命伦理观。这种观点主张，人的生命价值是有差异的，是变化的，其生命价值量与他对他人和社会的积极效用成正比，与其消极效用（负担）成反比。依此，有人认为，就患者来说，其生命价值与社会需要、医疗需要、生命质量、治愈率、预期寿命成正比，与维护其生命所花的代价成反比，继而提出了人生命价值计算的公式：生命的价值 =（生命质量 × 治愈率 × 预期寿命 × 医疗需要 × 社会需要）/ 代价。这里的生命质量是一个综合标准，不仅指生命存在和生理功能等自然素质良好，而且也包括精神状态，如愉快、心理健康等。医疗需要指对发展医学科学的作用；社会需要指一个人对社会的过去、现在和将来已实现的和潜在的贡献；代价指医疗、社会的负担等。生命价值原则意味着对生命质量极低、社会维护其生存需花代价太高的生命不应承担救治的义务。

生命价值论的伦理意义在于有利于全面认识人的生命价值、有利于作出科学的医疗决策、有利于医学的发展和社会的进步。与生命质量论类似，生命价值论在医疗护理实践中具有重大的理论和实践意义。因为在对生命质量的思考中，当遇到严重的生命质量问题时，就会涉及有些医疗护理手段到底值不值得提供的新问题，如植物人是否应该积极救治，仅有的一只供体肾移植给正在苦苦等待它的众多患者中的哪一位更为合理等。这时，由于这些医疗护理决策是复杂的价值决策，而生命质量论过分强调生命的自然属性，忽视其社会属性，因而需要生命价值论来补充。生命价值论主张以生命的价值来衡量生命存在的意义，强调生命对他人、对社会、对人类的贡献，这种观点与"公益论"思想有相通之处。

不难看出，生命价值论是对生命质量论的有益补充，帮助人们更全面、更立体地看待生命。但也有学者认为生命价值论在考虑他人利益、社会公益之时，往往会牺牲患者的个人利益，这将不利于维护患者的个体尊严。在生命神圣论、生命质量论、生命价值论都无法帮助医护人员完全走出伦理困境的情况下，生命统一论应运而生。

（四）生命统一论

生命统一论是主张生命神圣、生命质量及生命价值有机统一的理论。按照这一理论，生命神圣的意义在于生命的质量和价值，毫无价值、质量低劣的生命，其神圣性就会受到质疑。因此，生命的质量和价值是生命神圣的基础，而对生命神圣性的敬畏又是捍卫生命质量和价值的内在动因，否则，仅仅以质量和价值来衡量人的生命，有可能把人降低到一般动物的水平，甚至会导致不可想象的后果。在坚持生命神圣的基础上，不断地提高生命质量，执著地追求生命价值，是现代护理伦理道德的核心。

首先，生命统一论突破了传统医护道德中医护人员只对其面前的患者负责的一医一患的关系，在强调患者利益的同时也兼顾他人和社会的公益，体现了生命价值论的要求；其次，生命统一论在考虑他人利益、社会公益之时，并非无视患者的个人利益，不是粗暴地、简单地以牺牲个别人的生命为代价去换取多数人的潜在利益，体现了生命神圣的宗旨；最后，当患者个人利益与他人利益、社会公益发生冲突时，它既不是盲目地要求个人利益无条件地服从他人利益、社会公益，也不是简单地以牺牲社会公益来确保个人利益，而是将"生命质量"作为二者取舍的标准。当患者具有或者治疗后可能具有较高的生命质量时，要求从生命神圣论出发，以牺牲家庭、社会的部分利益来确保患者个人的现实利益。当患者的生命质量极低甚至已无生命价值时，就应当以牺牲患者的即失利益来保障家庭、社会的现实利益。

生命统一论从人的自然属性和社会属性相统一的辩证立场出发，实现了生命神圣、生命质量与生命价值的有机统一，从而为护士进行正确的伦理抉择指明了方向和路径。

二、健康观

健康观是人们对待健康的基本看法和观点，涉及什么是健康、健康责任、健康价值、健康影响因素等问题。1948 年，世界卫生组织在其宪章中首次提出健康概念，即健康是指身心没有疾病，而且身体上、精神上和社会适应上处于完好状态。1986 年，世界卫生组织在宪章中再次明确规定："健康乃是一种身体上、精神上和社会适应上（三维）的完满状态，而不仅仅是没有疾病和虚弱的现象。"事实上，健康不仅是一种状态、也是一种能力、一种意识，与个体的主观体验有关，是多种表征在人身上的综合体现，健康素养尤其是健康意识也是人的健康不可或缺的因素。而在健康意识中，道德意识更为重要。健康的道德意识既影响着个体的自身健康，也影响着他人的健康。如吸烟者如果缺乏健康的道德意识，不仅可能会吸烟成瘾，损害自己的健康，也会无视吸烟对家人及他人健康的危害，从而表现得肆无忌惮，不分场合、不管他人的感受。健康道德意识是内在于健康概念之中的，不仅仅是影响健康的一般因素。此处强调道德作为一种要素在健康中的作用，并不是否定健康的自然基础和物质基础，而仅仅是就健康的一个侧面来说的。健康与强悍、雄壮等不同，它具有文化的内涵，是生理状况、心理素质、健康素养等多种因素在个体身上的体现。缺位了道德的健康只能是野蛮的、兽性的强壮，而不是作为素养意义上的人的健康。生物因素、精神心理因素、社会因素以及道德因素均可对健康产生影响。强调健康的人，或者希望自己健康的人，要注重自身道德的修养。相关内容包括：健康者不以损害他人利益来满足自己的需要，具有辨别真与伪、善与恶、美与丑、荣与辱等是非观念，能按照社会规范准则来约束自己及支配自己的思想和行为。不道德和存在道德缺陷的行为必然会导致行为者精神紧张、恐惧、焦虑、内疚等不良心态，从而影响个体的健康。世界卫生组织对影响健康的因素进行总结：健康 = 60% 生活方式 + 15% 遗传因素 + 10% 社会因素 + 8% 医疗因素 + 7% 气候因素。

健康是促进人的全面发展的必然要求，是经济社会发展的基础条件，是民族昌盛和国家富强的重要标志，也是广大人民群众的共同追求。2016 年，习近平总书记在全国卫生与健康大会上强调，没有全民健康，就没有全面小康。要把人民健康放在优先发展的战略地位，以普及健康生活、优化健康服务、完善健康保障、建设健康环境、发展健康产业为重点，加快推进健康中国建设，全方位、全周期地保障人民健康，为实现"两个一百年"奋斗目标、实现中华民族伟大复兴的中国梦打下坚实的基础。

三、疾病观

疾病观是人们关于疾病的本质及其发展规律等基本问题的总的看法和根本观点。它从理论上回答什么是疾病以及关于病因、病机、病理、转归和防治等规律的总体认识。

随着医学的发展，历史上出现过不同的疾病观。古代医学对疾病的认识集中于人的整体水平，对微观细节和内在机制缺乏了解，形成了整体性的疾病观。中医学建立了以描述人的功能异常的"证"概念为核心、以"正邪""阴阳""气机""病机""辨证论治"为基本体系的疾病观。西方医学在古希腊时代，希波克拉底提出了"体液学说"，认为疾病的本质是四种体液比例失调。阿斯克列匹阿德（Asclepiades）提出了"固体病理学说"，认为组成人体的原子颗粒决定人体的健康状态。亚里士多德的"灵气学说"把病因归为神秘的"灵气"。近代以来，受西方科学技术革命的影响，形成了生物医学模式，重视疾病的生物学因素，并以此来解释、诊断、治疗和预防疾病。生物医学模式对现代医学的发展和人类的健康产生了巨大的推动作用，但它把人看作单纯的生物，只注重人的生物学指标的测量，忽视人的社会属性，忽视了患者的心理、行为和社会性，对疾病的整体特性、功能特性认识不足，带有很大的机械性。20 世纪以来，在马克思主义哲学和现代科学技术革命的推动下，生物医学模式向生物 - 心理 - 社会医学模式转变，形成了唯物辩证的疾病观。这种观点从人是生物、社会、思维三种属性的统一上来理解人的健康与疾病；在对疾病规律的认识上，把人与环境统一起来，把人的结构与功能统一起来，把从宏观到微观的多层次统一起来，把各层次上整体与部分之间的双向交互作用统一起来，把病因的致病过程与机体的御病祛病过程统一起来，把生物的、心理的、社会的因素统一起来，深入和全面地认识疾病。

四、死亡观

死亡观是人们对待死亡的本质及规律等基本问题的总的看法和根本观点,涉及什么是死亡、如何面对死亡、如何看待死亡等内容。

对于死亡的认知几乎与人类同龄,人们一直尝试对它进行解释,打开哲学史,到处可见内容截然不同甚至完全相反的谜底。赫拉克利特认为"死亡就是我们醒时看到的一切",认为人的死亡和自然万物的灭亡一样,是一种自然的合乎规律的现象,是人所有的自然属性;德谟克利特则从朴素的原子论出发,主张"死亡是自然之身的解体",是组成自然躯体的诸多原子团的分离和崩解;黑格尔坚持死亡就是一种"扬弃",是精神的自我和解。在我国哲学史上,庄子认为"死生,命也";荀子认为"死,人之终也";韩非子认为"生尽之谓死";王充认为"死者,生之效"。可见,死亡的哲学内涵极其丰富,不一而足。从辩证唯物主义角度出发,上述对于死亡的认知,充满了局限性,甚至伪科学性。

生与死是一个问题的两个方面,二者不可分割。对"生"的理解,是人们对死亡进行判断的前提,一个患者被判断为是死还是生,这取决于我们对生与死的理解。而在理解生与死的概念时,社会、宗教、政治、伦理等因素均起着十分重要的作用,不同文化、不同宗教持有不同的死亡观。科学的死亡观是科学认识死亡、理性对待死亡、全面界定死亡标准的重要基础。

第三节　基本理论与基本观点之张力
——走出伦理困境的指南针

一、义务论和生命质量论之张力

按照义务论,医护人员应当遵循某种既定的原则或某种固有的正当性去行动,医护人员对患者承担着健康的绝对责任,只要你是一名医护人员,就应无条件地为患者服务,而不应考虑行为的后果及行为对自己和社会的利害关系,不应当把患者的生命健康与生命质量、医疗费用、预期寿命等相联系。而生命质量论主张以生命质量来确定生命存在的必要性,只有符合一定质量标准的人或患者才有得到治疗的必要和意义。

二、功利论与生命神圣论之张力

功利论以效用作为判断行为在道德上善恶的标准,认为凡是能够给人带来最大快乐或幸福的行为就是善的,否则就是恶的。按照这种标准,医护人员的目标应是给患者提供最大程度的愉悦,并最大限度地减少患者的痛苦,提高其生命质量,只要是有助于实现这一目标的行为就是善的和道德的。而对不符合生命质量标准的人进行治疗不能给其增添快乐和幸福,无助于减少其痛苦,且会给家庭、社会带来负担,不符合最大功利原则的要求。因此,放弃或不予治疗的行为是善的。但是这与生命神圣论的要求是格格不入的。按照生命神圣论,医护人员应无条件地挽救或延长患者的生命,即使明知患者无医治的希望也要不惜一切代价地去抢救,否则就没有履行自己的职责,是对生命的亵渎和蔑视。胡弗兰德《医德十二箴》告诫医生"即便患者病入膏肓无药救治时,你还应该维持他的生命""当你不能救他时也应该去安慰他,要争取延长他的生命,哪怕是很短的时间,这是作为一个医生应有的表现"。显然,在医护实践中面对身患绝症的生命末期患者,医护人员从生命神圣论或功利论出发,就会得出不同的答案,这势必产生行为选择中的伦理困境,需要新的理论指导。

三、美德论与生命价值论之张力

美德论认为,对于一个人来说,能做出正确的行为十分重要。但同样重要的是要有成为好人、做出正确行为的性格倾向、动机和特性。"为病家谋幸福"在美德论中就是正确的行为。而在生命价值论应用过程中难免会出现"权衡"和"取舍",强调应对人的生命与社会需要、医疗需要、治疗代价的关系进行综合评估,依此理论就可能会把医护工作的重心引导到他人利益、科学利益、社会利益,而淡漠患者的个人利益,从而不利于贯彻"患者至上"的道德理念,并可能最终为追求社会公益而影响患者个体的现实利益,从而与美德论的要求相背离。

医护人员在医护实践中面对特殊的道德境遇,从不同的伦理理论出发,会得出不同的道德选择,从而处于左右为难的伦理境地。如果不能有效解决伦理困境,可能会引发医患冲突并挫伤医护人员的工作热情。因此,医护人员应不断提升自身复杂伦理情境下伦理问题的分析能力和伦理决策能力。

(梁 芳 徐奕旻)

思考与练习

一、简答题

1. 简述美德论的基本观点。
2. 简述义务论在应用中的缺陷。
3. 简述功利论与义务论的区别。
4. 简述生命统一论的伦理意义。

二、案例讨论

【案例 1】

患儿,女,5 岁,因患肾炎继发肾衰竭住院 3 年,持续肾透析等候肾移植。经医生与患儿父母商讨,同意家属进行活体肾移植。经检查,其母因组织类型不符被排除,其弟年纪小也不适宜,其父为中年人且组织类型符合。医生与其父商量作为供者,但其父经一番思考决定不做供者,因怕家人指责,恳请医生告诉他的家人他不适合做供者。医生虽不太满意还是按照患儿父亲的意图做了。

请思考:分析本案例中的医生的行为,并分析患儿父亲的做法是否符合义务论与效果论的要求。

【案例 2】

产妇李某,38 岁,孕 4 产 1。因产妇过去有习惯性流产,第 4 次妊娠保胎至 31 周早产,新生儿体重 1.85kg,而且出生后出现呼吸暂停,最长一次呼吸暂停达 20 分钟。B 超检查发现新生儿有颅内出血,后来新生儿又发生了吸入性肺炎、硬皮肿。医生向产妇及其家属交代新生儿病情危重,即使能够存活,未来可能智力会受影响。医护人员建议家属放弃早产儿。但是,产妇和家属商定:即使孩子长大是痴呆者也要不惜一切代价地抢救。

请思考:从护理伦理学的角度对医护人员和家属的行为进行分析。

三、实践活动

【案例场景模拟】

活动方式:本章导入案例角色扮演与讨论。

活动目标:加深学生对伦理问题的认识,提高学生对护理伦理基本理论和基本观点的理解,锻炼伦理分析能力。

活动步骤:①向学生说明角色扮演的目的与意义;②将学生分组进行角色扮演:模拟本章导入案例的场景;③分组讨论对本案例的认识及当事者的感受;④每组推选一名代表发言,汇报讨论结果;⑤教师总结发言。

NURSING

第三章

护理伦理学的规范体系
——伦理承载生命关怀精神

03章 数字内容

—— 学 习 目 标 ——

- 知识目标：
  1. 掌握：尊重原则、有利原则、不伤害原则及公正原则的内涵和要求；权利与义务、尊严与价值、情感与理智、良心与荣誉、审慎与胆识等范畴的含义。
  2. 熟悉：护理伦理学基本原则之间的冲突与消解；护理伦理学基本规范、基本范畴的内容和要求。
  3. 了解：护理伦理学基本规范的特点和作用。
- 能力目标：
  1. 能够将护理伦理学基本原则、基本规范运用到护理实践之中。
  2. 能够正确处理护理实践中基本原则出现冲突之情形。
- 素质目标：
  具有运用护理伦理学规范体系进行伦理思维并处理伦理难题的基本能力。

导　入　案　例

患者的"要求"

张先生与妻子结婚 20 余年，感情深厚，并育有一双儿女。因本人携家人自驾游途中遭遇严重车祸而入住 ICU 病房。患者多发骨折，急诊行左上肢清创内固定术及左下肢高位截肢术，术后并发多器官功能衰竭，使用呼吸机、血滤机维持生命长达 10 周。本次事故与其超速驾车有关，且他在事故现场目睹了妻子和女儿当场死亡，因此，张先生一直处于自责与悔恨中。同时，张先生的病情迟迟不见好转，导致其非常痛苦。他多次向主管医生和责任护士表示，自己已没有活下去的价值和勇气，希望医护人员用大量麻醉剂或镇痛剂帮他"睡过去"，以求早日解脱。

请思考：

1. 如果你是患者的责任护士，会如何处理？

2. 在本案例中，发生哪些伦理原则冲突？如何消解？

救护生命是护理基本价值的核心。护士的工作就是要重新点燃行将熄灭的生命烛光，为趋近枯萎的生命之叶注入绿色生机。在美国纽约东北部萨拉纳克湖畔，西方医生特鲁多墓碑上"有时，去治愈；常常，去帮助；总是，去安慰"的墓志铭真实表达了护理工作的人文价值，揭示了护理行为的伦理特征。充溢着人性光辉和哲思睿智的护理伦理学规范体系打破了伦理与护理技术的藩篱，表达着人性、知性与理性的深刻关系。学习并理解这些规则，有利于护士对护理专业终极目标的反思，并帮助护士进行护理行为的伦理选择。

第一节　护理伦理学的基本原则

——航标指引，正确前行

一、尊重原则

（一）尊重原则的含义

尊重（respect）是指人与人之间相互尊敬或重视，行为上庄重，是对个体存在肯定与承认的一种基本方式。

在护理活动中，护士与患者都是作为个体存在，彼此的尊重成为真诚相待并相互配合以实现护理目标的工作基础。护理伦理学强调的尊重，主要突出护士对患者的尊重。

尊重原则（principle of respect）是指护士应承认患者享有为人的尊严和权利，在为其提供服务时做到平等待患，并且对涉及患者利益的行为应事先征求患者的意见，充分考虑患者对于自身利害的判断和权衡。狭义的尊重原则是指护士应尊重患者及其家属的人格尊严和人格权利，广义的尊重原则不仅强调尊重患者及其家属的人格尊严和人格权利，而且包括尊重患者的自主决定，即尊重患者对自我医疗事务作出自我决定的权利。

尊重原则源于患者享有人格权和护理的自主决定。其实现的前提是：第一，护士对该权利的合理认同；第二，护患双方认可彼此关系的平等性，并能够建立平等的护患关系。

（二）尊重原则的意义

1. 遵循尊重原则是现代护患关系发展的客观要求　现代生物 - 心理 - 社会医学模式要求，护士应把患者看作独立的、有尊严的、有自主决定的完整的个体存在，要重视心理和社会因素对患者健康的影响。收集、整理、分析患者完整的病情、心理、社会等资料，据此作出护理诊断，实施护理措施，需要护士与患者进行平等的对话、沟通，相互尊重、理解与配合。只有建立和谐的护患关系，护理目的才能真正达成。

2. 尊重原则是保障患者健康利益的必要条件和可靠保障　护理活动的最终目的是维护患者的健康利益，患者有权知晓各种护理手段的利弊并自主选择能够最大程度符合自己健康利益的护理行为。尊重原则可以保障患者的知情权与同意权，因而是维护患者健康利益的必要条件和可靠保障。

（三）尊重原则对护士的要求

1. 尊重患者的生命　生命是人存在的基础，是人的基本人格权利。尊重患者的生命，首先要尽力救治患者，维护其生命的存在，这是对人的生命神圣性的尊重。其次，要通过良好的护理提高患者的生命质量，以维持其生命价值，这是尊重人格权利的具体体现。尊重人的生命及其生命价值是医学人道主义最根本的要求，也是护理道德的基本体现。

2. 尊重患者及其家属的人格尊严　人格是指一个人的尊严、价值和道德品质的总称；尊严是对个人或社会团体的社会价值或道德价值的认识与肯定，是被认可的身份标识。人格尊严是个人确立自我存在价值的标志，表现为不被歧视或不被忽略。任何患者（包括已故患者）都具有基本的人格尊严，都应该受到护士的尊重与维护。主要表现为：①患者在接受诊疗服务时享有同健康人一样平等的人格尊严，不能因患病而受到任何歧视。②患者的身体应该受到尊重，尤其是有生理缺陷的患者不得受到嫌弃或嘲笑。③患者的风俗与生活习惯应受到尊重。④患者就医时不应受到怠慢。维护患者及家属的人格权是在更高层面上维护其人格尊严。依据我国法律规定，每一位公民都享有生命权、健康权、身体权（遗体权）、隐私权和肖像权等人格权利。患者及家属享有法律赋予的各种人格权利，应该得到护士的尊重和维护。

3. 尊重患者的隐私　患者在临床诊疗过程中的隐私，除个人身份信息、家庭情况外，还包括特殊性疾病、生理缺陷、病史等不愿向他人透露的信息。尊重患者的隐私要求医护人员不能随意泄露由于执行医疗任务而获得的患者隐私。如在护理服务中，不公开或在公众场所谈论患者的病情、家庭情况及因工作便利所获悉的患者个人事项等；未经患者同意，不允许无关人员在场旁观患者有关检查、治疗等。尊重患者隐私权是护士基本职业道德之一。《国际护士会护士伦理规范》中提出，护士应对民众的个人资料保密。我国《护士守则》第五条规定：护士应当关心爱护患者，保护患者隐私。同时，我国相关法律法规也作出了具体规定并设置罚则。《护士条例》第十八条规定：护士应当尊重、关心、爱护患者，保护患者隐私。第三十一条规定：泄露患者隐私给予警告；情节严重的，暂停其6个月以上1年以下执业活动，直至由原发证部门吊销其护士执业证书。《中华人民共和国民法典》第一千二百二十六条规定：医疗机构及其医务人员应当对患者的隐私和个人信息保密。泄露患者的隐私和个人信息，或者未经患者同意公开其病历资料的，应当承担侵权责任。

4. 尊重患者的自主决定　自主决定是指自我选择、自由行动或依照个人意愿自我管理和自我决策，是尊重原则的核心。患者的自主决定主要通过其知情同意权的行使而实现。护士需判断患者是否具有民事行为能力，并通过沟通和交流，向其提供真实、适量并且能够理解的医疗护理信息，保证患者充分行使知情同意权利。具体要求如下：

（1）知情同意能力的判断：《中华人民共和国民法典》规定，不满8周岁的未成年患者，属于无民事行为能力人，其知情同意权应由其法定代理人代理实施民事法律行为；8周岁以上的未成年患者属于限制民事行为能力人，可以进行与其年龄、智力及病情相适应的知情同意权的行使；对于18周岁以上及16周岁以上不满18周岁但以自己的劳动收入为主要生活来源，且排除病理性自主选择能力丧失的患者，视为完全民事行为能力人，可以行使知情同意权。病理性自主选择能力的判断，需要根据认知、记忆、思维、行为等指标进行观察。未成年人的监护人依次为父母、祖父母、外祖父母、兄姐。对于无上述监护人的未成年人，可由其他符合规定并愿意担任监护人的个人或者组织担任监护人，但是须经未成年人住所地的居民委员会、村民委员会或者民政部门同意。精神障碍患者的监护人依次为其配偶、父母、成年子女、其他近亲属等。

（2）知情同意权的实现："知情同意"体现在护理工作的每一个环节，包括入院时、诊疗护理过程

Note:

中及出院时。实现患者知情同意权,应做到:第一,信息的准确告知。为患者提供作出合乎理性决定所需的有关信息,如病情、预后及治疗护理方案等。病情告知时,护士应预先做好计划,确定方式和场合,对特殊和重症患者宜留有余地,让其慢慢接受事实,不欺骗患者;同时及时给予患者心理支持,让其有发泄情绪的机会;如可能,在告知后与患者一起制订治疗计划。第二,信息的正确理解。有效的知情同意需要选择适宜的时机,用患者可以理解的方式和语言为其提供足量的、正确的信息。第三,诊疗的自由同意。自由同意是指患者具有自主决定的自由,不受其他人不正当的影响或强迫。患者接受诊疗应完全自愿,不应受到任何形式的胁迫、操纵或限制。另外,在临床护理中,护士要维护患者知情权中的医护一致性,即护士告知患者或家属的信息应与医生告知的信息保持一致。

(3)特殊情况下知情同意权的处理:第一,紧急情况。当遇到危及患者生命的紧急情况、拖延会给其生命安全造成威胁时,护士可从患者最佳利益出发实施抢救措施,但应当按照我国法律法规规定的程序实施,事后尽可能补充至少口头的病情介绍、必要的护理措施并取得患者及其家属的理解。第二,治疗上的特殊状况。某些特殊状况下,为减轻患者的焦虑,允许护士在权衡利弊后不告知对患者健康有害的信息,实施保护性医疗;一旦患者情况改善,有足够的承受能力时,护士应将原先隐瞒的信息完全告知患者。第三,患者自动委托或其无同意能力。有知情同意能力的患者主动把护理决定权委托给护士时,护士应根据患者利益作出护理决定;对没有知情同意能力的患者,在与其法定代理人无法取得联系时,护士应作出给予患者必要处理的决定。第四,患者和家属的自主决定与法律、法规、政策相违背或对他人和社会有危害时(如传染病患者拒绝住院隔离),护士应该按照法律、法规、政策要求,作出符合社会利益的决定。第五,患者和家属错误的决定明显危害患者的健康和生命时,护士应当向其耐心解释说明利害得失,并采取正确的护理方案。此外,在履行知情同意时应当考虑到不同的文化可能对患者知情同意的影响。西方文化背景下,医疗选择的最后决定权主要是患者自己,而在中国文化背景下尤其当医疗选择对患者有着重大影响时,家庭因素是不可忽略的。

二、有利原则

(一)有利原则的含义

有利原则(principle of beneficence)是指护士始终把患者健康利益置于首位,并将其作为选择护理行为的首要标准,多为患者做善事,做有利于患者健康利益的事。也有学者将其称为行善原则。护理工作的目的是保护生命、减轻痛苦、恢复健康。这就要求护士从有利患者的角度出发,选择最优的护理方案,一切服务于患者的健康利益。

(二)有利原则对护士的要求

1. 树立为患者利益服务的观念　护士要树立全面的利益观,既要关心患者的客观利益,如止痛、康复、治愈、节约费用等;又要关心其主观利益,如合理的心理需求、正当的社会需求等。

2. 为患者提供最佳的护理服务　在多种可选的护理方案中择取并实施对患者最有利的护理措施,努力使其受益。如减轻疼痛,照料患者的生活起居,帮助其康复。

3. 尽力减轻患者受伤害的程度　当诊断、治疗和护理采用的手段对患者利害共存时,应该权衡利害得失,慎重作出伦理决策,尽量给患者带来最大的益处和最小的危害。

4. 综合考虑患者、他人及社会利益　将有利于患者同有利于他人及社会利益有机统一起来,既要考虑给患者带来益处,也要考虑不能损害他人与社会利益。

三、不伤害原则

(一)不伤害原则的含义

不伤害原则(principle of non-maleficence)也称无伤原则,是指护士在为患者提供护理服务时,不使患者的身心受到伤害。南丁格尔要求护士:勿为有损之事,勿取服或故用有害之药。护士从事医疗工作必须遵循不伤害原则，特别在临床护理实践中进行各种医疗护理处置均存在一定的风险，期望护士能够维持最好的医疗照护和知识技能，谨慎执行医疗照护行为，避免让患者承担任何不当的受伤害的风险。

（二）医疗伤害的种类

1. 有意伤害与无意伤害　有意伤害是指医护人员主观恶意伤害患者；或不负责任，没有采取应该采取的医疗与护理措施；或为了不义目的对患者采取了不合适的医疗与护理措施。无意伤害是指在进行正常诊治活动中对患者造成的间接伤害，如手术治疗带来的创伤或并发症。

2. 可知伤害与不可知伤害　可知伤害是指医护人员在采取医护措施之前就可通过预测而预先知晓或应该知晓的对患者的伤害；不可知伤害则指虽经医护人员预测，但难以预料的对患者造成的伤害。

3. 可控伤害与不可控伤害　可控伤害是指经过医护人员努力可以控制的伤害；不可控伤害则是指超出医护人员控制能力的伤害。

4. 责任伤害与非责任伤害　责任伤害是指由于医护人员的责任问题所导致的对患者的伤害，如有意伤害、可知可控却未加预测与控制的伤害等；非责任伤害是指并非由医护人员的责任心不强所导致的对患者的伤害，如无意伤害、可知而不可控伤害、意外伤害等。

（三）不伤害原则对护士的要求

1. 杜绝责任伤害　重视患者的利益，培养为患者利益和健康着想的动机与意识，绝不能为了个人利益而滥用诊疗护理手段，强化以服务对象为中心的服务意识，加强护理道德修养，加强责任心，关心患者，坚决杜绝有意伤害和责任伤害。

2. 努力控制伤害程度　护士要具备扎实过硬的专业知识与技能，具有认真负责的态度，避免或减少由于技术不精或粗心大意给患者造成的可控伤害，努力为患者提供最佳的护理服务，保证患者健康和生命安全。

3. 评估并选择最佳护理措施　对有危险或可能造成伤害的护理措施要进行评估，进行危险与利益或伤害与利益的分析，审慎考虑，选择利益大于危险或伤害的护理措施。如一位足部有严重溃疡的糖尿病患者，经治疗病情并未缓解反而有发生败血症的风险，为保证患者生命需要截肢。截肢的结果产生了一个有害效应，但这个有害效应不是直接的、有意造成的，而是为了挽救患者的生命，这个正当的动机会产生间接的并且是可预见的效应，这种情况在伦理道德与法律上是可以被接受的。

四、公正原则

（一）公正原则的含义

公正是指公平正直，没有偏私。作为护理伦理学的公正原则（principle of justice）是指护士应公正地对待每一位患者，使有同样护理需求和支付能力的患者，得到同样的护理待遇。每一个社会成员都具有平等、合理享受公共卫生资源或享有公平分配的权利，不能因患者的年龄、性别、外貌、贫富、地域、民族和宗教信仰不同而区别对待。公正原则是护士解决健康利益分配矛盾的依据，可以帮助护士与患者建立信任与和谐的护患关系。

公正原则主要体现在两个方面：人际交往的公正与医疗卫生资源分配的公正。在人际交往方面，患者之间拥有平等的人格权利与尊严，护士应做到平等待患，一视同仁。医疗卫生资源分配包括宏观分配和微观分配，在分配时应以公平优先、兼顾效率为基本原则，优化配置和合理使用医疗卫生资源。宏观医疗卫生资源的分配强调卫生保健投入比例，预防医学与临床医学、基础研究与应用研究、基本医疗与特需医疗等各层次、各领域的分配比例，皆应充分体现社会公正，以满足广大人民群众人人享有保健的基本需要；微观医疗卫生资源如床位、手术机会、贵重稀缺医疗资源的分配则要注意贯彻形式与内容统一的公正原则，努力做到相对公平。公正原则有利于医疗资源分配矛盾的解决，有利于缓解和处理好尖锐的护患矛盾和纠纷，维护良好的医疗秩序。

Note：

（二）公正原则对护士的要求

1. 公正地分配医疗卫生资源　护士可以参与分配的医疗卫生资源主要指住院病床及稀缺医疗卫生资源。护士在护理服务中应按照医学标准，兼顾社会价值标准、家庭角色标准、科研价值标准、余年寿命标准等综合权衡、比较后进行选择，以确定稀缺卫生资源享用者资格，努力维护患者平等的医疗护理权利。

2. 以平等的态度对待患者　平等是公正原则的重要内容之一。在护理服务中，护士要树立平等观，尊重和关心每一位患者的人格、权利、正当健康需求，尤其是对老弱病残孕等弱势群体，应给予更多的关怀。

3. 公正地解决护患纠纷　在护理工作中发生护患纠纷或护理差错事故时，护士应站在公正的立场上，不偏袒任何一方，使纠纷妥善解决。护士在监督管理工作中滥用职权、徇私舞弊，或者有其他失职、渎职行为的，依法给予处分；构成犯罪的，依法追究刑事责任。

五、原则之间的冲突与消解

（一）原则之间的冲突

护理伦理学的四个基本原则分别有各自的要求和考量，但在某些特殊情况下，从不同原则出发可能会得出不一致的伦理判断与选择，护理伦理学原则之间容易发生矛盾和冲突，护理伦理难题由此出现。

1. 尊重原则与不伤害原则的冲突　这种情况多表现为护士为尊重患者的自主决定而无法选择使患者不受到伤害的护理行为。如患者家属或其法定代理人已表明患者在某一情况下的价值观，而护士从护理专业角度未将患者的愿望或价值观列入伦理决策的考虑范围，就可能构成对患者的伤害。因为护士从专业角度认为对患者有益的护理措施，未必能够被患者所接受。在护士的基本职责中，"不伤害"的责任比"要尽力照护或协助患者"的责任更受到重视。

2. 不伤害原则与有利原则的冲突　有利原则要求护士以患者的健康利益为指标采取相应的护理措施，然而在临床实践中，不伤害原则却与这一原则之间存在着冲突风险，这种冲突以"两害相权取其轻"为典型。如一位多年未孕的孕中期女性，因妊娠期严重合并症可能危及生命，医护人员为保住其生命建议其立即终止妊娠。从对孕妇不伤害的原则出发，医护人员应选择终止妊娠，但从对胎儿不伤害的原则出发，医护人员则应建议孕妇继续妊娠。究竟选择哪一种方案对孕妇和胎儿更有利，这就需要对孕妇、胎儿的健康和疾病状况以及现有的医护水平进行综合评估，选择一种获益最大而伤害最小并能够被孕妇及其家属接受的措施，但这一选择并非易事。

3. 有利原则与尊重原则的冲突　有利原则强调了一切为患者的利益着想，尽量做对患者有益的事情，同时也要尽量避免伤害患者。例如，当护士认为对某一患者隐瞒其病情更有利于患者的健康时，有利原则与尊重原则之间就可能出现冲突。从有利原则出发，护士会选择对患者隐瞒病情，从尊重原则出发，护士则很可能会选择告知患者。在护理工作中，护士不能以自己的判断代替患者的判断，因此不应只考虑有利原则。尊重原则的核心是尊重患者的自主决定，即患者有权根据自身实际情况作出符合医疗原则的决定。当然，并不是所有的患者都适合自主决定，对于自主能力减弱或没有自主能力的患者，如婴幼儿、严重智障者、昏迷患者等，不但不应该让其自主决定，反而需要加以保护、监督与协助。

4. 公正原则与其他原则的冲突　每个人均为社会团体中的一份子，拥有享用社会资源的权利。当医护人员为某些患者的健康与幸福努力时，亦应考虑是否威胁到其他患者的利益、需求与权利。当卫生资源不足时，谁先享用、如何公平分配等问题使公正原则与有利原则发生冲突。例如，两个患者同时需要入住重症监护病房，但现在只有一张病床，此时公正原则与有利原则之间出现冲突：从公正原则角度出发，两位患者均应有机会获得稀缺的医疗资源；从有利原则角度出发，医护人员会把这张空床留给两者中最需要这张床位的患者。又如，在可供移植器官数量不足的情况下，公正原则导致的

Note：

唯一后果即所有患者均不移植器官，因为一旦有人获得移植，那么其余未获得移植的患者即失去公正待遇，所有的患者在客观上遭受了生命健康的损害，在此公正原则与不伤害原则间发生了冲突。

（二）原则冲突之间的消解

1. 护理伦理原则的道德优先性排序 一般说来，护理伦理原则的主次顺序不是固定不变的，需要根据具体护理情景进行慎重考虑，进行道德优先性的排序。

（1）公正原则与其他三种原则的消解：当护理伦理决策涉及患者之外的他者利益、群体利益乃至社会整体利益的情况下，公正原则应处于比其他三种原则更根本的道德地位。护理活动不仅涉及医护人员与患者，还与他人、社会密切相关。护士在护理活动中不仅要考虑患者当前的利益，还必须考虑他人、集体乃至社会的利益，患者的利益并非总是应该被优先考虑的，必须用公正原则来调节患方、医方、其他群体乃至整个社会之间的利益分配，也就是说，在特殊境遇下，对患者的有利和不伤害应在符合公正原则的前提下发挥作用。

（2）尊重原则与有利原则、不伤害原则的消解：当护理伦理决策的选择需要综合考虑患者生理、心理、社会、文化等方面的利益时，尊重原则应优于有利原则与不伤害原则。护士对患者最佳利益的判定是基于其专业的护理相关知识、技能和经验，所判定的侧重点是有关患者健康、生命的医学利益。但是护理行为除了患者医学上的利益，还包括其他利益，如信仰自由、追求某种生活方式的自由等。虽然患者对医学利益判定没有护士权威，但在医学利益和其他利益权衡方面，患者的理解与判断比护士更加深刻真实，护士应当尊重患者的合理选择。

（3）不伤害原则与有利原则的消解：临床诊治和护理手段往往具有双重效应，在达到预期诊治目的的同时，也会带来一些负面效应。因此，不伤害原则与有利原则在护理决策中经常共同发生作用，而且经常是冲突的。解决冲突的方法就是对具体境遇下的护理决策进行利害权衡，当某一护理决策给患者可能带来的伤害大于利益时，即使伤害本身不是故意的，该决策也不能被采纳。即不伤害原则在此情形下应优先于有利原则而起主要调节作用；相反，当决策给患者可能带来的利益大于伤害，且决策的目的是指向利益而非伤害时，那么有利原则就应该优先于不伤害原则而起主要调节作用。如一位患子宫恶性肌瘤患者，经化学药物治疗病情仍反复复发，有生命危险，此时为保住患者的生命需要对患者实施子宫切除手术。从表面上看，这样做对患者将造成很大的危害，但是为了保全患者的生命，这样做却是符合有利原则的。

2. 充分发挥共享护理决策的作用 在护理决策过程中，会出现许多伦理冲突的情况，在面对护理决策选择分歧时，医生、护士、患者、家属之间针对实际情况，积极讨论，共同参与构建一个中立性的道德框架——相互尊重、平等协商。当护理决策是由利益相关者达成共识，才能真正地具有伦理权威。而"医生 - 护士 - 患者 - 家属共享决策模式"，有助于解决持有不同伦理价值判断和利益需求的原则冲突。

第二节 护理伦理学的基本规范

——道有道规，行有行规

一、护理伦理学基本规范的含义和本质

（一）护理伦理学基本规范的含义

规范就是约定俗成或明文规定的标准。伦理规范（ethical code）是指人们在一定的社会关系中普遍遵循的行为准则。护理伦理学基本规范是指依据一定的护理伦理学理论和原则制定的，用以调整护士人际关系及护士与社会关系、评价护理行为善恶、适应护理实践需要而制定的行为准则，也是培养护士护理伦理素质的具体标准或要求。

Note：

（二）护理伦理学基本规范的本质

护理伦理学基本规范是护理伦理学理论和原则的具体化与现实化。在本质上，其所体现的护理伦理学价值观念直接表现为护理伦理道德意识和护理伦理道德行为的标准。护士个人及护理行业整体都必须以护理伦理学基本规范为标准，建构个人及行业的护理价值目标，并以此为准则规范一切护理行为。

二、护理伦理学基本规范的形式和内容

（一）护理伦理学基本规范的形式

护理伦理学规范比护理伦理学原则更为直接和具体，由国家和医疗卫生部门颁布执行。由于其直接指导护士的护理行为选择，多采用简明扼要，易于记忆、理解和接受的形式，主要有戒律、宣言、誓言、誓词、法典、守则、行为规范等形式。其中，戒律是比较古老的形式，如陈实功的《医家五戒十要》是通过应该做什么或不应该做什么的方式对护士提出伦理底线要求；护理宣言、誓言等强调护士的职业精神与职业要求，如《南丁格尔誓言》《中国医学生誓词》等，通过宣誓的仪式给学生一种神圣感与使命感，激发其内心履责的决心和信心；护理法典、守则等是对护理职业精神理性认知的结果，如《护理伦理学国际法》《国际护士守则》《21世纪中国护士伦理准则草案》等都更加强调护理专业伦理，具有权威性和科学性。

（二）护理伦理学基本规范的内容

1. 热爱专业，恪尽职守 这是护理事业和人民健康利益的根本要求，是护士应具有的重要品格和职业精神，也是做好护理工作的动力和信念。只有热爱护理专业，才能真正认识护理工作的价值和意义，才能真正爱护和尊重患者，牢固树立为平凡而高尚的护理事业献身的道德理想，激发强烈的责任感，自觉承担起做好本职工作的义务。恪尽职守要求护士在护理工作中时刻把患者的痛苦、生命安危放在首位，兢兢业业、踏踏实实、全心全意地为患者的身心健康服务。

2. 尊重患者，一视同仁 这是实现护理工作目标的基础，要求护士在护理工作中，充分尊重患者的生命、价值、人格及其权利，平等对待每一个患者。绝不能根据自己的需求、价值取向、审美偏好等有选择地对待患者，厚此薄彼；也不可根据男女老幼、种族国籍、权力大小、美丑智愚、关系亲疏有区别地对待；更不能歧视残疾患者及精神障碍患者。

3. 举止端庄，文明礼貌 这是护理工作应遵守的伦理道德底线。这不仅是护士自身良好素质和修养的体现，也是赢得患者信任与合作，促进疾病康复的必然需要。护士端庄的仪表、稳重文雅的举止、和蔼可亲的态度、严谨细致的作风，对帮助患者建立良好的心理状态、促进健康，有着积极的意义。

4. 刻苦钻研，精益求精 这是护士在学风方面必须遵循的伦理准则，也是保障人民身心健康的需要。护理工作的科学性和技术性日益增强，要求护士必须刻苦钻研，勤奋进取，不断更新知识，熟练掌握各种护理技术和技能，做到精益求精，为患者提供优质的护理服务。

5. 互尊互学，团结协作 这是正确处理护理人际关系的基本准则。护士应树立整体观念，坚持患者利益第一的原则，彼此平等，互相尊重；相互学习，共同提高；发挥优势，密切配合，共同维护患者的身心健康；正确处理护际间的竞争，遵守竞争规则，推动护理事业的发展。

6. 诚实守信，保守医密 这是处理护患关系应该遵守的基本行为准则，既有利于维护护士的良好形象，也有利于和谐护患关系的建立。唐代名医孙思邈在《大医精诚》中，用一个"诚"字概括和诠释"大医风范"。保守医密是一个古老的医学道德规范，《希波克拉底誓言》中指出："凡我所见所闻，无论有无业务关系，我认为应该守密者，我愿保守秘密"。保守秘密的目的是尊重患者的人格尊严以及保证疾病治疗效果。

7. 廉洁奉公，遵纪守法 护士应正直廉洁，奉公守法，不图私利，以国家、人民利益为重，不以护理手段谋取个人私利，不接受患者或家属的钱物。

三、护理伦理学基本规范的特点和作用

（一）护理伦理学基本规范的特点

1. 时代性与继承性　护理伦理学基本规范直接指导着护士护理行为的选择，必须符合时代对护理活动的要求。同时，护理伦理学基本规范又是在继承传统护理美德的基础上发展而来的，具有继承性的特点。古往今来，救世济人、普同一等、精勤不倦、廉洁正直等优良、传统医护道德的继承与发扬，使护理伦理学基本规范具有深厚的伦理底蕴及旺盛的生命力，与时俱进的时代要求则使其兼具现实价值及指导意义。

2. 实践性与理论性　护理伦理学基本规范的实践性体现在其内容上，具有对护士行为的规范性；理论性则表现在护理伦理学基本规范的形式是护理伦理规范体系的重要组成部分。这一特点，使得护理伦理学基本规范成为护理伦理学理论及原则并转化为护理行为的必要中间环节。

3. 现实性与理想性　护理伦理学基本规范是现实护理实践的伦理要求，必须符合护士的工作实际，具有现实性；同时，作为护士的行为标准，必须反映人们对护理专业的价值追求及理想护士的人格目标，具有理想性。

（二）护理伦理学基本规范的作用

1. 主体作用　护理伦理学基本规范是护理伦理规范体系的基本内容，直接体现护理伦理学基本原则的具体要求，并对护理伦理学基本范畴进行指导。护理伦理学基本规范明确而具体地规定了护士应该做什么，不应该做什么，在护理伦理学规范体系中居于主体地位，发挥着无可替代的主体作用。

2. 尺度作用　护理伦理学基本规范是评价护士伦理行为的基本准则。社会及自我评价都必须以护理伦理学基本规范作为直接尺度，即用护理道德规范来衡量护士在护理活动中道德行为的是与非、善与恶。凡是符合护理伦理学基本规范的行为，应给予褒扬；违背护理伦理学基本规范的行为，应给予谴责。

3. 规范作用　护理伦理学基本规范是医院制订护理管理规范和措施的准绳，是加强护理伦理道德教育并实施规范化护理管理的重要依据，因而具有规范护理管理与护士行为的作用。

4. 内化作用　护理道德调节职能的实现，取决于护士提高护理道德修养的程度。护士只有严格按照护理伦理学基本规范要求自己，反思自身言行，才能实现护理伦理学基本规范的内化，才能实现从他律到自律的转化，提高和完善护理道德人格。

> ### 知 识 拓 展
>
> #### 《医疗机构从业人员行为规范》
>
> 　　该规范是由原卫生部、国家食品药品监督管理局、国家中医药管理局于 2012 年 6 月 26 日联合印发的规范性文件。规范分总则、医疗机构从业人员基本行为规范、管理人员行为规范、医师行为规范、护士行为规范、药学技术人员行为规范、医技人员行为规范、其他人员行为规范、实施与监督、附则，共 10 章 60 条，自公布之日起施行。

第三节　护理伦理学的基本范畴

——明辨"范畴"，不再"犯愁"

一、护理伦理学基本范畴概述

（一）护理伦理学基本范畴的概念

在哲学中，范畴（category）是反映事物本质属性和普遍联系的基本概念，是经过实践证明并内

化、积淀而成为人类的思维成果,具有高度的概括性和稳定性。护理伦理学基本范畴可分为广义和狭义两种。广义上,护理伦理学这个学科所使用的基本概念,都可以看成护理道德范畴。护理伦理学基本原则和规范分别是护理伦理准则体系的第一、二层次,而狭义的护理道德范畴是第三个层次,是指能够反映护理伦理学本质的基本概念,主要包括权利与义务、尊严与价值、情感与理智、良心与荣誉、胆识与审慎。

(二)护理伦理学基本范畴的意义

1. 有助于强化护士的伦理道德意识 护理伦理学基本范畴是以护理伦理学基本原则、规范为基础,并在其指导下形成的,是对护理伦理学基本原则、规范的补充。护理伦理学基本范畴是对护理行为中起关键作用的伦理道德意识的抽象与高度概括,具有通俗易懂、简单易记的特点。领悟护理伦理学基本范畴可以使护士将抽象的伦理道德意识与具体可行的护理实践相结合,从护理实践层面上体悟到伦理道德对护理行为的价值与意义,这对强化护士的护理伦理观念、强化护士的责任心具有重要作用。

2. 有助于塑造护士的伦理品质 护理伦理学基本范畴是将护理伦理学基本原则、规范转化为护理伦理品质的直接环节。护理伦理学基本原则、规范是社会对护士提出的客观要求,护士必须借助权利、义务、尊严、价值、良心、荣誉、情感、审慎等概念去感知和体悟这些客观要求,并进而将其内化为自己的伦理品质。

3. 有助于指导护士的护理伦理实践 护理伦理学基本范畴通过对护理道德意识的强化,内化形成护士个人伦理品质,并最终运用于护理伦理实践中,为护理伦理决策提供理论依据。

二、护理伦理学基本范畴的内容

(一)权利与义务

1. 权利(right) 作为伦理学范畴的权利,是指道德主体所拥有的道义上的权力和利益。这种道义上的权利强调的是"应该",即道德主体应该拥有的权力和应该享受的利益。护理伦理学基本范畴的权利主要包括两个方面的内容:一是患者在护理人际关系中所享有的权利;二是护士在护理关系中所享有的权利。

(1)患者的权利:患者的权利是指患者患病期间所拥有的,并且能够行使的权力和应该享受的利益,也称患者权益,是公民基本权利的一部分。在护理实践中,患者权利的实现,有赖于护士对患者权利的认识和护士义务的实现,有赖于患者自身的维权意识和义务的实现等。如若护士不履行解释说明的义务,患者对自身疾病认知的权利就不可能得到实现。护士只有明确患者的权利和自己应尽的义务,才能在护理过程中尊重、维护患者的权利。

(2)护士的权利:护士在执业活动中,既享有作为公民应有的权利,也享有护理职业范围内的特殊权利,护士的权利是法律、道德赋予护士角色的权利。护士正当的权利得到尊重和维护,可以提高护理职业声誉和社会地位,调动广大护士履行义务的积极性和主动性,有利于护士在维护和促进人类健康中发挥更大的作用。

2. 义务(obligation) 是指在一定道德意识支配下,人们对他人、集体和社会所自觉承担的责任,这是由社会物质条件和人们在社会关系中所处的地位决定的。任何个人对他人、集体和社会都有应尽的道德义务。道德义务是自觉自愿履行的义务,往往是以或多或少的自我牺牲为前提的。护理伦理学基本范畴的义务主要包括两个方面的内容:一是患者在护理人际关系中应尽的义务;二是护士在护理关系中应尽的义务。

(1)护士的义务:是指护士对患者、集体和社会所承担的道德责任,也是对护士行为的基本要求。护士的义务对其行为的作用有:①引导护士端正专业思想,明确服务方向,帮助其树立热爱本职工作的思想观念。②增强护士的职业责任感,帮助其正确处理个人与患者、社会之间的利益关系。③促使护士的人格完善,升华护士的道德境界。

（2）患者的义务：是指患者在享有权利的同时应尽的责任。患者在享有权利的同时必须履行一定的义务，保障医疗工作的正常开展，对自身健康负责，对他人和社会负责。

3. 护患双方权利与义务的关系　在护理实践中，患者和护士都有自己的权利和义务，但双方的权利和义务是不对等的，因而要处理好护患关系。

（1）坚持患者首位原则：患者首位原则是指患者的权利居于首位，不受任何经济利益、社会压力以及管理需要的影响。无论遇到何种情况，护士首先要尊重并维护患者的权利。

（2）正确处理患者的权利与护士的义务之间的关系：护士的义务与患者的权利在总体上是一致的，护士履行自己的义务就是对患者权利的尊重。但有时患者的权利和护士的义务之间存在不一致的情况，此时护士应该妥善处理好各方利益关系，最大限度维护患者权利，尽好自己的义务。

（3）正确处理患者的权利和护士的权利之间的关系：护士的权利和患者的权利应该是一致的。护士的权利是维护、保证患者医疗权利实现的权利，是维护患者健康的权利。当护士的权利和患者的权利存在不一致甚至发生冲突时，应以患者的最大利益为出发点去考虑和处理问题。

（4）正确对待患者的义务与护士的义务之间的关系：多数情况下，患者的义务与护士的义务目的是一致的，都是为了患者的利益。但护士必须明确，护士履行义务是不以患者是否履行义务为前提的。

（二）尊严与价值

1. 尊严（dignity）　主要表现为人格尊严。人格尊严是对人的价值和个体独特性的尊重，是人当之为人应该享有的地位、待遇、尊重的总和。其基本内容主要包括姓名权、肖像权、名誉权、荣誉权和隐私权。任何个人和社会组织都无权侵犯他人的人格尊严及其权利，护士与患者都具有人格尊严。具体表现为：

（1）维护自己的尊严：护士应自尊自爱，即对自己的护理行为负责，做自己应该做的事，应该做的事努力做到。护士的自尊是推动其自强自立、有所作为、取得成就、创造价值的动力。

（2）尊重患者的人格尊严：尊重并维护患者的尊严是护理工作的基本要求，也是护理活动顺利进行的前提条件。护士应把患者看作是具有与自己平等的人格主体地位的伙伴，尊重他们，为他们提供合理的护理服务，保护患者的隐私，并设计对患者个人需求敏感的照顾计划。

（3）尊重同事的人格尊严：在工作中与同事相互尊重，保守同事的秘密。

（4）有权得到患者的尊重：患者应尊重护士。尊严是每个人的基本权利。护理工作具有助人为善的本质，护士拥有值得尊重的价值。患者应该理解和信任护士，尊重护理工作。

2. 价值（value）　价值反映的是客体满足主体需要的有益属性，是现实的人和事物之间的一种需要与被需要的关系。护士及其护理活动都有其特定的价值。护士的价值在于能够"增进健康、预防疾病、恢复健康和减轻痛苦"，能够满足患者的身心健康需要。当护士意识到护理活动的功用并能够对护理活动的性质作出善恶价值判断时，便形成了护士的职业价值观念。

护士的职业价值观是护士对护理工作的价值存在与否、怎样评判护理活动的价值、在护理活动中怎样创造价值等问题的根本观点。护士的职业价值观，一方面表现为护理价值目标，即自己在护理活动中应该追求什么，以什么为重；另一方面则表现为护理价值尺度与标准，即评价自己或他人护理行为的标准。综合起来，护理职业价值观包括：

（1）以人为本，患者利益至上：在此前提下，最大限度为患者解决身心疾病所带来的痛苦，满足其健康需要。

（2）注重护理活动的社会价值：将患者利益与社会利益合理地统一起来。

（3）遵守伦理准则：以护理伦理基本原则、规范为护理活动及其评价的价值尺度，恪守道德要求。

（三）情感与理智

1. 情感（feeling）　是人们内心世界的自然流露，是人们对客观事物的态度体验和心理反应。护理伦理情感是指护士对护理活动中的个人行为或他人行为进行评价时所产生的情感体验。它是护士在长期的护理实践中，经过反复磨炼而逐步形成的，具有护理职业的特殊性、理智性、纯洁性等特点。

Note：

（1）情感的内容：主要包括同情感、责任感和事业感。①同情感：是最基本的护理伦理情感，是一切善良美德和行为的基础与原动力。南丁格尔说过"护士必须要有一颗同情的心和一双勤劳的手"。护士的同情感是发自对患者生命的热爱、人格的尊重、价值的认同而产生的一种情感，设身处地为患者着想，竭尽全力解除或减轻患者痛苦。②责任感：把挽救患者生命、促进患者身心健康视为自己义不容辞的责任的情感，是同情感的升华。护士把挽救患者生命、对患者高度负责作为自己的职责，在工作中认真仔细、严谨周密，真正实现全心全意为人民的身心健康服务。与同情感相比，护士的责任感具有主动性和理性成分。③事业感：是最高层次的护理伦理情感，是把本职工作与发展护理事业和人类健康事业密切联系，把护理事业看得高于一切并为之执着追求的情感。强烈的事业感，使护士不断进取、精益求精，从而会产生职业使命感，进一步促进护理事业的发展。

（2）情感的作用：情感是护士伦理生活的内在动力源泉，良好的情感对护士的行为起着促进和推动作用。①情感可以促进护士努力做好本职工作，加速患者康复。②情感可以促进护士自身素质的提高，在实践中不断提高自己的道德修养水平，实现整体素质的提高。③情感可以激励护士为护理科学和护理事业的发展做贡献，推动护理科学和护理事业不断向前发展。

2. 理智（reason） 是指一个人辨别是非、利害关系以及控制自己的能力。护士的理智包括较低层次的自制能力和认知素质，以及较高层次的决断能力和智慧素质。理智可以帮助护士把握、调控、驾驭、优化自己的情感，防范自我情感的不良应答，使情感与理智相互协调，共同促进，为患者提供最佳的护理服务。具体表现为：

（1）理性处理自身情感：把情感建立在护理科学的坚实基础上，防范情绪过度膨胀及情感缺失，以道德理性全面整合自我情感世界。

（2）理性对待患者及其家属的情感：在患者及其家属情绪激动、亢奋的情况下，要坚持科学精神，保持理性及清醒的头脑，认真负责、实事求是地对待患者。

（3）理性对待情感氛围：恪守伦理原则，自觉抵制和排除种种不良情绪的干扰。

3. 情感与理智的关系 情感与理智是辩证统一的关系，即情感需要理智导向、规范，理智需要情感激活、支持。没有理智的情感和没有情感的理智，都不利于履行护士义务。从某种意义上说，情感具有理智性，护士关爱患者，对其关怀体贴的情感并不是盲目冲动，而是建立在科学基础之上的，必须在护理科学允许的范围内去满足患者及其家属的要求。坚持治疗原则，不滥情、不迁就，既要重视对患者的同情关怀，又要考虑到社会的整体利益。

（四）良心与荣誉

1. 良心（conscience） 是道德感情的深化，指人们对他人、集体、社会履行义务的道德责任感和自我评价能力，是个人意识中各种道德心理因素的有机结合。良心的实质是自律，是护士发自内心深处的情感呼唤、道德律令，不管有无外界监督和利益诱惑，良心都是通过自我选择、自我评价的自律过程而发挥作用的。护士的良心是指护士在履行对患者、集体和社会义务过程中，对自己行为应负道德责任的自觉认识和自我评价能力，是护理伦理学基本原则、规范在个人意识中形成的稳定的信念和意识。

（1）良心对护士的要求：①良心以护理伦理学基本原则和规范为准则，要求护士抛弃一切私心杂念和个人名利，忠于职守，为人民的身心健康竭尽忠诚。②在任何情况下都忠实于患者的利益，从良心出发做事，做到"慎独"。③忠实于社会利益，即护理行为不损害社会利益。为患者服务是护士应尽的义务，但有些患者为了个人目的，可能作出有损社会利益的选择，护士应依靠自己的职业良心恪守职业道德，从社会利益出发自觉维护护理事业的纯洁性。

（2）良心的作用：良心是护士思想和情操的主要精神支柱，在护士的道德行为中起着重要作用。①选择作用：护士的良心根据护士履行义务的道德要求进行行为动机的检查。对符合护理伦理规范要求的动机给予肯定，反之，加以否定，进而驱使护士选择符合伦理要求的行为。②监督作用：在护理过程中，良心对于护士的情感、意志、信念以及行动方式和手段起着监督作用，通过激励合乎伦理规范的护理行为，制止和纠正有违伦理的护理行为的方式，及时调整护理行为的方向。③评价作用：在护理行为发生后，护士通过自我评价不断反省，实现护理道德升华，即凡是符合护理伦理学基本原则和规范要求的行为，良心上将产生安宁和满足感，带来内心的喜悦和舒畅；而对不符合伦理要求的行为，良心会受到谴责，带来内心的羞愧和内疚。

2. 荣誉（honor）　是指一定社会或集团对特定个人或组织履行社会义务的道德行为所做的积极评价和褒奖。它包括两个方面：一是社会评价；二是个人的自我意识。个人所意识到这种积极评价和褒奖所产生的道德情感，称为荣誉感。

护士的荣誉观是与护理道德义务密切相连的。忠实履行自己的义务是护士获得荣誉的前提，荣誉则是履行义务的结果。荣誉一旦成为护士的愿望，就会产生巨大的精神力量。护士正确的荣誉观包括：

（1）重视并爱惜名誉：名誉是荣誉的核心和表征。重视自己的名誉，通过正当手段追求和爱惜荣誉，是护士自尊心的表现。

（2）正确认识荣誉：荣誉的获得在于贡献，而不在于索取。护士获得荣誉说明自己的劳动已经取得了一定成效，得到了社会或患者的肯定，护士应该通过加倍努力工作获取更多的荣誉。护士的荣誉永远与护理事业、与为患者服务相随；离开护理事业、偏离为患者真诚服务，荣誉将会变得虚伪，没有任何价值。护士更不能把履行救死扶伤的神圣职责作为猎取个人荣誉的手段。

（3）合法合理追求荣誉：护士的荣誉应该建立在维护患者健康利益、促进护理事业发展的基础之上。只有通过合乎法律、合乎伦理手段而获得的荣誉，才是真正的荣誉。一个真正懂得荣誉的人，才能获得崇高的荣誉。

（五）审慎与胆识

1. 审慎（circumspection）　即周密谨慎。护理伦理范畴的审慎是指护士在行为之前的周密思考和行为过程之中的小心谨慎。这既是一种道德作风，也是良心的外在表现。医护人员是否具有审慎的道德修养，对于患者的身心健康至关重要，它是医护人员对患者和社会履行道德义务高度责任感和同情心的内在要求。

（1）审慎的要求：①语言审慎。护士要语言审慎，注意语言的科学性、严谨性，注意语言的表达技巧。针对患者多疑、敏感的心理特点，护士与患者沟通时要注意语言的治疗性作用；当患者情绪不稳、思想负担较重时使用安慰性、鼓励性语言与其沟通；当患者因对治疗手段、后果不了解而心存疑惑时使用解释性语言与其沟通。另外，体态性语言如面部表情、眼神、手势等有时也能产生不同的沟通效果。护士应学会正确使用肢体语言与患者沟通。②行为审慎。护士在护理活动的各个环节，必须保持谨慎认真的态度。严格遵守各项规章制度和操作规程，预防差错事故发生，自觉做到认真负责、行为谨慎，能果断、准确处理并能周密地观察，防止各种意外情况的发生。

（2）审慎的作用：①可以提高护理质量，保证患者生命安全。审慎促进护士在护理工作中小心谨慎、一丝不苟，对患者严密观察，及时了解病情变化；熟练掌握护理操作技能，准确、及时、有效、安全地完成各项治疗措施；严守岗位，严格遵守操作规程，避免造成差错事故。②可以促进护士钻研业务知识和护理技术。护士实践审慎的道德要求，就要不断地钻研业务知识，提高技术水平，在护理实践中做到谨慎、周密地处理问题，及时发现和处理患者的病情变化等。③可以提升护士的伦理道德境界。审慎要求护士具有高度负责的精神，护士必须谨遵护理伦理学基本要求、加强自身伦理道德修养、不断提高伦理道德水平、逐步达到"慎独"的境界、真正做到全心全意为人民的健康服务。④有利于建立和谐的护患关系。文明、准确、恰当的语言会畅通护患之间的交流与沟通。周密谨慎的护理行为会赢得患者对护士的信任，和谐的护患关系需要护士的审慎。

2. **胆识（courage and insight）** 即胆量和见识，指护士在患者面临风险时敢于承担风险和善于化解风险的勇气和能力。这种胆识是建立在关心患者和尊重科学的基础之上的。在临床实践中，尤其是面对某些特殊患者时，胆识具有突出的价值：①可以帮助护士把握住有效的抢救急危重患者的时机，及时作出正确诊断和处理，提高救治效率。②可以帮助护士在患者损伤不可避免时，作出争取最大善果和最小恶果的合理选择。③可以帮助护士对疑难杂症作出正确诊断和处理。

3. **审慎与胆识的辩证统一** 胆识与审慎是相辅相成的，在护理中缺一不可。胆欲大而心欲小，知欲圆而行欲方。强调审慎，并不否定胆识；恰恰相反，心细还需胆大。尤其是面对急危重患者的抢救，时间就是生命，这就要求护士不怕担风险，要把患者的利益放在首位，敏捷、果断地抢救，力争达到风险最小、损伤最轻、安全有效的结果。只有把胆识和审慎统一起来，才能发挥最佳效应。胆识和审慎统一的基础是护士具有对护理学执着的科学精神和对患者高度的责任心。

（孙鸿燕　曹　晶）

思考与练习

一、简答题

1. 简述尊重原则对护士的要求。

2. 简述有利原则的含义。

3. 简述护理伦理的情感作用。

二、案例讨论

【案例】

患者张某，男，64岁，肺癌根治术后收入ICU。现为术后第1天，留置气管插管、胸腔引流管及导尿管等多种管道。患者神志清醒，但较为烦躁并多次尝试拔管。从治疗护理的需要以及患者安全的角度出发，护士小李遵医嘱用宽绷带对患者的腕部与膝部进行约束。但患者对约束十分反感，大声叫嚷护士剥夺他的人权，并表示要投诉小李。

请思考：在本案例中，发生了哪些伦理冲突？应该如何消解？

三、实践活动

【辩论赛】

活动方式：组织一次关于是否对癌症患者进行病情告知的辩论赛。

活动目标：加深对护理伦理原则的理解。

活动步骤：①将学生分成两组，正方论点"应该进行病情告知"，反方观点"不应该进行病情告知"。②通过广泛阅读教材及参考资料，正、反双方搜集支撑材料。③分组讨论，推选参辩选手。④由正、反方辩手进行辩论。⑤同学代表及教师进行点评。

NURSING

第四章

护理人际关系伦理

—— 伦理使生命中的你我他和谐共处

04章　数字内容

━━━━━━ 学 习 目 标 ━━━━━━

- 知识目标：
  1. 掌握：患者与护士的权利和义务；各种护理人际关系的伦理要求。
  2. 熟悉：护患关系的特点、基本内容；护患关系、护际关系的矛盾及其影响因素。
  3. 了解：护患关系的模式；护际关系的特点；建立良好医护关系的意义。
- 能力目标：
  1. 能够依据护患双方的权利和义务正确处理护患关系。
  2. 能够将护理人际关系的道德规范运用于护理实践之中。
- 素质目标：
  具备基于道德规范要求的处理护理人际关系的素养。

导 入 案 例

不是亲人胜似亲人

王伯伯因患膀胱癌住进泌尿科，病痛与陌生的环境使他焦虑不安。责任护士小张主动对他说："您好，我是您的责任护士。如您有什么事，请找我，我会尽力帮助您。"安置好床位后，小张又向王伯伯介绍了同病室的病友。王伯伯很快熟悉了环境，减少了心理孤独和不安。王伯伯行膀胱灌注化疗后不良反应较严重，情绪非常低落，卧床不起。小张心急如焚。王伯伯拒绝进食，小张轻言细语地劝慰和鼓励他，一汤匙一汤匙地为他喂饭，还坚持天天都和王伯伯唠嗑，王伯伯非常感动，流下了热泪。王伯伯的病情逐渐好转，护士小张又耐心地指导他出院后的注意事项。王伯伯非常感谢小张护士的关心，即将出院时，他拉着小张护士的手说："你不是亲人但胜似亲人啊！"

请思考：

1. 护士小张与患者王伯伯的关系属于什么模式？

2. 护士与患者的关系应遵循哪些伦理规范？

护理工作是为患者、公众提供护理、康复等卫生健康服务的活动，和谐的护理人际关系有助于提高护理质量和工作效率，营造良好的工作氛围。护患关系作为护理人际关系中最重要的内容之一，受多方面因素的影响。随着民众对护理服务需求的提高，护士的人际沟通意识和能力也亟待加强。

第一节　护患关系伦理
——提高护理质量的关键

在临床工作中，良好的护患关系有利于护理质量的提高，有利于社会主义精神文明的建设。护士与患者只有在相互尊重、平等协商的基础上才能建立起和谐的护患关系。

一、护患关系的特点

（一）护患关系的概念

护患关系（nurse-patient relationship）是指护士与患者通过特定的护理服务而形成的人际关系，是护理实践活动中最主要的一种专业性人际关系。护患关系和谐与否直接影响护理服务的水平和质量，也影响着护士群体及医疗机构的声誉。

（二）护患关系的基本内容

护患双方由于职业、角色不同，受到专业能力、生理心理、文化背景、价值观等多种因素的影响，在护理活动中会形成不同内容的护患关系，主要表现在技术性关系和非技术性关系两个方面。

1. 技术性关系　是指护患双方实施护理职业活动中的互动关系，是以护士拥有相关专业知识与技术为前提的一种帮助与被帮助的关系。如患者提出主诉、反映病情变化等，护士给患者注射、发药、进行生活护理等。

2. 非技术性关系　是指护患双方除护理技术关系以外的，在情感、思想和心理等具体护理行为中一切非技术因素所构成的互动关系，包括道德、经济、价值、法律和文化关系等。

（1）道德关系：是非技术关系中最重要的内容。护患双方由于所处的角色、文化素质、道德修养等方面的不同，在护理活动及行为方式的理解和要求上存在一定差距，继而产生各种矛盾。为了协调关系，护患双方必须按照一定的道德原则和规范约束自身行为，尊重对方的人格和权利，建立和谐的道德关系。一般来讲，在护患关系中护士处于主导地位，患者相对弱势、被动，这就对护士提出了更高的道德修养要求。因此，护患之间的道德关系强调在双方平等交往、双向互动的基础上，护士应

Note:

该给予患者更多的人文关怀。

（2）利益关系：指在护理过程中为满足护患双方各自需要而产生的物质和精神关系。护士付出体力和脑力劳动，为患者提供服务，需要获得正当的劳动报酬；同时，护士在护理过程中解除了患者的病痛而获得了职业的认可、心理上的满足和愉悦，这是护士的精神利益。而患者的物质利益则表现在支付了医疗费用，而解除了病痛、获得身心康复和重返工作岗位是患者的精神利益。应强调的是，护士的物质利益是由国家和集体以工资、奖金形式提供的，决不能再从患者身上另外索取。

（3）价值关系：指以护理活动为中介的护患双方为实现或体现各自的人生追求而形成的社会价值关系。护士运用护理学的知识、技能及爱心为患者提供优质服务，使患者解除病痛、重获健康，得到了患方和社会的尊重和认可，实现了护士的社会价值。同样，患者恢复了健康而重返工作岗位又对他人及社会作出贡献，实现了其个人的社会价值。因此，护士与患者的价值互为基础、互相联系，这反映了目的性价值与工具性价值、个人价值与社会价值的辩证统一。

（4）法律关系：指护患双方在法律范围内行使各自的权利与履行相应的义务所形成的关系，是一种特殊的法律关系，即双方基于以信任为基础的委托，在法律上形成的一种关系。自患者进入医院挂号开始，护患双方便建立起契约关系，受到一系列法律、法规的保护和监督。患者有权因就医权利受侵犯造成不应有的伤残、致死等诉诸法律，追究医务人员的责任；反之，医方的正常权益和诊疗秩序同样受到法律的保护，如果患者有辱骂和殴打护士、破坏医院秩序等违法行为，同样要受到法律制裁。

（5）文化关系：指在护理活动中，护患双方因文化背景的不同而形成的互动关系。护理服务对象存在着各种各样的文化背景，有信仰、宗教、风俗、语言、生活习俗等方面的差异，这必然导致护患双方在许多问题上产生不同的看法，甚至是误解或矛盾。因此，护士应当注意了解患者的文化差异，尊重其宗教信仰、风俗习惯，明确并满足不同文化背景患者的需要，提供适合患者不同文化背景的护理。

（三）护患关系的模式

1976 年，美国学者萨斯（Szasz）和荷伦德（Hollender）在《医患关系的基本模式》一文指出：依据在医疗措施的决定和执行中医患各自主动性的大小可将医患关系分为主动 - 被动型、指导 - 合作型、共同参与型三种模式，这三种模式同样适用于护患关系。

1. 主动 - 被动型模式 这是在古代医学发展水平和近代生物医学模式背景下形成的一种护患关系模式。

（1）适用对象：适用于意识丧失、不能或没有能力表达自己主观意愿的患者，如婴幼儿，昏迷、休克、全身麻醉未清醒者，以及某些精神障碍患者等。

（2）特点：护士常以"保护者"的形象出现，处于专业知识及技能的优势地位和治疗护理的主动地位，患者则处于被动接受的地位。这种模式有益于发挥护士的积极性，但其缺陷在于护患之间沟通不足，对于具有自主能力的患者来说不利于发挥其主观能动性，进而可能影响护理质量，甚至可能出现差错、事故，并产生护患矛盾。

（3）伦理规范：在这种模式中，由于患者及其家属的参与较少，缺乏患者及其家属的监督，护士更需要有良好的职业道德和更强的责任心，严格遵守医院规章制度、诊疗护理规范和常规，及时、安全地为患者提供护理。同时，护士应严密观察患者病情变化和药物的不良反应，做到及时发现、处理。

2. 指导 - 合作型模式 这是构成现代护患关系的一种基本模式。

（1）适用对象：适用于大多数具有一定自我表述能力的患者，是当前护理实践中一种主要的模式。

（2）特点：护患双方都具有主动性，护士常以"指导者"的形象出现，根据患者病情决定护理方案和措施，对患者进行健康教育和指导；患者主动向护士提供疾病方面的信息，提出对治疗和护理的意见，并主动配合护士完成治疗与护理。

（3）伦理规范：患者意识清醒，能够表述自己的主观感受，有参与疾病治疗和护理活动的意愿，护士应及时向患者提供疾病信息，维护患者的知情同意权和自主选择权。

3. 共同参与型 这是现代护患关系发展的一种理想模式。

（1）适用对象：适用于具有一定的医学知识背景并有意愿参加医护决策过程的成年患者。如慢性病患者和心理疾病的患者，其本身对相关疾病已有一定的了解，如果有参与的意愿，就可采取该种模式。

（2）特点：护患双方在医学信息方面具有相对的平等性，共同制订和选择护理方案及目标。护士常以"顾问"的形象出现，护士为患者提供专业的建议和方案，患者积极参与活动，主动配合治疗和护理，双方共同承担风险，共享护理成果。

（3）伦理规范：此类患者对疾病的治疗和护理比较了解，具有一定的自我护理能力，护士应充分尊重患者的自主意愿，鼓励患者独立完成某些自理活动，如自行注射胰岛素、服药、检测尿糖等，以恢复患者在长期治疗过程中丧失的信心与自理能力。而当患者由于缺乏疾病专业知识，其行为可能对其生命或健康构成危害或威胁时，护士要及时地进行指导，必要时行使特殊干涉权。

知识拓展

萨奇曼医患关系模式

为了研究患者作出的与"寻求、发现和进行医疗照顾"有关的决定，萨奇曼（Edward Allen Suchman）提出了一种患病行为的社会心理学模式。这种模式把患者作出医疗决定的事件分成了连续的五个阶段：一是体验症状阶段；二是接受患病角色阶段；三是接触医疗照顾阶段；四是依靠医生的患病角色阶段；五是痊愈或康复阶段。患者在每个阶段进行不同的决策并采取不同的行为。在整个疾病过程中，患者多在主动、自觉地寻求、实现医疗照顾，都有参与医疗的心理需求及行动表现，而医务人员理解和尊重患者，帮助和引导患者，充分与患者交往，因此萨奇曼模式中护患互动作用是明显的。

（四）护患关系的特点

护患关系不但具有一般人际关系所具有的共性如选择性、对流性、多层次性等，还具有一般人际关系所不具有的特点。

1. **专业性与非专业性的关系**　护士运用护理专业知识为非专业的患者提供服务，这是护患关系区别于一般人际关系的重要内容，从而形成了在特定情境中护患之间的专业性人际关系。

2. **帮助与被帮助的关系**　护患之间是通过提供帮助与寻求帮助而形成的一种特殊人际关系。护士的作用是为患者提供专业服务，履行帮助职责，而患者则是寻求帮助，满足患病期间的需求。

3. **以患者为中心的人际关系**　护患关系的核心内容为患者的健康，一切护理活动及护患沟通都必须以解决患者的护理问题为目的，以患者的健康为宗旨。这不同于一般人际关系中双方主次对等的关系。

4. **以护士为主要责任承担者的人际关系**　作为护理服务的提供者，护士在护患关系建立的过程中始终处于主导地位，在很大程度上，护士的言行决定着护患关系的发展方向。因此，在一般情况下，护士是促进护患关系向积极方向发展的推动者，也是护患关系发生障碍的主要责任承担者。

5. **特殊的双方互动关系**　护患关系不是护士与患者之间简单相遇的关系，而是护患之间相互影响、相互作用的互动关系。互动双方的个人背景、性格特点、价值判断、文化水平、情感经历、生活经验以及对健康与疾病的认知等都会对相互之间的感觉和期望产生影响，并进一步影响彼此之间的沟通和护患关系的建立与发展。

二、患者的权利与义务

（一）患者的权利

1. **患者权利的概念**　患者权利（patient's rights）是指患者在医疗卫生服务中应该享有的基本权力和应当被保障的利益。患者权利既包括法律权利，又包括道德权利。患者权利之所以日益受到关

Note:

注,有一定的社会和医疗卫生背景。①人的权利意识、民主意识的增强,使患者权利在诊疗过程中的地位得以确立。②对人的本质有了进一步认识,人不仅具有生物属性,更具有社会属性。每个人都希望得到社会的理解和尊重,尤其在患病期间,表现得十分突出。③医学科学的进步及医药卫生知识的普及、医患间医学知识的差距逐渐缩小。④人们对现代医学投入热切希望的同时,也已意识到医源性疾病所致的严重危害。⑤随着社会的发展、物质文化水平的提高,人们更重视自身的健康,选择能提供优质服务的医院和信任的医务人员已成为现实,对医疗保健服务提出了更高的要求。⑥人们对世界性的医患关系冷漠化、商品化感到焦虑,医患关系的物化趋势造成相互间信任和密切的关系发生变化。⑦医疗卫生服务中出现的护患之间各种利益的冲突,让人们感到不安并为之深思。

2. 患者权利的内容

(1)生命权、身体权、健康权:2021 年 1 月 1 日生效的《中华人民共和国民法典》的第一千零二条至一千零四条规定自然人享有生命权、身体权、健康权。生命权是指自然人的生命安全和生命尊严受法律保护,任何组织或者个人不得侵害他人的生命权。身体权是指自然人的身体完整和行动自由受法律保护,任何组织或者个人不得侵害他人的身体权。健康权是指自然人的身心健康受法律保护,任何组织或者个人不得侵害他人的健康权。《中华人民共和国民法典》第一千零五条规定自然人的生命权、身体权、健康权受到侵害或者处于其他危难情形的,负有法定救助义务的组织或者个人应当及时施救。医疗机构及护士就是上述法律中提到的负有法定救治义务的组织及个人,在医疗活动中,应及时救治患者,维护患者的生命权、身体权、健康权。

(2)基本医疗权:基本医疗权是指患者享有就医的权利。它是指社会成员有要求国家和政府给予基本医疗保障与医疗救济的权利。对医疗权的承认已经成为文明国家的共识,即使是战俘、罪犯、精神病患者、智力障碍的患者也不例外。患者的基本医疗权包括平等医疗权和自主医疗权。①平等医疗权:是指患者平等享有医疗卫生资源和医疗、护理保健服务,即获得公正、平等的医疗和护理服务的权利。患者享有平等医疗权的主要伦理要求是人际交往与医疗卫生资源分配平等。人际交往平等强调医护人员与患者及家属交往双方平等,护士对待所有的患者一视同仁。医疗卫生资源分配平等要求医护人员在满足患者基本医疗保健需求时体现和保证绝对的公平,在满足患者不同层次尤其是特殊医疗保健需要时体现和保证相对公平。目前,在我国医疗机构具体体现这一权利的制度包括挂号制(遵循"先到先救治"原则)和急诊制(体现"危急先救治"原则)。②自主医疗权:是指患者对医方及其所提供的诊治、护理决策所享有的自主选择权和决定权。自主医疗权是患者权利中最为基本的一种权利,护士应尊重和保障患者及其家属的自主性或自主决定。但当患者作出了不合理的决定,可能对自己、他人造成伤害时,医护人员的特殊干涉是符合有利原则和不伤害原则的。

在患者基本医疗权方面,应当注意以下几种误解:①承认基本医疗权意味着国家负担社会成员的全部医疗服务;②承认基本医疗权意味着可以无偿地要求医疗机构满足社会成员的医疗需求;③尊重患者的自主权,就意味着医护人员可以放弃或减轻自己的道德责任,意味着听命于患者的任何意愿和要求。

(3)知情同意权:知情同意权是指患者在医疗卫生服务中,享有知晓病情、诊断、治疗护理方案、预后和诊疗费用等情况,并自主选择诊疗方案的权利。知情同意权包括知情权和同意权。知情权是指医护人员向患者提供疾病诊断、治疗方案、预后、诊疗费用等方面信息的权利;同意权是指在充分知情的基础上,患者对检查、治疗、护理作出自愿、自主的决定。

在知情同意权方面,应注意以下几个误区:①"认为知情同意只是患者本人的权利,不必考虑家属的意见"。事实上,我国《医疗机构管理条例》第 33 条规定:医疗机构施行手术、特殊检查或者特殊治疗时,必须征得患者同意,并应当取得其家属或者关系人同意并签字;无法取得患者意见时,应当取得家属或者关系人同意并签字;无法取得患者意见又无家属或者关系人在场,或者遇到其他特殊情况时,经治医师应当提出医疗处置方案,在取得医疗机构负责人或者被授权负责人员的批准后实施。②"患者签署知情同意书是医院推脱责任的防范之举"。有人认为履行知情同意的目的是医护人员为了规避医疗风险,是医护人员自我保护的一种手段。事实上,医疗机构和医务人员得到患方的签字,只能说明患方同意实施医疗行为,并不能免去医疗机构和医务人员一旦违反医疗原则所应承担的责任,也就是说,患方的签字并不意味着要承担所有不利的后果,关键要看医护人员有无过失。③"知情同意仅是一个签字的形式"。有人认为知情同意的关键在于同意,只要患者或其家属签字就行,从而忽视了知情是前提。④"患者知情同意权的贯彻应该帮助患者消除医疗风险"。有人认为知情同意的履行能够帮助患者消除医疗风险。事实上,贯彻知情同意权的目的并不是为了消除医疗风险,而是为了使医患双方特别是患者方面对将要采取的治疗及风险有一个充分的了解,并在此基础上作出尽可能合理的选择。

(4)隐私保密权:是指患者要求医方不得侵犯自身隐私的权利。患者有权利要求护士对其既往史、婚育史、生理缺陷等进行保密。如果护士对患者的隐私进行披露、宣扬、威胁或者将隐私用于治疗、科研范围外的不正当目的,则侵犯了患者的隐私权,并应承担相应的责任。对艾滋病、遗传病、肿瘤、妇科疾病、精神疾病等患者应特别注意保护其隐私。但是,在一些特殊情形下护士可以按照有关规程和要求,向获得授权的人员和机构提供患者的个人资料,如:①患者已签署知情同意书同意其使用的特定人员;②患者患有传染性疾病会威胁他人和社会人群的健康,医护人员有如实上报的义务;③当患者涉及司法案件,依法应当提供患者资料时。然而,向特定的个人或机构提供患者个人资料,不等于可以公开其资料。

(5)监督医疗权:患者有权对医院规章制度的执行情况、医护人员的职业道德、收费标准、医疗护理行为、后勤等方面进行监督,对各种妨碍患者权利实现以及给患者带来危害的医疗护理行为有权提出批评与指责,并有权要求医护人员改正。护士要自觉地接受患者的监督,对患者的合理意见和建议要及时地采纳并给予反馈,切忌对患者的监督进行刁难,更不可对患者进行打击报复。

(6)医疗诉讼权:患者及家属可向卫生行政主管部门或法院对医护人员违反部门规章制度、诊疗护理规范和常规等构成医疗事故,造成患者死亡、组织器官损伤导致功能障碍或使患者病情加重等提出诉讼,追究医疗卫生机构和医护人员的法律责任并获取赔偿。

(7)免除社会责任权:患者因疾病使其个体正常的生理、心理和社会功能受到不同程度的影响,使之承担正常社会责任和义务的能力减弱,因此,患者有权根据疾病的性质、严重程度要求暂时、长期或永久免除部分或全部的社会责任和义务,并享有休息和享受有关社会福利的权利。免除社会责任的程度以卫生行政部门指定的法律责任为标准。

(8)被照顾和被探视权:患者在治疗护理过程中享有被护士、家属、亲戚朋友等照顾的权利称被照顾权。患者在住院期间,有被家属、亲戚朋友、同事等探视的权利称被探视权。由于疾病的影响,患者的生活自理能力下降,需要家属和护士给予不同程度的照顾,探视也能有效地满足患者爱与归属的需要。

(9)复制个人病历资料权:患者有权查阅、复制其门诊病历、住院志、体温单、医嘱单、化验单(检验报告)、医学影像检查资料、特殊检查同意书、手术同意书、手术及麻醉记录、病理资料、护理记录、医疗费用以及国家卫生行政主管部门规定的其他属于病历的全部资料。患者要求复制病历资料的,医疗机构应当提供复制服务,并在复制的病历资料上加盖证明印记。患者死亡的,其近亲属可以依照相关规定,查阅、复制病历资料。

(二)患者的义务

1. 患者义务的概念 患者义务(patient's obligation)是指在医疗卫生活动中,患者应履行的责任。权利和义务是相对的,患者在享受上述权利的同时,也应承担其应尽的义务,对他人和社会负责。

2. 患者义务的内容

(1)配合医疗护理的义务:为了取得理想的治疗效果,患者及家属应密切配合医护人员的检查、治疗和护理。①诚实表达求医的目的,尽可能详细、真实地提供病史,告之医护人员治疗前后的情况;②患者在同意某种治疗方案后,必须严格遵循医嘱;③传染病患者或疑似传染病患者应当遵守传染病防治相关法律、住院制度、隔离制度,自觉接受隔离,以免造成传染源扩散,危害他人和社会的健康。

Note:

（2）尊重医护人员的义务：包括尊重医护人员的人格、劳动以及专业权利。医护人员担负着防病治病、救死扶伤的重大责任，他们为患者疾病的诊治和康复不断地学习、不辞辛劳，长期超负荷地工作，承受着巨大的心理压力，因此，患者应尊重医护人员的人格尊严和劳动。《护士条例》第一章第三条规定："护士人格尊严、人身安全不受侵犯。护士依法履行职责，受法律保护。全社会应当尊重护士。"

（3）保持和恢复健康的义务：在医疗活动中，很多个人卫生及保健活动需要患者的积极参与，才能使患者维持最佳的健康状况。患者应当参与医疗护理的互动过程，学习和提高自我照护的能力。选择合理的生活方式，养成良好的生活习惯，为保持和恢复健康负责。

（4）维护医院秩序和遵守医院规章制度的义务：患者入院后，护士应通过多种形式将医院的规章制度（如出入院制度、探视制度、陪护制度、病房管理制度、作息制度、转诊制度等）向患者及家属介绍或公示，患者和家属在知晓的基础上积极主动地遵守。

（5）缴纳医疗费用的义务：医疗费用直接关系到医疗卫生机构的正常运转，医疗护理服务是有偿的，它不同于一般的商品买卖，它不以治疗是否有效和成功作为收取费用的依据，只要医护人员没有违反诊疗护理规范、常规，无论效果是否明显，患者都有责任按时、按数缴纳医疗费用。当前大部分医院实行的是先交费、后治疗，但如果是急诊、危重患者，医护人员要本着人道主义的精神，对患者实行先救治、后收费。

（6）支持医学教育和科研的义务：医学教育（包括理论和实践教学）和研究支撑了医学科学的发展和进步，其中实践教学和临床研究的开展都需要患者的理解、参与和配合。为了维护和促进人类健康，患者有义务在自己不受伤害或收益与伤害（风险）成比例的情况下，经自愿知情同意，配合医护人员开展教学、科研、公益等活动（例如为医学生做示教、参加人体试验、义务献血、死后捐献遗体和器官等）。当然这只是患者的道德义务，并没有法律的约束力，医护人员事先应取得患者的同意，不能采取强迫的方式，在此过程中涉及患者隐私，应加以保护。

三、护士的权利与义务

（一）护士的权利

1. 护士权利的概念　护士权利（nurse's rights）是指护士在护理工作过程中应该享有的权力和应该获得的利益。

2. 护士权利的内容　护士在执业活动中既享有法律所赋予的各种权利，也享有执业范围内的道德权利。

（1）护理决策权：这是临床护士的一项基本权利，是指在注册的执业范围内，护士有权根据治疗、护理的需要，询问患者的病史、进行体格检查、制订与实施护理措施、报告与隔离传染病患者等。护士在行使决策权时，应当考虑患者、家属及其他医护人员的意见和建议，患者及其家属可以对护士的护理决策提出修改建议、评价和选择，但护士拥有最终的决策权，患者及其家属未经护士同意不得随意修改护理决策和处置方案。

（2）特殊干涉权：是指在特定情况下限制患者自主权以维护患者、他人或社会的根本利益。为了避免与患者自主权利相违背，护士应十分审慎地行使特殊干涉权。只有当患者自主原则与生命价值原则、有利原则、不伤害原则、社会公益原则发生冲突时才可考虑使用，而且在使用这一权利时，应当与患者及其家属进行充分的沟通。

（3）人格尊严和人身安全不受侵犯权：护士依法执业过程中，人格尊严和人身安全受到法律保护，任何单位和个人不得侵犯。对于扰乱医疗秩序，阻碍护士依法开展执业活动，侮辱、威胁、殴打护士或有其他侵犯护士合法权益的行为，依照《治安管理处罚条例》的规定由公安机关给予处罚；构成犯罪的，依法追究其刑事责任。

（4）工资、福利待遇的保障权：护士执业，有按照国家有关规定获取工资报酬、享受福利待遇、参加社会保险的权利。任何单位或个人不得克扣护士工资，降低或者取消护士福利等待遇。

（5）职业卫生防护权：护士执业，有获得与其所从事的护理工作相适应的卫生防护、医疗保健服务的权利。从事直接接触有毒有害物质、有感染传染病危险工作的护士，有依照有关法律法规接受职业健康监测的权利；患职业病，有依照有关法律法规的规定获得赔偿的权利。

（6）职称晋升、学习培训权：护士有按照国家有关规定获得与本人业务能力和学术水平相应的专业技术职务、职称的权利；有参加专业培训、从事学术研究和交流、参加行业协会和专业学术团体的权利。

（7）获得表彰和奖励权：《护士条例》第一章第六条规定，国务院有关部门对在护理工作中做出杰出贡献的护士，应当授予全国卫生系统先进工作者荣誉称号或者颁发白求恩奖章，受到表彰、奖励的护士享受省部级劳动模范、先进工作者待遇；对长期从事护理工作的护士应当颁发荣誉证书。具体办法由国务院有关部门制定。

（二）护士的义务

1. 护士义务的概念　护士义务（nurse's obligation）是指在护理工作中，护士对患者、社会应尽的责任。护士应把对患者、社会应尽的义务和责任转化为自身的信念和道德观念，并在工作中自觉地加以履行。

2. 护士义务的内容

（1）遵守医疗卫生法律、法规和诊疗护理规范：护士在执业活动中，应当严格遵守医疗卫生法律、法规、部门规章和诊疗护理规范的规定（如消毒隔离制度、操作查对制度等），这既是护士从事护理工作的基本准则，也是避免护理不良事件发生的根本措施，是护士为患者、社会及医疗卫生机构履行的最基本义务之一。

（2）正确执行医嘱：在护理工作中，护士应按规定核对医嘱，当医嘱准确无误时，应及时正确地执行。当护士发现医嘱违反法律、法规、部门规章、诊疗技术规范或与患者病情不符时，护士应及时向开医嘱的医生提出质疑。如果明知医嘱有误不提出质疑或由于疏忽大意未发现而执行酿成严重后果的，护士将与医生共同承担法律责任。

（3）如实记录和妥善保管病历：护士应按卫生行政部门规定的要求及时、认真、规范书写并妥善保管病历资料。

（4）及时救治患者：护士在工作中，一旦发现患者病情危急，应立即通知医生进行抢救。在紧急情况下，抢救生命垂危患者时，护士应先实施必要的紧急救护措施，如止血、给氧、吸痰、建立静脉通道、进行胸外心脏按压和人工呼吸等，待医生到达后，护士应立即汇报抢救情况并积极配合医生进行抢救。

（5）向患者解释和说明：为了很好地维护患者的知情同意权，护士应将患者的病情、诊疗护理措施、医疗费用和预后等情况如实告诉患者，并及时回答患者的疑问和咨询。如因诊断结果不良，如恶性肿瘤、精神性疾病等，需对患者实行保护性医疗时，护士应将有关情况告知患者家属。

（6）尊重和保护患者隐私：《护士条例》第三章第十八条规定，护士应当保护患者的隐私。因此，在护理活动中，护士有责任对患者隐私加以保密，并且未经患者同意，护士不得复印或转发患者病历，不得将患者个人信息泄露给与治疗、护理无关的其他人员。如患者的单位、职业、病情不得在床头卡中体现；护士不得泄露或者公开谈论患者隐私，否则患者可根据情节严重程度追究护士的法律责任。

（7）参与突发公共卫生事件救护：当发生严重威胁公共生命安全的自然灾害、公共卫生事件时，护士应当服从县级及以上人民政府卫生主管部门或所在医疗卫生机构的安排，立即奔赴现场或临床一线，全力参与伤员的救治，决不能推诿、逃避或耽误患者的抢救工作。

四、护患权利与义务之博弈

（一）患者权利与护士权利的博弈

由于护士的权利是为了保证护士的基本义务——增进健康、预防疾病、减轻痛苦而存在的，而护士的基本义务是为了保障患者的基本权利，所以护士权利与患者权利在本质上应该是一致的。但护士的权利与患者权利也可能存在不一致的情况，如患者有一定的选择医护人员的权利，但医护人员却必须面对任何患者。虽然看起来二者的权利不对等，但这是由护士的职业所决定的，而不代表护患人格上的不对等。

护士的权利和患者的权利之间可能发生冲突。如患者的自主权和护士的特殊干涉权的冲突。如患者拒绝对其自身有利的救治措施时，护士有进行特殊干涉的权利。

（二）患者权利与护士义务的博弈

一般来说，患者的权利和护士的义务是一致的。如患者有隐私权，护士则有为患者保守秘密的义务。但是患者权利有时会与护士的义务发生矛盾，如患者有权要求放弃有效的救护措施，而这种放弃则与护士救死扶伤的义务相矛盾；或患者的权利与护士对他人和社会尽义务有矛盾，如传染病患者要求护士予以保密并拒绝隔离将危害社会利益时，护士如果遵从其要求，则与护士对他人、社会的义务相矛盾。

（三）患者义务与护士权利的博弈

患者义务与护士权利之间并非完全一致。护士的权利不以患者是否履行自己的义务为前提，如某女性患者不愿接受实习学生观摩身体隐私部位，未尽支持医学教育的道德义务，这可能会影响护士尤其是实习护生的教育学习，但护士以及实习护生从事学习和科研的权利并不因此而被改变。

（四）患者义务与护士义务的博弈

多数情况下，患者义务与护士义务二者的目的是一致的。护士履行义务是为了执行各项护理工作而达到维护患者权利的目的，而患者履行义务是为了更好地配合医疗护理工作而最终实现自己的权利。

护士履行义务不应以患者是否履行义务为前提，如对于急危重症患者护士不能因患者未交费而拒绝抢救。但是必须注意到护患关系是双向的，一方没有很好地履行义务也会影响到另一方义务的履行。如对于非急危重症患者，患者不支付医疗费用，势必会影响护士对治疗方案的执行。患者不遵从医嘱及护理方案，就难以确保诊疗效果，从而影响医护人员救死扶伤义务的正常履行。

总之，一般说来，护患权利、义务是统一的，但在特定的情境下也会出现矛盾和冲突，良好的医疗效果需要护患双方共同努力。作为护理工作者，我们更应当强调患者的权利和护士的义务。

五、和谐护患关系的伦理要求

在临床医疗活动中，护士与患者相处时间最长，联系最为密切，护士较好地遵循护患关系伦理要求，维护和谐的护患关系，有利于提高护理质量和患者满意度。

（一）切实履行义务，维护患者权利

一般情况下，护士履行义务与维护患者权利是统一的，良好的医疗效果需要护患双方共同努力。在医疗护理工作中，应当更多地强调护士尽职尽责地履行义务从而保障患者的权利。护士应遵守医疗卫生法律、法规和诊疗护理规范，正确执行医嘱，帮助患者治疗或治愈疾病、恢复健康、减轻或解除疼痛，维护患者的基本医疗权和健康权。

（二）相互尊重，理解互谅，减少护患冲突

护患双方是一种建立在相互尊重基础上的关系，护士要尊重患者，患者才会信任护士，才能有较好的遵医行为。患者也要尊重护士的人格和劳动，履行自己的义务，积极配合诊治和护理。但护患双方也会存在一定的利益冲突，这时需要双方互相理解和体谅。护士要理解疾病对患者造成的痛苦，而且要了解心理、社会、环境给患者带来的影响，理解患者的心情、需求与愿望。患者要理解护士所处的地位、医学发展的局限性。护患双方都用理解、体谅的态度对待对方，才能建立和谐友好的护患关系，减少护患冲突。

（三）加强护患沟通，诚信负责

护患之间的矛盾和冲突很多都是因为没有有效的沟通造成的，所以构建和谐护患关系，要加强护患沟通。护士要熟练掌握沟通技巧，以提高沟通效果。在护患沟通过程中，护士的言谈举止、表情姿势等不仅仅是信息的传递，而且展现了护士对患者的态度、责任心等，是护士整个精神面貌的反映。因此，在临床护理工作中，护士应该注意自己的一言一行，做到真诚与负责、平等与合作，以使

护患双方互相信任。

第二节　护际关系伦理

——携手共进，和谐发展

一、护际关系的特点

（一）护际关系的概念

护际关系（nurse-nurse relationship）是指在护理工作中护士与护士之间的业缘性关系，包括同一科室、不同科室护士甚至不同机构护士之间的关系。良好的护际关系是完成护理任务、保证患者利益、提高医疗质量的重要条件。

（二）护际关系的特点

1. 协作性　护理工作需要护士团队的合理分工、团结协作来完成。同一科室护士分别执行不同班种的职责，工作中相互协作、主动配合，使患者获得连续、完整的护理。护理专科化趋势日益明显，不同科室、不同资历的护士具有不同的专科护理能力，通过相互协作可以满足病情较复杂的患者的治疗需求。

2. 平等性　护理实践中有上、下级之分，也有高、中、初级专业技术职务之分，这主要是为了明确隶属关系和岗位职责。护士之间的关系应该是业务合作、学术民主、彼此平等，护士之间应做到优势互补、相互促进。

3. 复杂性　护士之间的关系蕴含着现实的、具体的多种多样的人际关系，如同学关系、师生关系、战友关系等。在护理职业活动中，这些现实的人际关系应从属于职业关系。将各种人际关系中的积极因素综合起来，有利于协调和处理护士之间的关系，但决不能允许特殊的人际关系来干扰和损害护士之间的关系。

4. 同一性　是指护士工作都以医疗卫生服务这个职业目的为前提，遵循救死扶伤、治病救人的原则，服从患者医疗卫生服务的要求，也服从护士之间协作关系的客观需要。

（三）护际关系的意义

正确处理护际关系，使其处于一种和谐状态，不仅是当代护理科学发展的客观需要，也有利于护理团队的整体效应，有利于护理人才的培养和建立良好的护患关系，具体体现在以下四个方面：

1. 有利于适应现代护理科学发展的要求　随着护理专科化发展以及与其他相关学科的高度融合，护士都不可能完全精通所有的护理知识和技能，这一方面要求护士要尽力"以博促专"，努力扩大自己的知识背景；另一方面，护士之间必须加强协作和互相配合。这种协作和配合除依靠医院的规

Note:

章制度外，主要还是靠护士的自觉和建立在共同职业道德基础上的良好护际关系。

2. 有利于发挥护理团队的整体效应　护理工作是护士群体共同协作的整体性行为。护理团队密切配合、关系融洽，会激发工作热情，充分调动护士的积极性、主动性和创造性，提高工作效率。同时，护理团队成员之间优势互补产生合力，使群体产生一种超乎个体能力简单相加的集体力。正确处理护际关系，发挥护理团队的整体效应，提高护理工作效率和护理质量。

3. 有利于护理人才的培养　在良好的护际关系中，护士能够从同行中获得理解、信任、支持及帮助，能够增强对护理工作的热爱及对事业的进取心，促进心理健康和才能的发挥，从而为护士的健康成长创造宽松、和谐的环境。在护理团队中，不仅每个护士都应经常反省自己的人际关系，而且从组织上也要加强协调并促进人才流动，使护士能够健康成长。

4. 有利于构建和谐的护患关系　和谐护患关系的建立不仅需要护士与患者共同努力，也需要护士之间的密切协作，只有密切协作才能避免相互推诿患者的现象，才能为患者提供及时、全面、周到的护理服务，才能赢得患者对护士的尊重和信任。不良的护际关系会引起患者对护理工作的不满、对护士的不信任，从而可能诱发护患矛盾。

二、护际关系的矛盾及其影响因素

在护理工作中，由于不同护士之间的年龄、学历、工作阅历、工作角色、工作待遇等情况不完全相同，在处理问题时的具体方式和方法必然会存在一定的差异，从而会产生护际关系的矛盾，影响护际关系的因素主要包括以下几个方面：

（一）年龄因素

护理队伍中的年龄差距较大，年长护士临床经验比较丰富，做事有耐心，工作时比较稳健、随和，但她们思想相对保守。而年轻护士受时代和社会的影响，做事满腔热情，耐心和经验可能不足。由于年龄因素，对同一事件的看法可能有所不同，不同的看法就有不同的理解，如果没有及时沟通，就会影响良好护际关系的建立。

（二）学历因素

随着高等护理教育的发展，越来越多具有本科及以上学历的护士走上临床护理岗位，因此出现了中专、大专、本科甚至研究生在同一科室工作的现象。学历不同带来的可能是护士的人生观、价值观及处理问题方法的不同。一般而言，少数高学历护士以自己学历高、理论基础扎实自居，不愿意从事基础护理工作，也不愿意向临床经验丰富而学历较低的护士学习；而一些学历不高的护士，对那些只注重理论知识，不注重临床实践的高学历护士又心存芥蒂，从而容易导致人际关系中出现矛盾。

（三）工作阅历

不同工作阅历的人往往对问题的看法、对工作的态度等不完全相同。在护理工作中，工作阅历较多的护士大多形成了较稳定的专业思想，积累了较多的经验，对工作较认真负责。而刚进入护理行业的护士可能还没有完全适应护理工作，工作经验不足，不能较好完成工作任务时会有挫败感，进而影响工作态度。不同阅历可能导致大家对护理任务的执行有不同的理解，从而产生矛盾。

（四）工作角色

护理工作不同的角色承担着不同的职责，有着不同的角色期望。如护士希望护士长业务过硬、以身作则、一视同仁，能够指导和帮助下属等，而护士长希望护士有较强的工作能力，能服从管理，积极主动配合工作。护理人员分别站在不同的角度去理解和判断工作角色，没有形成统一认识，就可能造成角色之间的冲突和矛盾。

（五）工作待遇

目前我国护理人力管理中存在"编制内护士"和"合同制护士"的区别，两者在工资及福利待遇上存在一定的差别，这种"同工不同酬"的状态可能导致"合同制护士"工作积极性不高，甚至把怨气带到工作中，导致两种体制的护士之间存在矛盾。

Note：

（六）个体因素

不同的护士有不同的性格，有的活泼开朗、心胸宽阔、麻利勤快，有的沉默寡言、心胸狭窄、懒惰散漫。不同的性格特点对工作产生不同的态度，对同一事件有不同的看法和做法，这种个体差异往往会造成护士之间的矛盾和误会。

三、护际关系的伦理要求

（一）相互尊重，彼此平等

护士之间的人际关系，从年龄上可以分为年轻护士和老护士以及同年龄段护士之间的关系；从工作联系上可以分为科内和不同科室之间的关系，以及上下级之间的关系。无论哪种关系，护士在人格上是平等的，相互之间应彼此尊重、互相关心，形成一种和谐、友好的关系，使整个护理队伍具有凝聚力，才能同心同德、全心全意地为患者服务。

（二）团结协作，相互监督

护士之间团结协作才能更好地完成为患者健康服务的工作目标，如在急救工作中，所有医护人员均应把患者利益放在第一位，相互配合、团结协作。为保证患者安全和患者的利益，护士之间也要做到相互监督。如发现护士不能胜任工作或对工作不负责任，甚至有不道德及违法行为时，应予以指出并帮助其改正，共同采取补救措施，决不能袖手旁观，甚至伤害患者的权益。

（三）明确分工，尽职尽责

护际关系既要强调团结协作，也要强调明确分工、尽职尽责。实行科学、明确的分工，是护理工作制度化、秩序化、规范化的重要保证。护士在工作中按工作内容不同有明确的分工，护士要明确自己的职责，使护理工作达到科学化、制度化、规范化和整体化的要求，避免在工作中拖延、推诿，影响护理工作质量。

（四）公私分明，荣辱与共

在工作和生活中，同事间难免有一些矛盾和分歧，从而产生不和谐的人际关系，但绝不能让这种个人情绪影响工作，更不能在工作中泄私愤，公报私仇。在工作中，当有了成绩或荣誉时，不骄傲自满、轻视他人；当他人取得成绩或荣誉时，应真诚祝贺、虚心学习，不嫉妒、不散布不服气言论；当他人出现差错或事故时，不幸灾乐祸，而应客观分析问题的原因，吸取教训。

（五）更新观念，共同提高

现代护士需要更新护理观念，本着以人的健康为中心的护理理念，从多维度、多元文化等理念出发进行医院内患者护理、医院外社区保健、家庭护理、老年护理等，以帮助患病的人、健康的人保持或恢复健康。护士需要互相帮助，取长补短，共同学习，共同提高，满足人民日益增长的健康需求。

第三节　护士与医疗机构其他从业人员的关系之伦理
——互信协作，平等尊重

一、护士与医师的关系之伦理

随着现代护士在临床工作中的地位和作用的提高，医护关系已逐渐形成新型的"并列-互补"型关系，主次、从属型关系日渐弱化。

（一）建立良好医护关系的意义

1. 有利于患者的康复　和谐融洽的医护关系有利于医护人员相互尊重、团结一致、相互学习，集体的业务水平会不断提高；同时医护人员团结协作，对患者来说也是一种无形的激励，它促使着患者很好地与医护人员配合，从而提高治疗护理的效果。相反，如果医护人员关系紧张、互相推诿、扯皮，这不仅会影响自身业务水平的提高，而且也会影响患者对医护人员的信赖和配合，最终会影响到

Note：

患者的康复和生命安全。

2. 有利于提高医疗护理质量 现代医疗实践是一种协调性很强的集体活动,医疗护理质量除了取决于医护人员各自的专业技术水平以外,还得依靠医护人员的整体配合。医护人员之间协调配合的好坏,会直接影响到治疗护理效果,如危重患者的抢救,缺少医生的正确判断或护士及时准确地执行,都会导致抢救延误或抢救无效。因此,医护之间只有团结协作、密切配合,才能高质量地完成治疗护理服务。

3. 有利于建立积极稳定的医护团队 现代诊疗护理活动不是某个医护人员的个人行为,而是需要多个医护人员共同协作的整体性活动。在这个整体中,如果医护之间能够发挥自身优势,密切配合,关系融洽,就会使每个人强化敬业精神,提高工作效率,最大限度地发挥团队效应,使群体产生一种超乎个体能力简单相加的集体力量,这种集体力量具有任何个体所不具备的性质和功能,是医护团体整体正效应的结果。

4. 有利于医学事业的发展 当代医学发展呈现出综合性的特点,医学各领域、临床各学科出现了交叉融合与渗透,医护人员之间的合作变得日益密切。为了适应这种综合化趋势,一方面医护人员要博学多才,努力扩大自己知识的广度和深度,另一方面不同专业的医护人员必须加强协作和配合。医护之间的协作和配合除了依靠医院的规章制度以外,还得靠医护人员的自觉信念和建立在共同信念基础上的良好关系。

（二）医护关系的伦理要求

1. 彼此平等,相互尊重 医护虽然分工不同,但两者的目标是一致的,地位是平等的,双方应相互尊重。护士要尊重医生,主动协助医生,及时向医生汇报患者病情的变化,维护医生的威信;医生应重视护士提供的患者病情信息,理解护士的辛勤劳动和无私奉献,尊重护士的人格和尊严。

2. 团结协作,密切配合 医生的诊疗过程和护士的护理过程既有区别又有联系,既有分工又有合作。医生主要负责疾病的诊断并制订合理的治疗方案,以医嘱形式表达出来;护士主要负责及时、准确地执行医嘱,动态观察患者的病情变化、药物的治疗效果和不良反应等。护士执行医嘱只是医护合作的一种形式,并不说明护士从属于医生。医护双方虽然各自的任务和职责不同,但有着共同的服务对象和目标,因此医护应团结合作、密切配合,最大限度地提高治疗效果。

3. 相互制约,彼此监督 为了维护患者的利益,防止差错、事故的发生,医护双方必须相互制约和监督。医生如果发现护士违反诊疗护理常规,应及时提醒和加以制止。《护士条例》第十七条指出:护士发现医嘱违反法律、法规、规章或者诊疗技术规范规定的,应当及时向开具医嘱的医师提出。医护双方在工作中应虚心接受相互的帮助和监督,对彼此出现的差错、事故要及时提醒,不能遮遮掩掩,更不能互相责难或拆台,这是不负责任的态度,也是不道德的。

4. 加强沟通,协调一致 在制订诊疗护理方案时,医护之间要互通信息,使医生的诊疗方案与护士的护理计划协调一致。当医疗护理工作出现矛盾和争议时,医护双方应本着患者至上的原则进行沟通和协调。

二、护士与医技、药技人员的关系之伦理

护士与医技、药技人员的关系是指护士与非临床科室从事各种检查、检验、病理、影像、药剂等工作的卫生技术人员之间的关系。随着科学技术的发展日新月异,医疗技术也日益更新,临床护理工作对医疗技术的依赖性越来越大,很多疾病的确诊都依赖于医技检查结果。医技工作是对患者进行医疗护理的基础,医技科室的工作内涵与护理工作密切相关,有些是通过临床护士来完成的。

（一）护士与医技、药技人员的关系

1. 护士与医技人员的关系 医技人员包括从事各种检查、检验、病理、影像等技术工作的人员。各项检查、检验、病理、影像结果对临床诊断和治疗进程监控起着至关重要的作用。与检查、检验、病理技术人员之间的关系中,护士要理解各项检验标本的作用和意义,熟练掌握各项标本采集和运

送的要求,严格按照时间高质量完成标本采集并送检。与影像技术人员之间的关系中,护士要熟练掌握各项检查前需要做的准备工作,例如女性子宫 B 超检查前需憋尿等,也要熟练掌握各项检查后的护理要求,与影像技术人员配合做好检查工作。同时医技人员也要对护士普及各种检查、检验、病理、影像等的相关知识,让护士熟悉影响检查结果的潜在因素,帮助护士严格把关以确保检查结果的准确性等。所以护士与医技人员之间是平等协作、相互学习、相互支持的关系。

2. 护士与药技人员的关系　护士是患者用药的主要执行者,药物需要经过药技人员分拣并配送到病区,经过护士严格核对才能发放给患者使用。上述整个过程要严格按照规范化程序完成,药技人员和护士要相互学习、相互沟通、分工合作才能保证患者用药的准确性、安全性、有效性。首先,药技人员要向护士介绍药物的作用、适应证、禁忌证、使用方法、副作用等,以便护士正确用药并观察用药后的反应等。护士碰到不熟悉的药物时,也应该及时向药技人员请教,确保准确和安全用药。其次,临床用药有变动时,护士应及时通知药技人员,避免药物配送错误而导致的浪费甚至出现差错。再者,护士发现药房配送药物有误时,应及时与药技人员沟通,更换为正确的药物。如果因药物供应厂家变更而出现同种药物形状、颜色、剂量的改变,药技人员要及时通知临床护士,以便护士能正确核对药物,并向患者解释药物情况,获得患者的理解和配合。

(二)护士与医技、药技人员关系的伦理要求

护士与医技、药技人员在临床工作中只是分工不同,在相互交往中一定要以维护患者的利益为出发点,遵循以下伦理要求:

1. 保证患者利益　医疗卫生工作的目标是为患者恢复健康、减轻痛苦、促进健康、提高生命质量。医院内各部门的工作均应围绕以患者的健康为中心这一目标来进行。所以护士要和其他卫生技术人员共同为患者的健康负责。例如,保证标本的有效性,为诊断提供准确参考依据;为患者提供准确的药物,保证用药安全。

2. 分工合作,相互尊重　由于护士与医技、药技人员各有自己的专业技术领域和业务优势,实际上双方关系的背后就是诊断、治疗与护理的学科合作。两者在学术上有着相互平等的关系,相互之间只是职责分工的不同,没有高低贵贱之分,更没有孰重孰轻之别,在工作过程中要建立起相互平等、团结协作的和谐关系。不同职能的工作人员要明确分工和责任,互相配合,团结协作,才能保证医疗工作的顺利进行。护士要尊重、理解、支持其他卫生技术人员的工作,主动与其配合,护士要了解其他卫生技术人员所在科室的工作内容、特点、规律和要求,端正认识,做到相互沟通、相互尊重,共同为患者的健康服务。

3. 彼此支持,相互学习　护士与医技、药技人员的关系是平等协作的关系。在工作中应遵循"互相支持,互相配合,团结协作"的道德要求。为保证患者得到正确的诊断和及时的治疗,卫生技术人员必须具备为临床提供优质服务的思想,为临床诊疗与护理提供及时、准确的依据。护士要及时学习新技术,更好地服务于患者。药房与各科室护士在发放、领取药物时,工作人员应相互监督,共同把好安全关,以防范医疗差错事故发生。

三、护士与管理服务人员的关系之伦理

医院的管理服务人员包括行政管理人员、党务管理人员、后勤服务人员等。医院的正常运作需要医、护、技人员和行政、党务、后勤人员等的协作。管理服务是医院正常运营必不可少的环节,通过管理保证医院工作的规范性、安全性、高效性等。

(一)护士与管理服务人员的关系

与护理工作相关的行政科室包括人事科、院感科、科教科、医务科、设备科等,例如护士聘任由人事科进行管理,护士的继续教育与科研申报由科教科、科研科进行管理,在对护理专业学生的带教、培训以及护理科研过程中,都需要与科教科、科研科进行沟通。发生医患矛盾或冲突,需要医务科协助处理等。护士与行政人员应是相互理解、尊重、支持的关系。护士应尊重和服从行政人员的管理,行

Note:

政人员应理解护士的实际情况并给予支持。此外,在我国医疗机构尤其是公立医疗机构中,坚持党的领导是办好中国特色社会主义医院的关键,公立医院应坚持党委领导下的院长负责制,医院党团群系统在医院管理服务中发挥着极其重要的作用,是确保医院正确发展方向的有力保证。在护理实践中,护理人员应当自觉向党团组织靠拢,端正工作作风和思想意识,树立全心全意为患者服务的理念。

工勤工作(如负责物资、仪器设备、生活设施的提供和维修,环境清洁卫生)是医院工作的重要组成部分,也是护理工作正常进行不可缺少的环节,是提高护理质量的保证。例如患者做影像学检查,需要护士联系工勤人员接送患者,护士需要向他们交待运送病人的注意事项等。护士与工勤服务人员应是相互尊重、相互帮助、监督促进的关系。

(二)护士与管理服务人员关系的伦理要求

1. 护士与行政人员关系的道德规范——自觉尊重,理解支持。护士要尊重行政管理人员,既要如实反映临床第一线的需要,要求行政管理人员解决实际问题,又要树立全局观念,理解行政人员的艰辛,支持他们的合理决策。各级行政人员都要树立为临床医护工作服务的思想,要支持、帮助护理人员做好工作,要维护护理人员的正当权利和合法利益,在人力资源配备、专业培训、设备更新等方面为第一线着想。

2. 护士与工勤人员关系的道德规范——尊重理解,珍爱劳动。护士要充分认识工勤工作的重要地位,尊重工勤人员,珍爱他们的劳动成果,同时帮助工勤人员学习基本的护理知识和技能,更好地配合护士完成临床工作。工勤人员则要树立为临床第一线服务的思想,共同为提高医护服务质量而努力。

(保颖怡)

<hr>

思考与练习

一、简答题

1. 简述患者的权利与义务。
2. 简述护士的权利与义务。
3. 阐述和谐护患关系的伦理要求。
4. 简述护际关系的伦理要求。
5. 简述医护关系的伦理要求。

二、案例讨论

【案例】

某产妇剖宫产后第 6 天,医生查房觉得该产妇产后恢复良好,周一可以出院。产妇丈夫与产妇商量后想提前到周日出院回家,因周日主管医生休息,便和护士商量能否先行回家,等周一再回来办出院手续。护士不同意夫妇的请求,要求住院费用结清后才可以离开。产妇丈夫称妻子有基本医保,不会欠医院费用,但是护士仍不同意产妇和新生儿离开,产妇遂和护士争吵起来。

请思考:

1. 该案例涉及的护患关系具体包括哪些关系?
2. 该案例中,护士更合适的做法是什么?

三、实践活动

【角色扮演】

活动方式:小组情景模拟——角色扮演。

活动目标:加深对护患双方权利与义务的理解。

活动步骤:①布置题目:总题目"护患关系矛盾及伦理分析和措施",每组自拟故事脚本;②小组情景模拟——角色扮演(事先写好剧本,角色分工明确,道具服装自备,旁白以字幕进行呈现,进行伦理分析并总结,提出处理措施);③学生提问;④教师点评。

临床护理实践中的伦理道德（一）

——伦理让生命之泉涓涓不息

05章 数字内容

学 习 目 标

- **知识目标：**
  1. 掌握：基础护理、急危重症护理、围手术期护理与精神疾病护理的伦理要求。
  2. 熟悉：基础护理、急危重症护理、围手术期护理与精神疾病护理的特点。
  3. 了解：基础护理、急危重症护理、围手术期护理与精神疾病护理的伦理难题。
- **能力目标：**
  能够依据基础护理、急危重症护理、围手术期护理、精神疾病护理的伦理要求处理临床相关伦理问题。
- **素质目标：**
  在对患者实施基础护理、急危重症护理、围手术期护理与精神疾病护理过程中，具备相应的职业道德和护理伦理观念。

一块纱布

某日深夜，医院的手术间正在进行一台十分复杂的开腹手术。患者出血量较多，在医护人员的齐心努力下，手术终于要结束了。关腹前器械护士小张与巡回护士反复清点，发现少了一块手术纱布。主刀医生已经开始缝合腹部切口，表示没有将纱布留在患者腹腔，让两位护士继续在体腔外寻找。小张认定纱布在患者腹腔内，坚持要医生停止缝合。在小张的坚持下，医生们停止了缝合，并最终在腹腔深处找到了那块纱布。事后，主刀医生对小张诚恳地致歉，并对她的行为表示赞许。

请思考：小张的行为从哪些方面反映了手术室护士良好的职业道德？

在临床护理岗位上，护士每天都要完成多项护理工作：实施基础护理时需要耐心细致，开展急危重症护理时需要临危不乱，在进行手术患者护理时需要有条不紊，护理精神疾病患者时要做到平等尊重。护理服务的对象可能是成年人，也可能是儿童；护理工作的岗位可能在普通病房，也可能在专科性强的手术室或重症监护中心。但无论何时何地为谁服务，护士都要恪守护理伦理规范与准则，使护理工作有理可依、有据可循，只有这样，才能为患者提供优质的、人性化的护理服务，才会使生命之泉涓涓不息。

第一节　基础护理伦理
——平凡的脚步开启伟大的行程

一、基础护理的特点

基础护理是运用护理学的基本知识和基本技能，满足患者基本需要的一系列护理活动。基础护理是护理工作的主体，也是临床各专科护理的基础，是"以患者为中心"这一护理理念的具体体现，主要包括生活护理、病情观察、治疗的基本护理操作等。基础护理是每位护士必须掌握的基本功，对于促进患者康复、提高危重患者救治成功率、降低病死率等至关重要。基础护理的工作质量是衡量护理服务优劣的重要标准之一，而护士的道德境界更是决定基础护理工作质量的关键。因此，基础护理伦理要求护士具有良好的职业道德和职业情感，掌握护理学基本理论和技能，加快患者恢复健康的进程。基础护理的内涵及其在护理工作中的地位，决定了其特点为：

（一）时序性与周期性

基础护理是护理工作中具有共性的技术与生活服务，大多是一些常规性的工作，在时间和顺序安排上往往有明确要求。如晨、晚间护理，测量生命体征，发放口服药，注射等护理操作均具有时序性。许多护理操作的先后顺序不可颠倒，如无菌技术操作要在晨间护理之后。同时，基础护理工作一般以常规或制度的形式固定下来，可按时、按周或按月实施，周而复始地循环运行，保证患者基本需要的满足。

（二）整体性与协调性

基础护理工作的整体性是指在护理过程中关注和强调人的整体性及护理的整体性，一方面体现在患者是具有生理、心理、安全、尊重等基本需要的整体；另一方面体现在基础护理与患者的整体诊疗方案密不可分，协调统一。工作中护士应用整体护理观为患者提供基础护理，同时也为临床诊疗工作提供必要的物质条件和技术协助。因此，医护之间、护士之间、护士与医技人员之间，需要相互协调、彼此配合，护理质量才能得以保证。

（三）科学性与艺术性

护理专业的先驱者——南丁格尔曾经说过："护理既是一门科学，又是一门精细的艺术。"从这个角度来看，基础护理工作就是科学与艺术相契合的完美体现。基础护理工作需要以科学理论为依据，

Note:

如服药的间隔时间、注射时应遵循的原则、对不同疾病特点的患者进行的病情观察等。即使是基础护理中的生活护理，也不同于一般的生活照顾，而是根据病种、病情的不同，提供特定的措施满足患者的基本需要，使每一位患者都达到接受治疗时的最佳生理和心理状态，这也充分地体现了护理的艺术性。

二、基础护理的伦理要求

（一）专业认同，奉献爱心

2010年原卫生部在全国卫生系统开展"优质护理服务示范工程"活动，其主题为"夯实基础护理，提供满意服务"，此项活动延续至今，充分体现了基础护理的重要性。基础护理工作占护士每天工作量的50%以上，工作平凡，但意义重大，其护理质量的优劣可直接影响到患者的康复进程。而生活护理是基础护理工作的重要组成部分，包括向患者提供从入院到出院过程中的环境安排、排泄护理、睡眠护理、清洁卫生等服务，是护士帮助患者维持基本生命需要的必备技能。护士应树立正确的观念，认识到基础护理工作对保障患者生命安全的重要作用，坚定职业信念，尊重生命，无私奉献。例如为患者翻身，虽然看似简单，但不同的病情有不同的要求，翻身时还需要注意观察病情、保持引流管通畅、避免管道脱出等。护士若让毫无护理专业知识的家属或陪护替代完成，可能会影响患者疾病的恢复，甚至危及患者的生命安全。又如一位护士在为某发热待查的女患者洗头时，发现其头皮某处有一个痈，立即通知医生，从而找到病因并明确了诊断，患者经对症治疗后康复出院。可见，护理工作虽然平凡，但只要护士有善于观察的眼睛、有双灵巧的手、有一颗乐于奉献的心，就能找到基础护理的专业价值，在平凡中孕育伟大。

（二）认真负责，审慎耐心

基础护理工作虽然大都是常规工作，但与患者的生活质量有着密切的联系。护理操作过程中护士应严格遵守工作规程，集中思想，认真执行查对制度，时刻将患者的生命安危放在心上，做到准确、安全。关注患者的生理、心理变化，满足患者基本需求，尽力为患者创造一个安全、舒适的医疗环境。由于基础护理工作具有周期性的特点，有时某项操作每天都会重复多次，切不可因熟悉而疏忽、因反复操作而懈怠，甚至为节省时间投机取巧，将操作规程随意简化。在护理工作中，一定要时刻提醒自己患者的生命无小事，更要认识到基础护理的质量直接关系到患者的健康，因此，务必审慎耐心地对待每一项工作。例如，某医院心内科病房的护士在巡视病房时，发现一位老年患者嘴里含着半块面包躺在床上，犹如熟睡一般。她敏感地走到床旁观察，发现患者是心跳、呼吸骤停，该护士立即实施心肺复苏术。及时的发现与抢救得益于护士的认真负责，为患者赢得了宝贵的抢救时间，该患者最终得以康复出院，患者及家属对该院护理工作给予了高度评价，社会反响热烈。

（三）敬业爱岗，服务暖心

护士的敬业精神是做好基础护理的基础和前提。临床护士只有热爱自己的护理专业，热爱护理岗位，对患者具有高度的同情心，才能在基础护理中尽责尽心。在为患者实施基础护理时，护士应培养同理心，想患者之所想，一切从患者的利益出发，严格要求自己，认真落实每项护理措施，不能仅限于完成任务，更不能应付了事。在实施基础护理工作时，树立以患者为中心的护理理念，提供全面、周到的优质护理，提高护理服务质量。不计名利、不辞辛苦，对患者一视同仁，促进患者的康复。患者受疾病影响导致自理能力下降，往往不能满足自身的生活需要，容易出现自尊受损、情绪低落等问题。此时，护士更要理解和尊重患者，通过细心观察了解患者的需要，关心体贴患者，保持病室清洁、安静、空气新鲜，温湿度、光线适宜；做好患者的饮食、睡眠护理等。护理时注意动作轻柔，耐心做好解释工作。使患者感到身体舒适，有安全感，负性情绪得到缓解，促进疾病恢复。

（四）钻研业务，增强信心

随着医学、护理学的迅猛发展和人们对健康的要求不断提高，基础护理的内容和标准也在不断变化。护士要不断加强学习、钻研业务，了解医学及护理学的新进展，掌握新知识、新技术。在日常工作中，善于发现问题，开拓思维，不断创新。如进行护理用具的改进，使基础护理的用具更方便实用、功能多样和人性化；进行护理技术的革新，使护理技术更科学合理；进行护理流程的优化，使护理流程更

Note:

方便快捷等。为患者提供更舒适、更经济、更有效的基础护理措施，以促进患者的康复。通过改进和创新减轻护士的工作负荷，提高工作效率，减少劳动损伤，维护护士自身的健康。同时，护士在为患者提供基础护理服务的全过程中，要经常性分析自身的不足，不断进行理论学习与实践锻炼，促进自身能力的提高，从而增强为患者提供优质护理服务的信心，不断提升护理服务质量、提高患者满意度。

（五）团结协作，友爱关心

促进患者恢复健康是医护人员共同的目标，在基础护理工作中，护士必须与其他医务人员团结协作、密切配合，完成各项医疗护理任务，保障患者的治疗效果与医疗安全。在共同为患者提供健康服务的过程中，护士要关心周围的同事，做到相互理解，强化团队合作意识。例如，护士在处理各项医嘱时应两人核对，确认无误方可执行；护士密切观察患者病情，将收集到的资料及时反馈给医生，协助医生的诊断与治疗。

三、基础护理的伦理难题

（一）基础护理执行受阻的伦理难题

基础护理范围广泛，包括生命体征监测、标本采集、消毒隔离、生活护理等，护士在执行基础护理操作过程中，部分患者认为与治疗效果无关或怕麻烦而拒绝配合，如整理床单位、更换卧位、测量体温等，影响了基础护理质量。基础护理的重要性和科学性容易被其服务性和常规性所掩盖，患者因此对基础护理操作重视不足，缺乏配合。患者有知情同意权和自主选择权，基础护理实施受阻揭示的是患者对基础护理操作在伦理上的舍弃，护士不能将其行为视作单纯的拒绝。应正确把握尊重原则和有利原则，了解患者拒绝的真实原因，耐心解释各项操作的重要性和科学道理，如治疗性体位与疾病结局的关系、生命体征测量的意义等，必要时在不影响治疗效果的情况下提供变通的方案供患者选择。有时需要给患者预留时间，让其有适应、接受的过程。当患者仍执意拒绝时，应与医生沟通并做好详细的护理记录。护士自身应加强职业修养，具备扎实的理论知识及娴熟的操作技能，展现护理工作的专业性，赢得患者的信任。同时应避免刻板、僵化的工作作风，注重工作的灵活性，张弛有度，调节工作节奏和病室气氛，让患者在愉快的氛围中接受基础护理。

（二）全面提供生活护理服务与提高患者自护能力之间的难题

生活护理是基础护理和专科护理的基石，"满足病人的基本生活需要"是优质护理服务的重要内涵。在"优质护理服务示范工程"开展初期，由于对此项活动的内涵理解不足，部分护士认为是给所有的住院患者提供洗脸、洗脚、洗头、剪指甲甚至喂饭等生活护理。这有悖于护理的最终目标，即恢复和增强患者的自护能力，提升患者的生活质量。美国护理学家 Orem 的自理理论提出，护士应引导患者和家属参与护理活动。护士不应无原则地包揽患者的全部活动，而应在其现有能力的基础上补偿自理能力的不足，帮助患者克服自理的局限性，恢复和提高其自理能力。因此，在实施生活护理前，护士可对患者的自护能力进行全面、科学的评估，并根据其自护能力，判断是否需要全部、部分还是无须他人照护，按照患者生理、心理等方面的需要制订护理计划，给予患者合理的护理照护，从而做到科学施护、因人施护。在确保患者安全的前提下，鼓励并协助患者提升自护能力。对生活自护能力不足的患者积极提供及时的、周到的、人性化的生活护理。事实上，有些患者出院后仍然面临长期的康复问题，护士如果包揽所有的生活护理，将不利于其出院后康复。因此，应在生活护理的过程中，引导并鼓励患者学习自我照顾技能，同时提升家属照顾患者的能力，以提高患者出院后的生活质量。

（三）生活护理实施主体的伦理难题

全国"优质护理服务示范工程"明确提出，要扎实做好对患者的基础护理工作，改善服务，规范行为，努力提高基础护理质量，逐步解决依赖患者家属或者家属自聘护工承担患者生活护理的问题，减轻患者的家庭负担。但由于我国社会文化背景、经济条件、卫生保健体制等原因，生活护理由护士、护工、家属三方作为实施主体的模式并存，这在护理领域备受争议。一方面，存在部分患者与家属希望由家属进行生活护理与家属专业知识不足的矛盾。中华民族将注重亲情作为传统美德，强调家庭成员间的相互扶持。有些患者家属会将生活护理看作是对患者表达关心的有效方式。患者患病后身体虚弱、孤独、焦虑，也希望有亲人的陪伴和照顾，患者既可获得精神上的慰藉，又因彼此熟悉，可避免某些涉及隐私的生活护理由护士执行带来的尴尬。但是，家属往往不具备生活护理的专业技能，有时不当的生活护理可能影响术后或病情严重患者的康复。因此，家属需要得到生活护理的专业性指导。另一方面，存在生活护理需求较高与护理人力资源不足的矛盾。当前护理岗位人力不足是我国医疗部门存在的普遍问题，护士往往忙于治疗性工作，有时无法完全满足患者的生活护理需要。如何综合患者、家属和护士三方需求，根据生活护理的工作量科学合理配置人力资源，需要进一步深入研究。

第二节　急危重症护理伦理
—— 圣洁的白衣承载生命的意义

一、急危重症护理的特点

急危重症护理是以挽救患者生命、提高抢救成功率、减少伤残率、提高生命质量为目的，对急危重症患者实施抢救、护理与科学管理。急危重症患者的抢救在医学领域中占有重要地位，急危重症护理学已成为一门独立的学科。由于这类患者病情具有突发、疑难、危重、多变性的特点，随时可能出现生命危险，因此，对急危重症护士的伦理素养提出了更高的要求。对急危重症患者能否做到及时、准确、有效的抢救，不仅关系到患者的生命安危，也是医院管理水平和医护人员整体素质、技术水平、临床经验的评价指标。急危重症患者抢救的特殊性决定了护理的特殊性，其护理具有以下特点：

（一）护理任务的紧急性和艰巨性

急危重症患者病情往往凶险，时间紧迫，要求护士能迅速投入抢救；重症患者抢救涉及较多急救护理技术，操作难度大；患者病情复杂、多变，有些患者的基础疾病比较多，需要考虑与处理的护理问题比其他患者多；有些急危重症患者由于病情危重，表现为神志不清或生活不能自理，护理工作任务重；而且这类患者无法配合相关护理措施的实施，致使护理工作的难度更大。因此，急危重症患者的护理操作技术难度高，要求在极短时间内完成大量抢救工作，任务十分艰巨。

（二）护理风险的不可预知性

由于急诊突发事件多，患者就诊时间、就诊量、病情轻重、疾病预后、既往病史、经济状态等均具有不可预知性。急危重症患者病情严重，如心脑血管意外、各类中毒、严重创伤等，病情一般紧急、复杂、变化快，发生严重并发症及死亡的风险高。因此，急危重症患者护理的不确定性因素较多，风险性高，需要护士具有良好的应变能力和专业技术能力，时刻保持清晰头脑，随时做好急救准备。

（三）护患沟通的复杂性

急危重症患者多因疾病突发，病情凶险、危重而就诊，患者及家属对突然而至的巨大变故，以及随时可能发生的死亡风险，往往缺乏充足的思想准备，或因经济窘迫难以承受抢救费用。患者及家属多表现为焦躁、易怒、紧张、恐惧、茫然等心理状态，对护士的语气、语速、声调、姿势、态度、表情等非常敏感。护士抢救时工作量大、时间紧迫，与患者及家属沟通交流时间短，缺少逐步建立良好护患关系的过程，容易忽略患者与家属的心理感受，或在抢救过程中来不及充分履行告知义务。当患者病情发生变化，存在预后不良甚至发生死亡时，或患者及家属认为抢救费用过高时，容易产生护患纠纷。这就要求护士具备良好的沟通能力，取得患者及家属的理解与认同，避免或减少护患冲突的发生。此外，处于重症监护室的患者与外界隔离，担心疾病预后，且多采用机械通气，与医护人员交流困难，需要护士给予更多的关心。

（四）合作施救的时效性

急危重症患者病情复杂，抢救的时效性要求高，有时需要多名医护人员同时实施各项急救措施。在实际抢救过程中，如果出现忙乱、职责不明确的现象，容易导致重复操作，拖延时间，影响急救效果。

如何加强协作，在极短的时间内有序、高效地施救是急危重症患者抢救成功的关键。碰到病情复杂的患者，如复合外伤或群体性外伤，还涉及多个部门，需要组织人员、设备快速到位，以免延误抢救时机。

二、急危重症护理的伦理要求

（一）争分夺秒，冷静果断

急危重症患者的病情危重、复杂多变，分分秒秒都关系到患者的生命安全，甚至影响预后。这就要求护士必须头脑机敏，对病情的发展判断要仔细准确，争分夺秒，以防延误抢救时机。在为急危重症患者提供护理的过程中，护士作为最直接、最主要的人员，必须要有敏锐的观察力，通过各项检测、化验指标和数据，结合视、触、嗅、听等方法，及时发现病情变化（如患者神志、面色、呼吸、心率、脉搏、血氧饱和度、瞳孔及对光反射等），果断冷静地作出判断，及时通知医生，尽快采取治疗和应对措施，迅速投入到抢救工作中。但要注意，果断不等同于武断、贸然行事，要沉着冷静、全力以赴地救治患者。

（二）技术精湛，灵活应变

急危重症患者的护理单元集中了医院最先进的治疗、护理和监护技术，配备了先进的仪器设备（如呼吸机、心电监护仪、血气分析仪、除颤仪等），护士应具备较高的业务素质才能胜任此岗位。随着科学技术的迅猛发展，医学理论及治疗技术也得到不断更新，对护士提出了更高的素质要求。如果护士专业理论知识不全面、专业技术操作不熟练，都可能影响抢救成功率。因此，护士必须具有孜孜不倦的学习精神，在工作中理论联系实际，主动学习急危重症护理的新知识、新业务和新技术，熟练掌握各项操作技术和各种仪器的使用，不断提高自身的专业素养，增强分析问题和解决问题的能力。面对高度紧张、复杂多变、快节奏的工作局面，灵活应变能力是急危重症护士必须具备的一项重要能力。由于急危重症患者就诊量、就诊时间等不确定因素多，不可预知性强，护士平常应加强应急训练，增强应变能力，随时处于应急待命状态，在突发状况下做到快速反应。

（三）同情理解，及时沟通

护士应增强沟通意识，掌握高效沟通的技巧，理解患者及家属的焦虑、紧张情绪，及时将患者的病情转告家属，协助医生做好患者知情同意告知，注意倾听患者及家属的诉求，耐心为其解惑。病情紧急的情况下，争取在抢救间隙多次、分步向家属说明病情及预后，以取得家属的知情同意。同时，护士也要加强护理伦理学、心理学、社会学、法学等护理相关学科知识的学习，提高综合素质，正确处理急危重症患者护理中的相关问题。基于抢救与治疗护理需要，急危重症患者的护理单元一般相对封闭，不允许患者家属全程陪伴，且限定家属探视时间，患者易产生孤独感；加之周身被仪器包围，报警声不断，周围病友的抢救和死亡，均可引发患者出现焦虑或恐惧情绪。护士要同情理解患者，仔细观察，发现患者的心理需求，加强沟通。在施行各项操作前要做好解释工作，操作时动作轻柔敏捷、语言温和。在进行会阴擦洗、尿管护理等需要暴露患者隐私部位的操作时，应注意使用屏风遮挡。患者因气管插管等原因导致语言沟通障碍时，可采用写字板、卡片等非语言沟通方式了解并及时满足患者的需求。如患者抢救无效死亡，要做好尸体护理和家属的心理安抚。

（四）高效施救，协同合作

"时间就是生命"。急危重症患者病情紧急，有时需要多人同时施救，这离不开医护人员间、护士彼此间良好、默契的配合。良好的分工合作、清晰的急救流程、定期的急救演练才能保证抢救的有序性，在抢救时做到各司其职、有条不紊，避免重复、错乱，延误抢救时机。急危重症患者病情复杂，常累及多个系统的脏器，需要不同专科的医护人员共同协作。例如小儿抢救时静脉穿刺困难，可请儿科护士协助或由儿科医生进行深静脉置管或穿刺。随着社会的发展，突发群体伤与日俱增，如重大交通事故等，短时间内成批患者集中出现，需要多方联动。因此，要求护士具备多学科团队意识，护士之间以及与其他医护人员之间要精诚协作、互相尊重、互相学习、相互沟通、主动配合。另外，务必注意不要在患者面前互相指责、推脱责任进而影响护理工作，要齐心协力地保证患者的医疗护理计划准确、及时地实施，使救治获得成功。

Note：

思 考 案 例

愿以吾辈之青春，守护这盛世之中华

　　2020 年初，湖北的新型冠状病毒肺炎疫情严重。山东大学齐鲁医院呼吸与危重症医学科主管护师张静静主动请缨支援湖北。为了更好地护理患者，她毫不犹豫地剪去了满头秀发。从 1 月 26 日至 3 月 21 日，她夜以继日奋战在湖北黄冈的抗疫一线。就在返回山东隔离期满即将返家时，她突发心搏骤停，于 4 月 6 日去世，年仅 32 岁。她在战疫日记中这样写道："我们扎根于这个伟大的国度，无畏一切考验的淬炼，因为这是我们的梦想之地。哪怕荆棘仍在，依然通向山顶。值得我们不停脚步，值得我们咬牙坚持。愿以吾辈之青春，守护这盛世之中华！"作为一名重症医学科护士，张静静以生命护佑生命，以青春和热血践行了自己崇高的誓言。

　　请思考：从张静静的事迹中，你感受到一名重症医学科护士怎样的职业道德？

三、急危重症护理的伦理难题

（一）高新医疗设备应用的伦理难题

　　现代医院的急危重症患者监护广泛应用大量高新医疗设备，如多功能监护仪、呼吸机及各种输液泵等，这些仪器对急危重症患者的病情监护与救治起到了重要作用。高新医疗设备的应用可显著提高护士的工作效率，减轻了一定的护理工作量。然而，任何新生事物都有两面性，高新医疗设备的应用也引发了一系列护理伦理道德难题。

　　1. 费用昂贵，护患矛盾激化　高新技术在提高护理效果的同时，也随之带来了监护费用的增长。某些经济困难的患者可能因无力承担昂贵的监护费用被迫提前离开医院，甚至将由此导致的不良后果归咎于医院。在这种情况下，护患之间的矛盾更容易被激发，卫生资源的公平利用原则受到较大程度的威胁，值得护士深思。

　　2. 技术主导，人文关怀弱化　有效沟通是建立良好护患关系的基础，然而随着大量高新监护设备的智能化，护士可以不直接接触患者，通过计算机终端获得有关患者的生理指标等数据信息，监测患者的病情变化。如护士使用心电监护，就不需手动测量患者的心率、血压的变化，通过监护仪即可直观获得相应指标；又如使用输液泵就不用时刻观察液体的滴速等。由此可见，高新医疗设备虽然可在一定程度上减轻护士的工作负担，但如果护士过分依赖仪器，忽视在护理过程中给予患者尊重与关怀，就会妨碍护患之间的思想与情感交流，一定程度上导致人文关怀的护理精神在高新技术的冲击下不断被弱化。

　　3. 设备应用，心理状态异化　大量高新医疗设备的应用，使患者的舒适性降低并且在一定程度上给患者带来心理负担。任何外来的刺激对人体都是一种压力源，无论压力大小都会导致机体各方面发生变化，接受重症监护的患者尤为明显。急危重症患者长期处于众多监护设备中，可能导致生理不适，机器的报警声对患者的睡眠也造成严重干扰，同时仪器的大量应用容易使患者产生焦虑、恐惧、烦躁不安等负面情绪，不利于患者的身心康复。在实际工作过程中，护士应掌握多种沟通技巧，增加与患者的沟通，及时安抚患者，尽量减少仪器噪声，减轻仪器监护给患者带来的生理不适及负性情绪，使患者感到舒适、安全、温暖，防止因仪器环绕导致患者紧张不安进而引起血压升高、心跳加快。这就需要护士在使用高新医疗设备的同时要注重对患者的心理疏导，这也为护理工作增添了新的内容，对护士提出了更高的伦理要求。

（二）经济效益与社会效益矛盾的伦理难题

　　在我们国家，医院的功能和性质决定了其必须将追求社会效益、强化社会责任摆在重要位置，然而社会竞争不断加剧，医院要生存和发展，又不得不重视经济效益；在现有的医疗环境中，医院必须

Note:

平衡经济利益与社会利益之间的矛盾和冲突,不能违背医护人员救死扶伤的根本原则,也不能有悖于护理伦理的道德要求。在急诊科,经常会接诊没有姓名、找不到家属、无法支付诊疗费用的"三无"患者,如流浪者、意识障碍者、路人拨打急救电话送来的危重患者等,他们多属于社会弱势群体且病情复杂,需要紧急救治。有些危重患者即使有家属陪同,有时也会因各种主客观原因拖欠费用,这些都给医院造成很大的经济压力。医院究竟该如何应对一些不能负担昂贵费用的危重患者呢?对于有救治希望的患者,放弃治疗显然是不道德的,也不符合医护人员救死扶伤的精神。然而,在事业经费投入不足的背景下,也无力承担急危重症患者的各种费用,但面对急危重症患者必须及时救治。

(三)急危重症患者终止治疗的伦理难题

在急危重症患者的治疗或抢救过程中,生命神圣论与生命价值论的矛盾是常见的伦理困惑。救死扶伤是医护人员的天职,从传统的医学人道主义出发,医护人员必须尽全力挽救患者生命。目前在临床上一些处于生命终末期甚至已经脑死亡等不可逆状态的患者仍然依靠先进的生命支持技术延长存活时间,有时患者家属甚至要求医护人员不惜一切代价去救治。但这些患者往往承受着巨大的痛苦,尊严丧失,家庭和社会负担加重,在现有医疗卫生资源不足的情况下,对于确实没有存活希望的危重患者实施全力以赴的救治,这是否符合伦理道德要求?由于地域、宗教、民族、法律、经济、文化等方面的不同,各国对生命终末期患者生命支持治疗的认识依然有很大差异。哪些医护人员可以参与患者生命终末期的判断、何时何种情况可以实施限制或撤离生命支持治疗、限制或撤离生命支持治疗应遵循怎样的程序,这些问题值得研究和探讨。医护人员应加强伦理学知识的学习,同时对大众普及死亡教育。对于上述处于生命终末期的患者,在与家属充分沟通的基础上,作出最符合患者利益的决定。

(四)紧急施救与风险告知冲突的伦理难题

《护士条例》规定:"护士在执业活动中,发现患者病情危急,应当立即通知医师;在紧急情况下为抢救垂危患者生命,应当先行实施必要的紧急救护。"急危重症患者往往发病急、病情变化快,需要争分夺秒地进行救治,护士有时来不及等待医嘱或对家属实施充分的告知,如为心搏骤停患者实施心肺复苏术。征得知情同意所耽误的时间,有可能延误抢救的最佳时机。但这种紧急救治存在较多不可预知的风险,如果患者经全力抢救后仍然死亡或出现严重并发症,患者或家属难以接受,可能认为护士未实施充分告知或未等待医嘱,从而让施救的护士面临伦理难题,甚至引发护患纠纷。

第三节　围手术期护理伦理
——灵巧的双手点亮生命的灯塔

一、围手术期护理的特点

围手术期是指患者自确定手术治疗之日起,至与手术有关的治疗基本结束的一段时间,分为手术前期、手术期和手术后期三个阶段(临床简称术前、术中、术后),手术则是围手术期的中心环节。因手术会带来新的创伤,故围手术期护理也有其特殊性。

(一)缜密性

手术是治疗疾病的重要、常用手段之一,是一种"有创性"的治疗方法,可造成患者正常解剖结构和生理功能不同程度的改变或损伤,一旦出现失误,对患者的损伤则不可逆转。因此,医护人员须在最优化的原则下,综合考虑患者个体特征、病情进展等状况,通过对近期疗效与远期效应的预判、局部损伤与整体效果的权衡,全面细致地考虑问题,严格缜密地确定手术方案。

(二)风险性

手术虽然有疗效快、根治性强的优势,但也因对机体具有损伤性而存在风险,这种风险贯穿于围手术期各项工作中,如术中由于人体结构的复杂性和差异性,使担负手术治疗任务的医护人员承担着很大的风险;手术对机体产生的损伤,使术后护理的病情观察、危象评判、应急处理和抢救工作存

Note:

在很大的风险。围手术期的护理质量是手术成功的有力保障,是手术成功的重要环节之一,其直接影响到患者的预后和康复。这就要求护士以护理伦理学原则为指导,通过扎实的理论基础、娴熟的业务技能,积极控制和应对各种风险,最大限度地降低手术对患者的创伤。

(三)衔接性

围手术期护理是以手术为中心,为患者提供全程、整体的护理过程。围手术期每个阶段的护理工作有不同的护理特点和重点,并分别由相对应的护理单元负责,如病房、手术室、麻醉恢复室及重症监护室等。前一个阶段的护理质量直接影响患者下一个阶段治疗的开展,如术前病房护士应针对手术方案对患者健康状况及病情进行全面的了解和评估,认真做好术前准备,确保手术的正常开展;了解患者和家属的心理状态,消除患者术前的恐惧和焦虑心理,让患者以积极的心态迎接手术;术前肠道准备的质量直接影响术中的治疗效果和患者的术后恢复;术中强迫体位的受压部位,术后护理中应避免其持续受压,减少压疮的发生;术后护理是手术室护理的延续,通过有效的镇痛、严密的观察、及时的处置及心理支持,帮助患者快速康复。在围手术期各阶段护士要主动了解、全面评估患者的基本情况,充分了解手术方案,细致观察病情,做到围手术期各阶段衔接紧密,为患者提供全程的、整体的围手术期护理。

(四)协作性

手术的成功与否有赖于手术团队成员的密切协作。随着外科技术的迅速发展,现代手术团队成员不仅仅包括手术医生、麻醉医生、手术室护士,还需要药剂科、输血科、影像科、内镜科、设备科等科室人员的协作,因此围手术期的协作性体现在医护协作、医技协作及护理团队内部的协作。团队成员之间是彼此配合、相互协作的关系,每位成员均肩负着保证患者生命安危的重大责任,尤其是在急诊手术或术中抢救时,团队成员应具有强烈的时间观念,密切配合,争分夺秒挽救生命。同时,围手术期护理工作中,各科室护士彼此之间需要通力协作、紧密衔接、全面交接,为手术患者提供安全的围手术期护理。

二、围手术期护理的伦理要求

(一)术前护理伦理

术前护理是指从患者入院到手术开始前的护理过程,是保证手术顺利进行的基础。护士要根据医嘱协助患者做好各项术前心理和生理的准备工作。护士在术前护理中应遵循以下伦理要求:

1. 调节心理,减轻紧张顾虑 手术是治疗疾病的重要手段,但手术与麻醉对机体造成的创伤会加重患者的生理负担;同时,接受手术治疗的患者及其家属容易产生不同程度的心理问题。手术方案确定后患者往往会出现情绪上的波动,既盼望尽快手术来解脱疾病的痛苦和压力,又惧怕手术带来的疼痛和损伤,从而产生焦虑、恐惧、烦躁、紧张不安等心理或行为上的表现。因此,护士要细心观察,主动关心和体谅患者,耐心细致地做好心理护理,通过介绍手术相关的知识,耐心解答患者的疑问,消除患者的顾虑;护士还可以指导患者通过肢体的放松训练或音乐放松疗法,分散患者注意力,消除其紧张情绪,帮助患者以乐观、稳定的情绪和平静的心态接受手术。同时,护士还要协调好医、护、患及家属之间的关系。

2. 优化环境,做好术前准备 为患者创造一个安静、整洁、舒适的环境是手术治疗顺利开展的必要条件。为确保患者的手术安全,护士要积极主动地做好术前准备,包括嘱患者洗澡、更衣;保证术前患者有充足的睡眠;遵医嘱根据手术要求进行术前的皮肤准备、肠道准备,按时给予术前药物等。护士还应逐项查对患者姓名、性别、住院号、术前诊断、手术部位及名称、麻醉方式、血型、物品准备等。术前的各项护理准备是保证手术顺利开展的基础,是手术成功不可或缺的条件,护士一定要周密细致、认真负责地执行。此外,护士还应及时准备好患者手术后回病房需要使用的床单位、设施及物品;确保术后紧急情况抢救的药品、仪器设备处于完好及备用状态。

3. 掌握指征,熟悉手术方案 手术具有损伤性大和风险性高等特点,可能给患者带来诸如瘢痕、疼痛、功能减退、器官缺损、形体变异等变化。随着外科技术的发展,微创技术在临床广泛开展,使手术对机体的损伤性降低,加速了患者的术后康复,但也不是所有的患者病情都适合微创技术。医护人员要慎重、客观、科学地制订手术方案,全面权衡手术治疗与保守治疗之间、开放手术与微创手术之间、创伤代价与治疗效果之间的利弊，充分考虑患者机体及心理对手术创伤的承受能力，考虑患者付出各种代价后得到的治疗效果是否能够满意。此外，还要考虑手术选择是否符合伦理原则的要求。只有当手术治疗方案在目前条件下是最佳的选择时，才符合道德要求。虽然手术方案的选择属于医生工作的范畴，但护士只有对此充分地了解和认同，才能更好地协助医生为患者做好术前准备和健康指导，并协助医生做好患者的心理疏导及知情同意告知工作。

4. **手续完备，确保知情同意**　《医疗机构管理条例》第三十二条规定，医务人员在诊疗活动中应当向患者说明病情和医疗措施。需要实施手术、特殊检查、特殊治疗的，医务人员应当及时向患者说明医疗风险、替代医疗方案等情况，并取得其明确同意；不能或者不宜向患者说明的，应当向患者的近亲属说明，并取得其明确同意。因抢救生命垂危的患者等紧急情况，不能取得患者或者其近亲属意见的，经医疗机构负责人或者授权的负责人批准，可以立即实施相应的医疗措施。

"知情"是患者的权利，详细告诉患者手术的相关情况是医护人员的义务。手术前患者的"知情"包括诊断、手术指征、拟手术名称、麻醉方式及替代医疗方案，术中、术后可能出现的风险和并发症等，患者充分了解后才能签署知情同意书。医疗机构在为患者施行手术前要告知并取得患者及其家属的同意。医护人员应时刻牢记患者及家属有权知道患者病情及手术的风险性，并有权决定同意或不同意施行手术。

因此，向患者解释手术相关信息并取得患者同意是医生的职责，但护士有责任主动询问患者及家属对手术相关知识的了解程度，收集患者及家属对实施方案提出的问题和疑惑，及时向医生反馈，请医生亲自向患者澄清疑点。因此，在术前患者知情同意工作中，护士的职责是确定患者及家属是否及时了解到正确的、真实的信息并同意接受手术。医护人员只有严格执行患者知情同意相关原则，完备手术治疗应具备的手续，才能切实维护患者的利益，保证手术顺利进行。

5. **严格查对，避免差错事故**　中国医院协会2020版《患者十大安全目标》中，将"正确识别患者身份"和"强化手术安全核查"作为首要的两大目标。术前病房护士与手术室护士需逐项查对手术患者姓名、性别、住院号、手术名称、手术部位、麻醉方式、各项术前准备情况等相关信息，并将患者安全转运到指定手术间。患者身份识别制度及手术安全核查制度是围手术期重要的核心制度，病房护士与手术室护士应以高度的责任心一丝不苟地严格执行，杜绝医疗差错事故的发生，这是确保手术患者安全的首要条件，是对患者安全负责的表现，是工作岗位慎独精神的要求，也是围手术期护理伦理的具体体现。

知 识 拓 展

手术安全核查制度

手术安全核查制度是原卫生部办公厅为加强医疗机构管理，指导并规范医疗机构手术安全核查工作，保障医疗质量和医疗安全，根据《中华人民共和国执业医师法》《医疗事故处理条例》《医疗机构管理条例》《护士条例》等有关法律法规，于2010年所制定的一个制度。该制度规定，在麻醉实施前、手术开始前和患者离开手术室前，应当由具有执业资质的手术医师、麻醉医师和手术室护士三方共同对患者身份和手术部位等内容进行核查。

（二）术中的护理伦理

术中的护理是指患者从被送至手术室到手术结束返回病房或重症监护室此段时间的护理。术中的护理是手术顺利进行的有力保障，这对护理技术和护理道德提出了更高的要求。术中护士应遵循以下伦理要求：

1. **安静舒适，尊重体贴**　手术室护士应为患者提供最佳的手术环境。安全、肃静、舒适的环境是手术顺利开展的前提条件；保持手术室清洁，温度和湿度适宜；对待患者语言要温和、动作要轻柔；要理解和关心患者，耐心地指导和帮助患者配合手术。手术是高风险的治疗方式，患者会产生紧张、焦虑情绪,甚至对医护人员产生生死相托的情感。手术室护士可通过术前一日访视,提前与手术患者进行沟通,减轻患者对手术室陌生的人员及环境造成的焦虑和不安,了解患者心理状况、隐私保密的愿望及宗教信仰,为患者提供个性化护理。医护人员要尊重患者,避免谈论与手术无关的话题,禁止与手术无关的人员进入手术间;保护患者的隐私,尽量减少隐私部位的暴露;患者因术中肢体被约束而产生恐惧感,护士要理解患者并给予解释,取得配合;不随意议论或肆意传播患者的病情,尤其对整形、烧伤、妇产科等手术患者,更要注意言辞,勿损伤患者自尊心;手术患者因麻醉状态失去感知,不能用语言表达需求,没有保护自己的能力,手术室护士要加倍体贴患者、密切观察病情、注重细节护理,这是手术中护理伦理要求的重要内容。

2. 业务精良,敬业慎独 手术室护理工作的每一个细节都与患者的生命息息相关,任何疏忽和过失都可能给患者造成不可挽回的损失。手术中护士要自觉遵守并监督所有入手术室人员严格执行无菌技术及各项操作规程;抢救药品要准备齐全,定点定位放置,标签清晰;各种手术器械、仪器设备等要认真检查,确保功能完善。术中器械护士要掌握手术步骤,与医师密切配合,全神贯注,做到配合熟练、反应敏捷、沉着冷静;巡回护士应密切配合麻醉师观察患者生命体征,耐心细致关注术中病情变化,及时提供手术台上所需物品;器械护士和巡回护士严格执行手术物品清点制度,在手术开始前、体腔关闭前、体腔关闭后、缝合皮肤时,共同清点核对手术器械、敷料等台上物品,做好记录,不可出现任何疏漏,防止手术相关物品遗留在患者体内,这是防止手术事故发生的重要措施。手术取下的病理组织按照规定及时送检,手术切除的非病理性组织或器官等需征求医生、患者或家属同意后进行处理。手术室的很多工作需要护士独立执行和完成,例如外科手消毒、各项无菌技术操作等,因此敬业、慎独精神的培养在手术室护理工作中十分重要。手术室护士应培养慎独理念,由此所产生的慎独行为是做好手术室护理工作的关键,只有这样护士才能严格执行各项规章制度,自觉地维护患者利益,确保手术室护理的安全和质量。

3. 团结协作,密切配合 手术是外科医生、麻醉师、器械护士、巡回护士等手术团队成员共同完成的一项协作性技术活动,任何一台手术都离不开医护人员的密切配合与团结协作。任何一位团队成员的失误,都可能直接导致手术失败,轻则增加患者痛苦,重则危及患者生命。护士要从患者利益出发,服从手术全局的需要,树立一切为患者的服务理念,尊重其他医护人员并相互理解、相互支持、密切配合。

4. 理解家属,加强沟通 患者家属往往对患者的手术进展情况十分关切,急于了解患者术中病情和手术进展情况,这属人之常情。护士最重要的职责是保证充分的沟通和信任,要理解家属心情,保持和蔼的态度,耐心回答家属提出的问题,并给予必要的解释,以消除他们的忧虑和不安。手术中遇到问题时,巡回护士应协助医生及时与家属联系,做好知情同意告知工作,安慰好家属;但护士应做到不超越职责,不能替代医生或家属的角色,既不能代替医生向患者家属做正式说明,也不能代替患者家属做任何决定。此外,对患者家属提出的违背技术常规和医疗原则的要求,护士应予以拒绝并加以解释。

(三)术后的护理伦理

术后护理是指从手术结束后到患者出院期间的护理。手术结束并不意味着手术治疗的终结,此时患者因麻醉、手术创伤处于高风险状态,需要严密的病情观察和全面的照护,术后护理对于患者的恢复和预防并发症等方面起着重要的作用。所以,此阶段的护理任务非常艰巨、繁重。在手术后护理中,护士应遵循以下伦理要求:

1. 严密观察,勤于护理 护士在手术患者回病房前应做好相关准备,如预先备好术后床单位,准备好必要的药品、器械和设备等。患者回到病房后,护士要和相关医护人员在床边认真交接,了解患者的手术过程;注意密切观察患者的生命体征、伤口有无渗血、各种导管是否通畅等。交接过程中要注意患者的保暖,避免隐私部位的暴露,防止发生坠床。同时,护士要认真执行术后医嘱,保持呼吸道通畅;严密观察患者术后的病情变化,定时监测生命体征,关注脉搏、血压的变化,判断有无休克、内出血、伤口渗血等情况的发生。一旦发现患者病情变化,须立即通知医生并配合处理。在患者自理能力恢复前,护士应为患者做好基础护理,如口腔护理、皮肤护理、生活护理等,预防并发症的发生；确保患者舒适，以促进术后康复，使患者顺利地度过术后恢复阶段。

2. 减轻痛苦，促进康复　手术后，患者由于伤口疼痛、各种管路置入以及活动受限等导致生理不适。护士在术后护理的过程中，应遵医嘱及时给予药物镇痛，尽可能减轻患者的痛苦；积极主动地提供各种生活护理，协助患者翻身时动作轻柔，指导并协助患者术后饮食，根据病情鼓励患者早日下床活动，防止肠粘连、压疮、肌肉萎缩、坠积性肺炎等并发症的发生。还有些患者因手术原因失去某些生理功能而出现自卑、焦虑、抑郁等心理问题，护士要注意及时体察和理解患者的情绪，了解患者的顾虑，主动关心和体贴患者，及时进行心理疏导，促进患者术后康复。

3. 健康指导，充分告知　护士在手术结束后应指导并教会患者恢复期配合治疗、护理的知识和技能，在病情允许的情况下鼓励患者自我护理，护士要积极协助患者逐渐恢复自理能力。例如，手术后护士要向患者讲解早期下床活动和有计划的功能锻炼对术后恢复的重要性，在患者病情允许的前提下，鼓励并协助患者下床活动，循序渐进，一旦发现患者体力不支或病情变化要及时停止或进行处理。出院前护士要告知患者有关康复的知识、复诊时间以及日常生活的注意事项，包括药物服用中的注意事项、身体锻炼中的注意事项等，这是术后护理的延续，是护士对患者和工作认真负责的表现，同时也是护士高尚职业道德的体现。

三、围手术期护理的伦理难题

（一）隐私保护与身体暴露的伦理难题

围手术期患者的隐私保护有其特殊性。如术前的皮肤准备、导尿、灌肠等操作，以及行会阴部、乳腺部位的手术等，这些难免会造成患者隐私部位的暴露。患者可能因身体隐私部位的暴露而感到害羞或不安，甚至有不被尊重或羞辱感。护士需提前向患者说明情况并取得同意，尽量保护患者的隐私部位，尽可能缩短暴露时间，减少在场人员，减少暴露范围，重视患者的情绪变化。为减少由于身体暴露所带来的心理压力，实施恰当的护理伦理干预是必须的。这里提到的护理伦理干预是在完全尊重患者权利的基础上，切实从患者角度出发，秉持人道主义精神，对手术治疗过程中可能涉及身体暴露的患者加以保护。随着社会的发展及各项法律法规的健全，人们对自身隐私保护的意识逐渐增强，这就要求护士牢固树立保护患者隐私的工作理念。

（二）术中患者皮肤损伤的伦理难题

为了充分暴露术野，手术时要为患者摆放不同的体位，如侧卧位、俯卧位、截石位等，此时患者处于麻醉状态下的被迫体位，有时手术时间长、身体局部受压，即使手术室护士积极采取了恰当的防护措施，也可造成术中皮肤的压疮，临床称这种损伤为术中难免性压疮。手术室护士根据患者的实际情况，采取了多种预防措施，如不同规格和形状的棉垫、软垫、硅胶垫及防压疮敷料等，实施这些措施的目的是缓解被迫手术体位时身体局部受压部位的压力。尽管采取了积极的预防措施，将术中难免压疮的发生率降到最低，但由于年龄、体质、营养状况、手术时间等原因，仍然有部分手术患者发生术中皮肤损伤。压疮会影响患者康复进程，引发患者及家属的不满，甚至可能造成护患纠纷。如何让护患双方对这类情况相互谅解，是一个值得商榷的伦理问题。

（三）肢体约束的伦理难题

部分术中及术后恢复期患者会因麻醉药物的作用出现意识障碍、躁动现象，而此阶段患者往往会携带各种管路，如气管插管、静脉导管、胃肠减压管、尿管和手术部位引流管等。在患者躁动时，经常会出现意外脱管或拔管，临床称之为非计划性拔管。非计划性拔管给患者术后恢复带来极大的风险，有时甚至需要再次手术置入导管；术后的躁动甚至会造成坠床的发生，导致患者骨折或软组织损伤。因此，护士会在术后躁动的患者肢体上使用约束带进行制动。约束带的松紧度需要护士合理地进行评估，过紧容易造成患者肢体损伤，过松起不到约束的效果。但患者家属往往对躁动患者约束带的使用质疑，家属会认为护士将患者强行捆绑，缺乏人性化照顾。躁动的患者是否需要约束，如何能够合理、安全、人性化地对术后躁动患者进行约束，成为近年来护理领域探讨的问题。国内外针对此护理难题研发出各种保护性护理用具,如手套护具等,但仍不能完全替代约束带。因此,护士应在使用约束带前对患者及家属进行耐心的解释和宣教,让患者和家属意识到发生非计划性拔管和坠床等给术后患者带来的风险和不良后果,以及采取阶段性约束的必要性,取得患者和家属的同意和理解。

（四）临时放弃手术的伦理难题

出于经济、心理、疾病本身等多方面综合因素的衡量,患者及其家属临时放弃手术的现象并不罕见;如术前准备均已就绪,患者及家属临时要求放弃手术治疗;甚至在术中体腔探查后发现通过手术不能延长患者生命或改善生活质量,医生经与家属商议后放弃手术治疗。然而,放弃手术并不等同于放弃治疗,放弃手术的患者可能会继续寻求其他途径治疗疾病或延续生命。护士对于临时放弃手术的患者要给予充分的尊重,不能出现无所作为、敷衍了事甚至轻视患者的心理,应继续履行护理职业道德责任,维护患者的权利。对于患者提出的有关其他治疗疾病途径的问询,护士应及时为患者答疑解惑,形成积极向上的伦理氛围,为患者提供优质护理服务。

第四节　精神科护理伦理
——为迷失的心灵提供温暖的港湾

一、精神科护理的特点

精神疾病（mental sickness）是因大脑功能紊乱所导致的以认知、情感、意志和行为等精神活动不同程度障碍为主要表现的一类疾病。精神疾病患者病因、症状和体征不同于其他科室的患者,患者自知力、自制力和自理能力减退或丧失,常否认自己有病,毁物伤人,拒绝治疗,且多数患者病因不明,使护理难度加大,对医护人员的道德修养要求非常高。精神疾病患者需要医护人员在给予医学治疗护理的同时,给予长期耐心细致的心理治疗,因此,精神科护理工作的内容一般包括基础护理、危机状态的防范与护理,以及特殊治疗的护理等。精神科护理的特点如下:

（一）人道性与包容性

18世纪以前,人们因对精神疾病缺乏科学认识,再加上宗教、迷信的影响,精神疾病患者常被以"治疗"为名进行残酷的"惩罚"。直到18世纪法国大革命后,医生菲力普·比奈尔去掉了精神疾病患者身上的铁链和枷锁,他提出:"精神疾病患者绝不是罪人,绝不应该惩罚他们,而必须给予人道待遇。"此举称为精神疾病学的第一次革命,从此精神疾病被看作能治疗的疾病,精神疾病患者被看作社会的成员。19世纪后半叶,俄国科萨可夫提出精神疾病应采用合乎人道主义的精神护理方法。现今,精神疾病患者也可能会遭到社会的歧视与偏见,但医护人员应正确认识精神疾病患者的痛苦和不幸,为精神疾病患者实行人道性和包容性的护理,理解和尊重患者,给予人性关注,营造人道、家庭化的氛围,为患者创造机会多接触社会,为患者组织丰富多彩的学习、劳动和文体活动,解除患者的孤独感和恐惧感,有利于患者的康复。

（二）慎独性与主动性

急性或严重的精神疾病患者,因精神活动失常,不能正确地认识客观事物,有时还会出现意识障碍而难以感知周围事物。因此,精神科的患者不会像其他疾病患者一样对医护人员的工作给予一定的监督和评价,这就要求护士具有慎独精神,严格按照医疗护理常规为患者提供规范的治疗和护理。精神疾病患者也常由于受到疾病的影响,自理能力下降或缺失,或由于受妄想、幻觉等症状的支配,基本生理需求减弱,不注意个人卫生,睡眠障碍,甚至无饮食需求或拒绝进食、服药。护士应主动了解患者病情,关心和照顾患者生活,保护患者尊严,提高患者生活质量。

（三）理智性和安全性

精神疾病患者常缺乏对自身疾病的认知能力,否认自己患病,拒绝检查、诊断及治疗。在护理过程中患者会出现不配合等非理性行为,需要护士理智的、专业的对待,提供心理支持及必要的督促或监督。精神疾病患者由于精神、行为异常，尤其处于症状活跃期的患者，某些行为常具有危险性。在幻觉或妄想等精神疾病症状的支配下，患者可出现冲动自伤、伤人或毁物等危险行为，无论是对患者本人还是对护士随时都可能存在着危险。因此，精神科护士在保证精神疾病患者安全的同时，还要关注自身安全。对于丧失自我控制能力的患者，常需要一定时期对其进行封闭式管理，相对限制患者的人身自由，在一定程度上是对患者的保护，也是对他人及医护人员的保护。护士要掌握精神疾病患者的特点，把握患者的病情，理性对待精神疾病患者，必须以严格的规章制度和措施保证患者的安全，加强巡查和安全管理，将安全意识贯穿于护理活动的全过程，排除不安全因素，避免意外发生。

思 考 案 例

脑白质切除术

葡萄牙教授安东尼奥·莫尼斯提出基于脑前叶切除对某些精神疾病患者有效的假说，为慢性精神分裂症和严重强迫症的患者实施脑前叶白质切除术。术后患者症状"改善"，变得温顺，为此莫尼斯获得 1949 年诺贝尔生理学或医学奖。但 20 世纪 50 年代中期，人们发现实际上患者症状"改善"是因为控制高级精神活动功能的额叶被切除。脑白质切除术的实施使患者的病情雪上加霜，让科学为之蒙羞。

请思考：你从该案例中得到哪些启示？

二、精神科护理的伦理要求

（一）尊重人格，维护权利

尊重精神疾病患者的人格和正当权益，是护士应首要遵循的伦理道德规范。《夏威夷宣言》中指出："把精神错乱的人作为一个人来尊重，是我们最高的道德责任和医疗义务"。精神疾病患者由于受疾病的影响可能会出现不正常的言行，甚至伤及周围的人。精神科护士要充分理解与关心精神疾病患者所承受的痛苦，正确认识精神疾病所造成的异常行为的病态性，尊重患者的尊严与利益，给予患者人道主义的待遇，以帮助患者获得与正常人一样的待遇和受到尊重的权利。只要精神疾病患者没有安全威胁，护士不得采取约束措施，即使需要也要谨慎采用防护措施。对患者表现的暴躁、怪异等病态行为，护士不得有任何歧视、讥笑、讽刺和惩罚的言行，应充分尊重患者的人格，保护患者的权利。大多数精神疾病患者仍有正常人的各种需求，在一定程度上也能判断自己是否遭受凌辱冷遇，生活是否舒适方便，精神科护士应充分理解患者的正常需求并尽力给予满足。

无论患者情况如何，护士在日常护理工作中应一视同仁，以礼相待，应当深表同情和关怀。由于疾病原因，精神疾病患者可能出现生活自理能力减退，饮食、穿衣等都需要特殊照顾。协助患者生活以及活动，不仅是医疗护理的要求，也是尊重患者人格和尊严及维护患者权利的需要。

（二）保守秘密，恪守慎独

保护患者个人的隐私是患者应获得的基本权利，也是医护人员应遵循的职业道德规范。在治疗护理过程中，医护人员需了解精神疾病患者所处的社会、家庭、家族状况、个人生活经历、婚姻状况、性生活情况以及患病后的各种病态观念和行为。护士对患者的医学资料，特别是家庭史、病史、病情、个人生活经历等涉及患者隐私的信息均有保密的责任，不能对外谈论或随意提供。为了治疗护理患者，医护人员间相互提供和讨论患者病情是工作需要，不属于保密范围。在涉及国家安全和法律的情况下，应按法律和组织程序提供有关资料。

对于精神科护士而言，在护理精神疾病患者过程中慎独尤为重要。因患者可能出现意识障碍，难以感知周围的事物，自我保护意识差，反应迟钝，不能正确客观反映事实，对护士的护理行为缺乏监督和评价的能力。因此，精神科护士应恪守慎独，不管白班还是夜班，无论是否有人监督，患者配合与否，工作顺利与否，均应自觉、主动地按专业规范和要求完成治疗护理任务，自觉性与主动性是精神科护理的特点之一。在任何情况下，精神科护士都要维护患者的健康利益，杜绝任何有损于患者健康的行为，在道德意识和道德行为上具有高度自觉性、一贯性和坚定性，保持始终如一的工作态度，遵守操作流程，遵守医院各项规章制度，严格遵守法律法规，保持慎独精神。

（三）知情同意，保证安全

在选择治疗护理方案时，要尽可能取得患者和/或家属的知情同意。精神疾病治疗护理有多种措施和方法，医护人员应从患者具体情况和医院的具体条件出发，选择合理的治疗护理措施。对某些不良反应大的治疗护理措施，选用时应审慎。护士应将治疗护理的效果、不良反应和预后及时告知患者或家属，以征得他们的同意。精神疾病患者常缺乏自知力，对护理过程中的知情同意不具备正确的决策能力，但不能因为其不具有民事行为能力，就忽视患者具有知情同意的权利。根据情况，有时需要由患者的法定代理人来签署知情同意书，当患者的行为能力恢复后还需要直接告诉患者本人。

精神疾病患者在疾病的发作期或急性期，由于症状的支配，常有伤人、毁物，甚至自杀的意外行为发生。护士要定时巡视病房，及时发现患者生活中的问题和隐患，当病情发生变化时，尽快采取相应措施，最大限度地保护患者，避免患者发生意外。《中华人民共和国精神卫生法》第四十条规定："精神障碍患者在医疗机构内发生或者将要发生伤害自身、危害他人安全、扰乱医疗秩序的行为，医疗机构及其医护人员在没有其他可替代措施的情况下，可以实施约束、隔离等保护性医疗措施。实施保护性医疗措施应当遵循诊断标准和治疗规范，并在实施后告知患者的监护人。禁止利用约束、隔离等保护性医疗措施惩罚精神障碍患者。"

（四）诚信专业，尽职尽责

精神科护士应遵循精神疾病学及护理学的科学规律，遵守诚实信用原则，以善意和专业方式尽职尽责地开展精神科护理。精神疾病患者不能控制自己的正常情感和理智，护士在和患者相处过程中，应正确对待异性患者，态度要自然、端庄、稳重，亲疏适度，以免产生误解。在对精神疾病患者隐私部位进行护理操作时，首选同性别护士去完成，否则至少两位护士在场。精神科护士应履行医护人员应有的专业职责，对来院就诊患者的财物要认真清查、妥善保管，并向家属交代清楚，不能利用患者价值观念上的紊乱欺骗患者，谋取不当利益。部分精神疾病患者在生活方面不能自理，在治疗护理上也不能配合，护士应给予更多的关心和精心的照料。对于精神疾病患者因受疾病影响可能引起的冲动、伤人行为，护士要在确保自身安全的情况下，克制忍让，冷静对待，以宽大的胸怀善待患者，不可惩罚和报复患者。

现代医学模式重视患者的生物、心理和社会三个方面的致病因素，而精神疾病同心理、社会因素密切相关。因此，要求护士在护理工作中运用护理学、医学、伦理学、心理学、社会学及法律等相关的理论知识，为患者做好充分的心理治疗工作和社会服务工作。精神科护士应致力于恢复患者的心理健康，同患者、监护人或其他亲属等共同争取社会的理解和支持，帮助患者重新回到正常的社会生活中。

知 识 拓 展

维护精神障碍患者的合法权益

1958年我国在第一次精神病防治工作会议中制定了《精神病工作常规制度》，首次规定了对精神疾病患者诊疗护理的道德原则；1977年第六届世界精神病学大会通过《夏威夷宣言》，规定了对待精神疾病患者的伦理原则；2013年5月1日起开始施行的《中华人民共和国精神卫生法》，是发展精神卫生事业、规范精神卫生服务、维护精神障碍患者的合法权益的重要法律。相关调查显示，截至2018年底，全国2 832个区县中在册严重精神障碍患者5 994 054例。到2020年，精神疾病负担上升到疾病总负担的1/4；精神卫生问题在目前疾病社会负担中处于第一位。

Note:

三、精神科护理的伦理难题

精神疾病患者因在认知、情感、意志等方面的障碍，其行为能力和自主性会受到不同程度的影响。作为一类特殊的医疗群体，精神疾病患者的自主权在行使过程中表现出不同于一般患者的特殊性。

（一）自愿收治与非自愿收治的伦理难题

《中华人民共和国精神卫生法》第三十条、第三十一条规定，精神障碍的住院治疗实行自愿原则。诊断结论、病情评估表明，就诊者为严重精神障碍患者并有下列情形之一的，应当对其实施住院治疗：①已经发生伤害自身的行为，或者有伤害自身的危险的；②已经发生危害他人安全的行为，或者有危害他人安全的危险的。精神障碍患者已经发生伤害自身的行为，或者有伤害自身危险的，经其监护人同意，医疗机构应当对患者实施住院治疗；监护人不同意的，医疗机构不得对患者实施住院治疗。监护人应当对在家居住的患者做好看护管理。第三十五条规定，再次诊断结论或者鉴定报告表明，已经发生危害他人安全的行为，或者有危害他人安全的危险的精神障碍患者，其监护人应当同意对患者实施住院治疗。监护人阻碍实施住院治疗或者患者擅自脱离住院治疗的，可以由公安机关协助医疗机构采取措施对患者实施住院治疗。

从科学、伦理与法律的角度对精神障碍患者进行非自愿收治是精神卫生领域所面临的一个复杂而富有争议的问题。如果没有伤害自身或他人的行为及风险，不得实施非自愿住院治疗。非自愿收治应基于患者的最大利益，避免其滥用。医护人员在处理该问题时面临两个困境，一是有利原则和尊重个体自主原则的矛盾；二是社会公共安全和个人自由权利的矛盾。医护人员在决定和实施非自愿收治精神障碍患者时常遇到该困境，需要在社会利益和个人自由权利间寻求平衡。

（二）自身权益与监护人代理的伦理难题

患者具有自主权，是现代社会公民权利意识的体现，医护人员在给予治疗方案之前，必须让患者知情，并取得患者的同意。精神疾病患者发病期丧失了行为能力，无法履行知情同意，没有能力作出同意或者不同意的决定。他们的理性意志不能控制潜意识的冲动，因此，即使他们作出决定，也没有任何效力。《中华人民共和国民法典》第二十一条规定，不能辨认自己行为的成年人为无民事行为能力人，由其法定代理人代理实施民事法律行为。第二十二条规定，不能完全辨认自己行为的成年人为限制民事行为能力人，实施民事法律行为由其法定代理人代理或者经其法定代理人同意、追认；但是，可以独立实施纯获利益的民事法律行为或者与其智力、精神健康状况相适应的民事法律行为。

知情同意是一个连续的过程，应该贯穿于整个医疗护理行为过程之中。当精神疾病患者没有民事行为能力或限制民事行为能力时，需要监护人的代理。但是患者行为能力会随着疾病的治疗逐渐得到部分或全部恢复，因此，行为能力不能用简单的有或无来判断。医护人员还要了解监护人与患者之间是否存在利益冲突，是否符合代理的条件和要求，客观地处理好精神疾病患者自身权益与其监护人代理的伦理问题。一方面，医生在诊疗过程中往往更看重监护人的意见和决定，而忽视对患者进行告知和征求同意。当患者的行为能力得到部分或全部恢复后，仍然忽视对患者实施知情同意，就侵犯了患者的自主权；另一方面，对患者隐瞒有关疾病的信息既是家属的要求也是保护患者的需要，以免如实告知引起患者病情加重或恶化，但这样会损伤患者自身权益，同时影响医患之间信任关系的建立，有时会进一步加重患者的心理负担和抵触情绪，甚至导致患者做出各种不配合治疗的行为，如出走、攻击医护人员等。

（三）特殊干涉权尺度把握的伦理难题

特殊干涉权作为特殊情况下医护人员适当限制患者的自主权利，以确保患者自身、他人和社会安全的一种措施，有其适用的限度，不能任意行使。精神疾病患者作为弱势群体，社会有责任通过医疗保障制度和医疗救助制度对他们进行制度性救助，包括经济援助以及医疗救助。医护人员行使干涉权是出于职业要求和道德要求进行的干预，是对患者或其代理人自主权的补充，既是为了不伤害患者本人利益，又不伤害社会和他人的利益，符合医学伦理学的不伤害原则和公正原则。但是，对精

Note：

神障碍患者的特殊干涉，只有在其有自伤或伤害他人、拒绝治疗时才能实施。

由于精神疾病的特殊性，精神科医护人员的干涉权往往比一般医护人员要大，其干涉权主要表现在强制住院、强制治疗和强制保护措施方面。精神科医护人员出于无害、有利以及社会公益的伦理原则，有权阻止精神疾病患者做出伤害自己、危及或损坏他人及社会利益的行为。尽管特殊干涉权对患者自主权的限制是有法律和伦理依据的，但是权利扩张超出一定的限度却会对患者的正当权益造成不同程度的损害。特殊干涉权的行使应以避免对患者造成不必要的伤害为前提，以达到防止患者危害自身、他人或社会利益及更好地对患者进行治疗的目的，应遵循人道原则、不伤害原则和公共利益原则。对精神疾病患者实施特殊干涉权应当是必要的、限时的，实施时间不宜过长，当危险或威胁消除后应及时停止。在强制措施实施过程中应对患者进行密切观察和记录，尽量避免强制措施对患者健康利益造成不必要的损害。

（刘永宁　吴红艳）

思考与练习

一、简答题

1. 简述"优质护理服务示范工程"活动的主要内容。

2. 简述急危重症患者护理过程中对护士的伦理要求。

3. 简述围手术期确保手术患者安全、避免差错事故发生应遵守的核心制度。

4. 简述精神科患者护理过程中对护士的伦理要求。

二、实践活动

【情景模拟】

活动方式：组织学生进行手术中安全核查的情景模拟及讨论。

活动目标：提高学生对手术中安全核查重要性的认识，加深对术中护理伦理要求的理解。

活动步骤：①向学生说明情景模拟的目的与意义；②学生分组分别扮演手术医生、麻醉医生、手术室护士及手术患者，按照手术安全核查表进行手术安全核查；③分组讨论手术安全核查的意义及术中护理的伦理要求，全体同学交流体会。

临床护理实践中的伦理道德（二）

——伦理助生命之花嫣然绽放

06章 数字内容

学 习 目 标

- 知识目标：
  1. 掌握：儿科、老年科、传染科和肿瘤科护理的伦理要求。
  2. 熟悉：儿科、老年科、传染科和肿瘤科的护理特点。
  3. 了解：儿科、老年科、传染科和肿瘤科护理的伦理难题。
- 能力目标：
  能够将护理伦理原则和规范用于分析和解决儿科、老年科、传染科和肿瘤科护理中的伦理问题。
- 素质目标：
  具有基本的儿科、老年科、传染科和肿瘤科护理道德和正确的专业护理道德。

我的治疗我做主

患者,女,15 岁,下腹痛伴呕吐半年,诊断为克罗恩病,需要使用糖皮质激素进行治疗。因担心长期使用激素会导致向心性肥胖及库欣综合征面容,患儿拒绝接受治疗,她认为自己有权决定自己的治疗方案。患儿家长担心病情难以控制,希望患儿接受治疗,患儿与家长争执不下。

请思考:

1. 如果您是该患者的责任护士,将怎么处理?

2. 该案例中存在哪些护理伦理难题?

自你身着圣洁白衣的那一刻起,耳熟能详的那句"人命至贵,贵于千金"就须存留于内心,双肩多担负一份责任,目光中增添一份关怀。在工作中,你可能会遇到天真烂漫的儿童、德高望重的老年人、不知所措的传染病患者、忧心忡忡的肿瘤患者,他们的人口社会学特点、疾病特点及护理方法与其他的患者不同,因此,护士除遵循一般护理伦理规范和伦理原则外,还更强调以仁爱为本,关怀照顾患者,使患者在遭遇病魔的境况下依然保持尊严,使患者在每一刻都能最大限度地保持健康,让生命之花更为绚烂。

第一节　儿科护理伦理
——一份爱意,陪伴生命成长

一、儿科护理的特点

儿童是家庭幸福的源泉,也是社会未来的希望。儿童的整体健康状况反映了国家的社会、经济及卫生发展水平,世界各国将 5 岁以下儿童死亡率作为衡量国家综合国力的重要指标。当前我国儿科病房收治患者的年龄一般在 0~14 岁,这一时期的儿童和青少年处于不断的生长发育过程中,生理及心理发育均不成熟,与成人有诸多不同之处。因此,护士应针对儿科患者的特点实施护理,恪守职业道德。儿科护理的特点如下:

(一)护理对象的特殊性

1. 患病表现不同于成人　儿童各组织器官系统发育不成熟,其疾病种类和临床表现与成年人有较大差异,病情容易反复,变化迅速。尤其是儿童免疫系统发育不成熟,防御能力差,易发生感染,急性感染发生时,往往起病急、来势凶,容易并发败血症等严重疾病。儿童体温调节中枢发育不成熟,感染发生时其发热表现可能异于成人。例如,新生儿在患严重感染时往往缺乏典型的临床表现,而表现为体温不升、拒奶、嗜睡、表情呆滞等,难以及时发现,需要护士的细致观察。

2. 心理发育不成熟　不同年龄阶段的儿童心理特征不同,对疾病的反应也不同,他们容易因为治疗过程痛苦而哭泣,甚至抵触各种治疗护理措施。例如,新生儿没有具体患病意识的体现,但脱离母体独立生存,对环境适应能力尚不完善,较多处于消极情绪中,患病和住院会加重这种消极情绪,表现为不安、啼哭。婴儿对父母或照顾者的依赖性非常强,容易因为住院产生分离性焦虑,或因为看见陌生的医护人员而产生陌生人焦虑。幼儿和学龄前儿童往往以自我为中心,从自身角度看待事物,可能会将疾病和痛苦误认为是对自身不良行为的惩罚,也可能会因为疾病的痛苦而导致退行性依赖。学龄儿童对疾病有一定的了解,但缺乏深刻认识,他们心理活动变化迅速,容易产生焦虑、恐惧、悲观、自责等心理,出现对抗、任性、不遵医嘱等行为。青少年能够较好地理解疾病相关知识,他们自我意识增强,极为关注别人对自己的看法,容易因为疾病影响外貌和身体功能而产生情绪反应,容易与家长或医护人员发生冲突。护士需要了解不同年龄患儿的心理特点，理解其感受和需求，提供有针对性的护理措施。

3. 病情自我表达能力局限　儿童作为特殊的患者群体，与成人相比，其自我表达病情的能力受到生理和心理发育水平、认知能力、语言能力以及疾病本身的影响，自我表达的可信度常常受到质疑。尤其是婴幼儿常以哭闹的形式表达不适；有的儿童由于对疾病的认识不足，担心打针吃药，可能故意隐瞒病情；但也有儿童可能因为希望通过患病获利，从而夸大甚至假报病情。而患儿自我表达的内容是诊疗护理的重要依据之一，目前国际公认 8 岁以上患儿有意愿和能力表达其健康状况，4～8 岁患儿有能力表达部分健康状况，如疼痛、悲伤、愤怒、疲乏等。护士应重视患儿自我表达的情况，重视患儿的不适主诉，并进行客观分析。

4. 自我保护能力弱　儿童被当作弱势群体的原因之一在于缺乏自我保护能力，他们无法准确识别危险情境。儿童因为好奇心强、好动多动等原因，可能会在诊疗过程中受到意外伤害，例如坠床、锐器伤、误食消毒液等；婴幼儿即使遇到危险也无法主动避险，例如新生儿的耳朵被老鼠咬伤、暖箱断电导致新生儿死亡，以及洗澡水温过高导致婴儿大面积烫伤等事件均有报道。

（二）护理工作的复杂性

儿童是家庭的重点关注对象，儿科护理质量直接关系到儿童的健康以及家庭的幸福。14 岁及以下的儿童均在儿科就诊，病种多样，需要儿科护士掌握各系统疾病的护理知识和技能。儿科患者不能及时准确表达病情变化等特点决定了护理工作需要更加严谨，儿科护士要注意观察病情的变化，积极配合医生开展诊疗工作，提供安全有效的护理措施，防止并发症和后遗症的发生，促进患儿的康复。

儿科护士不仅要为患儿提供疾病护理、康复护理，还要给予生活护理，例如新生儿的喂养、沐浴等。由于患儿的心理发育不成熟，护士还需要提供及时有效的心理护理。随着人们生活水准的提高，对后代的期望也随之攀升，满足家长对儿童保健相关知识的需求也成为护士的重要工作内容，提供有效的保健指导及相应的保健服务是儿科护士的职责之一。

（三）护患关系的多重性

在护理工作中充分考虑到儿童的心理特点，与患儿建立良好的关系会起到事半功倍的效果。当父母无法陪伴患儿时，护士更要肩负起陪伴者和教育者的责任，成为患儿的好朋友和好老师。儿科护士与患儿家长的关系是儿科护患关系中的重要组成部分。一名患儿可能由多名家长陪伴就诊，家长往往心情焦虑，对治疗护理效果有着较高的期待，容易出现不满情绪。值得注意的是，护士与患儿家属的关系不仅会影响到治疗护理措施的顺利实施，还可能改变患儿对护士的态度。

二、儿科护理的伦理要求

儿童由于其生长发育特点，需要更多关爱，儿科患者就诊住院过程中，难以避免家长的参与，儿科护士的责任重、职业压力大是毋庸置疑的，护士应将责任和压力转化为自觉认真工作的动力，提高自身道德修养，尽最大努力为患儿及家长提供最佳的护理服务。

（一）权衡利弊，保护隐私

儿童处于身心不断发育过程中，医疗和护理方案的选择要以患儿的最佳利益为前提，除了要考虑目前的疗效和风险外，还应从长远角度考虑是否对患儿的生长发育、躯体和认知功能、人格塑造等造成潜在影响，医护人员要权衡利弊，遵守有益和不伤害的原则，保证患儿身心健康和生命安全。

儿童是比较特殊的人群，其自身缺乏隐私的认知及自我保护能力，但儿童从幼儿期开始已经对暴露身体有了害羞感，因此在儿科护理工作中，要关注患儿的隐私保护，在操作中注意避免暴露与操作无关的部位，并使患儿乐于配合，必要时在病床周围拉上围帘，使病床成为独立的单元，让患儿家长陪同，使患儿产生安全感。除了生理隐私外，还应注重保护患儿的病情隐私，避免在公众场合询问病情，医护人员间讨论病情时也应注意避开无关人员，在无家属陪护情况下，也不能认为患儿听不懂病情而议论，尤其是涉及患儿身心缺陷的隐私内容。

（二）密切观察，审慎护理

儿童免疫系统及各器官功能尚在发育过程中，机体抵抗力较差，易发生感染性疾病，起病急、变化快，并且儿童不善于主动准确叙述病情变化，这些特点决定了儿科医护工作的紧迫性和复杂性。护士应严密观察患儿病情，及时发现啼哭、精神不振等细微变化，重视患儿自我报告的健康问题和疾病体验，慎思明辨，准确判断，及时向医生汇报，积极配合救治。

由于儿科患者年龄小、自我保护能力差、安全意识不强，易发生意外伤害。护士应加强巡视，及时发现可能存在的安全隐患，创造安全、舒适的病房环境，促进患儿的康复。

（三）精益求精，恪守慎独

儿童的解剖生理与成人有较大的差别，而且儿童在治疗过程中配合程度差、易哭闹，导致儿科护理操作专科性强、难度大。护士一旦操作失败，可能引起家长的误解和不满。因此，儿科护士要掌握扎实的理论和专科护理技能，力求做到操作熟练，技术高超。儿童免疫力差，易发生感染，故在门诊及病房都应做好消毒隔离工作，特别是针对白血病等免疫力低下的患儿应严格执行探视规程，环境符合要求，严格无菌操作，否则就可能会造成交叉感染，加重患儿的病情。

儿童表达能力和判断力有限，较难对护理工作进行监督评价，新生儿病房、儿科监护室不允许亲人陪伴，治疗护理要求高，缺乏家长监督，在这种情况下，儿科护士更应不断提高道德修养，严格遵守操作规程，慎独自律、高标准地完成各项操作，不做任何有损患儿利益的事情。

（四）体贴关爱，治病育人

儿童在成长阶段特别需要得到尊重、关爱和照顾，患儿对爱的需求更为强烈。他们遭受着疾病带来的痛苦，忍受着治疗带来的不适，面临着分离性焦虑，承受着对病情的担忧等，这些痛苦可能给儿童心理留下难以磨灭的印象，对其身心发展构成威胁。因此，护士应理解不同年龄阶段儿童的心理特征和行为表现，从语言和非语言行为（表情、目光和体态等）中仔细体会和理解儿童的心理。只有发自内心地尊重和关爱患儿，护士才能敏锐地捕捉到患儿的心理变化，开展人性化的护理服务。例如，护士的语言应温和亲切，态度和蔼，多以轻拍、抚摸及搂抱、陪伴等形式表达对患儿的关爱，有利于缓解患儿的焦虑，从而使其产生安全感；还可以利用游戏的方法来帮助患儿宣泄情感，舒缓疾病和住院带来的痛苦和心理压力；以通俗、简单的语言向患儿解释病情、治疗护理方案及预后，使患儿感受到成人的平等、关爱，对自身的控制感增强，也有利于患儿与护士建立信任的人际关系。

儿童的心理处于发育阶段，尚未建立稳定的道德观和价值观，主要通过模仿来学习。护士的行动和语言是患儿在就医环境中观察的重点，因此，护士要时刻谨记自己的言谈、举止、行为、作风对儿童潜移默化的影响，在工作中自觉注意自身的行为表现。例如，要言而有信，切忌为了儿童的一时配合而哄骗，如"药物是甜的"，或者许下不可兑现的诺言，如"下回再也不用吃了"。否则会给儿童造成"为达目的可以说谎"的印象，同时也阻碍了护患间信任关系的建立。还有些护士可能会采取恐吓的办法，例如，"你不吃药就给你打针""再不睡觉让大灰狼把你吃了"。这些方法除了加剧儿童的恐惧、加大护患隔阂外，起不到任何效果。因此，护士要有耐心，多鼓励、多表扬，注意保护患儿的自尊心，认识到培养诚实、自信、勇敢等优秀品质对于儿童未来的发展极为有益。

（五）理解家属，耐心解惑

一名儿童患病牵动全家人的心，儿童的就诊行为实际上是一种家长行为。家长对孩子健康成长的重视程度越来越高，儿童患病后家长往往表现出紧张、焦虑的情绪反应。例如对儿童过分照顾，不经意夸大病情的严重程度，认为自己孩子的疾病才是最应该被医护人员关注的，理应首先被诊治；有的家长会过分关注并监督护士的操作，对护士采血或输液等操作不能"一针见血"的容忍度低；有的家长会反复追问患儿的健康信息，期望能够立竿见影地看到疗效；有的家长不了解疾病及治疗的要求，盲目担心药物不良反应而擅自停药，导致病情反复等。护士应理解家长焦虑不安的心情，学会换位思考，及时主动地与家长沟通，耐心解答家长的问题，根据患儿的病情做好健康教育，指导家长落实疾病的预防保健措施。介绍最新的儿科护理学的证据和指南，帮助、促进患儿的康复和成长。当

Note:

患儿病情恶化或者被诊断为恶性肿瘤等疾病时,应主动关心和了解患儿家长的心理承受能力及应对方式,在漫长的诊疗过程中提供必要的心理支持和信息支持,组织病友会,发挥同伴支持作用,帮助患儿家庭渡过难关。

三、儿科护理的伦理难题

(一)知情同意问题

儿科护理中,落实知情同意原则的难题包括两个方面:一是如何保障家长的知情同意权,保证家长参与临床决策;二是患儿是否有权知晓病情,是否有权参与临床决策。

1. 家长或法定监护人参与临床决策的问题　在儿科诊疗护理工作中,通常需要家长或其他法定监护人参与到临床决策中,家长或法定监护人有权在知晓准确和完整的信息基础上作出决定。然而,实践过程中,医护人员与患儿家长之间存在知识不对等状况,可能使知情同意流于形式。有的患儿家长可能觉得医护人员更为专业,希望医护人员代为决策,这样家长代理知情同意的权利就难以得到保障。

近年来,随着社会的进步和相关法律法规的不断完善,人们的法律意识及维权意识逐渐提高,人们普遍认为落实知情同意是患者自主权的反映,儿科诊疗护理过程中,家长对临床决策的参与意愿加强,因此,在儿科诊疗护理工作中,医护人员的家长式决策也日益减少。可在实际工作中,又出现了矫枉过正的现象。当家长与医务人员意见出现分歧时,可能出现部分医务人员为了自我保护,让患儿家长自己全权决策,甚至面对一些医学水平有限的家长,也不能坚持立场。实际上这是医务人员放弃了自己的责任,违背了患儿利益最大化的伦理原则。

因此,在临床实践中,医务人员应尽可能邀请患儿家长参与临床决策过程,但也必须同时对患儿家长是否具有正确的决策能力作出判断,用实用通俗的语言做好备选方案的解释和说明,详尽列出各种诊疗护理措施的利弊,以保证患儿利益最大化、伤害最小化,帮助患儿家长作出最恰当的、可接受的医疗护理方案和执行策略。

2. 患儿参与临床决策问题　在儿科临床实践中,医护人员会遇到患儿是否需要对治疗护理方案知情以及能否拒绝治疗护理的难题。从法律上讲,8周岁以上的未成年人为限制民事行为能力人,可以独立实施与其年龄、智力、精神健康状况相适应的民事法律行为。这也就意味着限制行为能力人对危险性或影响较小的一般医疗护理行为可以成为知情同意权的主体,例如,患儿有权决定静脉采血的部位(比如左臂还是右臂)。但对于危险性较大或对疾病诊疗有重大影响的医疗护理情形,仍须由监护人作出决定,患儿只是被要求"认可"这些决定,例如白血病诊断时需要进行骨髓穿刺,需要向患儿进行解释,最大限度取得患儿的配合。

忽视患儿对治疗护理方案的知情权将不利于患儿的配合,会阻碍诊疗护理工作的顺利进行。在护理实践中常见儿童在患病后变得敏感,假如对其隐瞒病情会导致猜疑,甚至激发敌对情绪。因此,护士应该给予患儿足够的尊重,考虑患儿的发育水平、医疗背景和既往诊治情况,在征得家长同意的情况下,将患儿纳入确定治疗护理方案的团队中,倾听和重视患儿的声音,这样有助于患儿积累决策经验,培养患儿权利自主的意识,也可以调动患儿对抗疾病的积极性,促进康复。但同时也要让患儿意识到决策过程是一个共同努力的经过,尽管其意见会被考虑在最终的决定中,但这不是由他单独决定的,而且一般情况下,患儿单独的决定不具有法律约束力。

(二)出生缺陷儿问题

出生缺陷也称为先天异常,是指胚胎或胎儿在发育过程中发生形态和功能上的异常,如唐氏综合征、先天性心脏病、唇腭裂等。出生缺陷儿的救治决策不仅是医护人员和家长面临的难题,也是无法回避的社会问题。对于出生缺陷儿决定治疗还是放弃,没有统一的答案,需要根据实际情况、伦理原则和相关法律法规,由医患双方共同完成决策。由于患儿无法自行决定,父母一般有最主要的决定权,但父母往往缺乏专业医学知识,较难作出理性判断。医护人员作为专业人员,对患儿治疗选择和结局有更清晰的认识，应结合客观情况和父母意愿，在患儿父母充分知情情况下，共同作出更加理性的决策。

（三）弃婴问题

儿童在医院中的行为和待遇，与其法定监护人仍有关系。监护人不能将儿童置于医院不闻不问。弃婴发生的常见原因有：①家长为了减轻患上严重疾病患儿的痛苦，选择放弃治疗，期望尽早结束患儿的生命。②患儿因为有严重的生理缺陷给家庭带来沉重的经济负担。③未婚分娩后无力抚养。面对这些被父母遗弃的婴幼儿，医护人员常怀着仁慈之心为患儿捐款，提供必要的救治，并给予患儿亲人般的关爱、呵护。但是，弃婴现象增加不仅会影响医护人员的正常工作，更会给被父母遗弃的儿童心理带来难以愈合的伤害。如何减少弃婴以及对弃婴的妥善处置值得关注和研究。

思考案例

白血病患儿的一封信

奥斯卡是一位十岁的白血病患儿，骨髓移植及化疗均不能缓解他的病情，其父母和医生心情沉重，对他有关病情的提问避而不答。于是，他在信中写下了这段话：

我不再讨人喜欢了，自从我做过了骨髓移植后，我就觉觉我不讨人喜欢了。早晨，杜塞多夫医生给我做检查，好像我犯了什么错。其实我已经很配合手术了，我很乖，听凭他们给我上麻药，痛了也忍住不喊出来，吞下所有的药片。有几天我真想把杜塞多夫医生臭骂一顿，告诉他说不定就是他那两根黑眉毛把手术搞砸了。但他看上去那样难过，我就把骂他的话咽下去了。杜塞多夫医生越是沉默着、一副歉疚的样子，我就越感到自己有罪。我明白自己成了一个坏病人。

请思考：读过这一案例后，你有何感想？

第二节　老年科护理伦理
——一份关怀，成就优雅老化

一、老年科护理的特点

（一）生活护理负荷重

衰老是生命过程的自然规律，老年人的衰老除了表现在老年人外形的变化外，更重要的是各器官系统的功能减退。老年人身体功能逐渐下降，患病后更易感觉虚弱、生活自理能力下降，甚至无法自理。同时，老年人常合并多种慢性病，行动迟缓易发生跌倒，不仅恢复慢、病程长、并发症多，甚至可能伴随让老年人长期困扰的症状，如夜尿增加、尿失禁、吞咽困难、压疮等。老年人由于听力、视力及记忆力下降，有可能固执己见，对治疗护理的依从性较差，护士需提供格外的照护以保证护理的有效性。同时，护士还有可能要处理各种复杂的与老年人及家属之间的关系，如老年人可能被虐待或被忽视，必要时还需配合社会工作者利用多种有效途径为老年人争取权益，帮助他们安度晚年。

（二）心理护理要求高

老年人因衰老而出现的心理特点包括：①感知觉减退（例如敏感度下降，视力、听力衰退）；②记忆力下降，近期记忆能力差，远期记忆的保存效果较好；③接受新知识、学习新技能以及解决问题的能力均下降；④情绪趋向不稳定，表现为易兴奋、易激怒，喜与人唠叨，好与人争辩等；⑤人格特征改变，常感到孤独、寂寞、焦虑，猜疑心及嫉妒心重，性情顽固；多数患者在患病后对病情估计较为悲观，表现为精神过度紧张、瞻前顾后、焦虑、恐惧、沉默不语或拒绝治疗等。老年人在经历了退休、自身患病、亲友亡故等生活事件后，有可能出现情绪低落情况，甚至患上老年抑郁症。在老化的过程

Note:

中,老年人可能会体验到死亡焦虑。亲友亡故经历以及自身的病痛,可能诱发死亡焦虑的外显,表现为精神过于紧张、忧虑不安,不断向医务人员询问病情、治疗效果,当疗效不明显时则可能质疑治疗护理的正确性;有的老年人则可能因为病程长、恢复慢,需要家人长期的照顾而出现愧疚心理。这些都会影响到老年人的生活质量。因衰老引起的心理变化,导致老年人情感更脆弱,需要得到更多的关注。因此,护士需要学习老年心理学的基础知识和技能,在工作中做好老年人的心理支持,及时发现老年人的心理问题,做好老年人的心理疏导。

(三)安全护理任务重

生命安全是一个人生存和发展的首要前提。对于为老年人提供专业服务的护士来说,必须将老年人的生命安全放在第一位。老年患者常有不服老或不愿麻烦别人的现象,在病房或家中容易发生意外事件,如坠床、跌倒、误吸、误服药等,可引起外伤、骨折、窒息,诱发脑血管意外等危险,甚至可危及老年患者生命。在护理患者时,需加强观察和照顾,了解和掌握哪些患者易发生意外,做好风险防范预案,提醒老年患者注意环境中的危险因素,纠正其不良的生活习惯,如在床上吸烟等。在安全护理过程中,应加强老年病房及老年人居室适老设施的配套,如在浴室、楼道安设扶手,卫生间配备坐式便器等。另外,还需要注意老年人的用药安全。由于老年人肝肾功能减退,药物代谢减慢,半衰期延长,易导致药物蓄积,使药物不良反应明显增多。同时老年人因多病共存,常常需要服用多种药物。部分老年患者不能遵医用药,常发生滥用、多用、少用或忘用药情况,可能导致不安全事件发生。

二、老年科护理的伦理要求

(一)尊重生命,审慎护理

在护理老年患者工作过程中,护士应在法律法规规定及与老年患者意愿保持一致的情况下,重视和强调生命尊严优先。护士面对老年患者,要充分认识到生命尊严是平等的,不存在生命尊严上的大小、高低之别,不能因为患者年老而失去对其生命尊严的尊重。

老年人患病后常缺乏典型的症状和体征,即使病情较重,临床表现仍较轻,甚至没有明显症状。老年人常存在多种疾病并存,可能会导致症状、体征叠加,病情变化不容易被发现。因此对老年患者应仔细观察症状、体征的微小变化,不放过任何一个疑点或细微的征兆,及时发现和处理。严密监测老年患者的意识、生命体征和病情变化,掌握老年患者的用药情况,熟悉所用药物的药理作用、常用剂量、不良反应、注意事项,对药物的不良反应做到早发现、早处理,使药物治疗取得最佳疗效。老年护理无论在方法及质量上都需高标准和高要求,护士既要有高超的护理理论和操作水平,又要有高尚的护理道德和严谨的工作态度,审慎护理才能适应老年护理需求。

(二)最小伤害,鼓励自护

受传统文化的影响,我国老年人常认为"家丑不可外扬",一般情况下不会向外界传递自身面临的家庭困境以寻求帮助。若老年人主动向医护人员寻求帮助,最大可能是遇到了自己无法解决的困境。在面对老年患者的实际问题时,理想的方案是不让事件中的任意一方利益受损。老年人可能对自己失去了处理相关问题的信心,希望依靠护士来作决定。当出现这一情况时,护士须秉持理解和接纳的态度,调动老年人自身的思考及处理问题的潜能,用专业技巧帮助老年人作出抉择,使其按照个人意愿,安排自身的生活。但实际情况下,当护士遇到各种临床伦理决策难题,需要权衡利弊,而又不得不让事件一方甚至多方做出相应牺牲,来换取适当的结果时,护士应当权衡选择或建议选择伤害最小且最容易弥补的解决方案。当老年人的决定可能给老年人自己或他人带来伤害时,护士必须针对此种情况给予必要干预,并将干预风险降到最低。

根据奥瑞姆自护理论,最大限度维持及促进患者自我护理,满足生命发展中日常生活需要,体现生命的价值和意义。为了维持老年人的生命、维护和促进老年人健康及身心发展,应有意识地采取一系列措施促进老年人的自主调节行为,保持或提高老年人的自我照顾能力。在保证老年人的安全不受威胁的前提下,鼓励老年人自我护理。在日常工作中尊重老年人的生活习惯,人性化安排各项

Note:

护理工作。例如，老年人一般喜欢早睡早起，各种护理工作尽可能提前完成，避免或减少不必要的夜间打扰。护士希望老年人能改变不良的生活习惯，若采取批评方式，易引起老年人的不快。护士应借助健康教育的理论和方法进行，晓之以理，动之以情，鼓励老年人主动作出改变不良生活方式的决定。

（三）尊重人格，捍卫尊严

生命是珍贵的，然而比生命更珍贵的就是人的尊严。我国宪法明确规定，"中华人民共和国公民的人格尊严不受侵犯"。老年人阅历深，生活经验丰富，对家庭和社会做出了贡献，理应受到社会和晚辈的尊重。当人们步入老年，身体功能老化，疾病缠身，严重者往往失去生活自理能力。对于老年人来说，意味着失去生活质量和充分的自主性，对于家属来说，面临长期照护的挑战。老年人患病后感受到死亡威胁时，对被尊重感表现出更高的要求。因此，护士在与老年患者接触时，应特别尊重老年患者的人格尊严，包括生的尊严、活的尊严和死的尊严，称呼老年患者要有敬意，与老年患者沟通应有诚意。在有些情况下，子女们即使有强烈的孝心，也常常没有足够的时间和精力在床前长久陪伴。因此，对进一步尊重和保护老年人合法权益提出了更高、更迫切的要求。

尊严是让彼此都体面地有追求地活着，对大多数老年人来说，尊严也是让自己的存在价值得以体现的方式。当前老年人尊严缺位的现象基于最根本诉求无法被满足。每个人都会老，换位思考，需要更多人给予老年人耐心、包容、陪伴、关爱，让他们对生活有追求和期待，以提升老年人的生命质量，让老年人生活得更有尊严。在人类向死而生的过程中，让生命有尊严地谢幕也是生命质量中不可或缺的部分。对于遭受病痛折磨终日卧床，全身插满各种导管，缺乏自理能力的临终老年人，如何使其有质量、无顾虑地走完余生及有尊严地面对死亡是我们需要直视的护理及伦理问题。关心死亡、了解死亡，才能有计划地安排生命的历程，才能知道如何使患者及家庭得到更好的照顾，令患者有尊严地走完人生旅程。医护人员应尽可能帮助临终患者解除身体和精神上的痛苦，使其能更舒适地度过生命的最后阶段。如在护理过程中可以让老年人提前去感知生命的意义，可以更多地在思考中探索死亡究竟意味着什么，而不是等到死亡临近时才慌张、焦虑地面对。鼓励老年人和生命对话，帮助老年人在清醒和理智时接纳"优死"，让老年人有充分的准备安享晚年，避免痛苦死，实现尊严死。

三、老年科护理的伦理难题

（一）空巢老人的护理伦理问题

中国进入老龄化社会以来，是世界上老龄人口最多的国家，呈现"高龄化"和"空巢化"的发展趋势。代际关系的转变、孝道影响力的弱化、家庭关爱缺位、人文关怀力度不够等都使得空巢老年人伦理上的问题日益突出和严重。对空巢老年人日常照顾的缺失造成家庭在道德上的缺失。由于子女不在身边，再加上老年人的朋友本身相对少等原因，常导致空巢老年人生活迷茫困惑，长时间感到寂寞。部分老年人生活自理能力下降，不了解疾病危险信号而错过救治的最佳机会，影响老年人的生存质量。由于老年人收入减少，且随着年岁增长，身体功能退化，导致其医疗费用增加，更易产生无助感。这不仅对社会、经济等产生巨大压力，也对社会道德、家庭道德及个人道德等提出新的要求。关爱空巢老年人，保障空巢老年人基本生活及精神需求显得尤为迫切。

患有慢性病的空巢老年人，特别是合并失能、失智的老年人，其家庭、社会问题不容小觑。社区及家庭护士需及时了解老年人病情，进行疾病的监测，给予生活及心理上的关心、照顾，以及有针对性的慢性病管理与指导。对于这类老年患者要求护士树立整体护理观念，对患者身心实施全面护理，增强自身工作责任心，以良好的综合素质确保提供高效、优质的护理服务。从社会、家庭、法律等方面提出关爱空巢老年人的伦理原则，包括关爱和幸福原则、公平和行善原则、慰藉和尊重原则、公正和义务原则。有效解决或缓解空巢老年人伦理问题的路径包括：社会给予空巢老年人道德支持，形成空巢老年人关爱之风；法律给予空巢老年人权益保障；家庭给予空巢老年人关爱之情。上述路径既是满足关爱空巢老年人晚年幸福的需要，也是提升人文关怀及构建和谐社会的需要。

（二）失智症老年人的护理伦理问题

失智症作为全世界老年人残疾的主要原因之一，对患者本人及家庭乃至整个社会都产生了巨大影响。对失智症老年人的治疗和管理已成为不可忽视的社会公共卫生问题，对人群及家庭影响广泛，引发的伦理问题错综复杂。失智症老年人常伴有病因未明的原发性退行性疾病，多病共存，抵抗力差，易丧失独立生活的能力，严重影响老年人生活质量，给家庭及社会带来沉重负担。由于病程较长，呈渐近发展，家属常因病情不能好转且自身在照料中产生巨大的心理压力，易与工作人员产生纠纷。照顾的家属往往身心疲惫，不仅影响被照顾者的照顾质量，也影响自身健康，导致潜在安全性问题。同时，也存在有的家属无法长期陪护与潜在风险忽视、不得已采取身体约束与老年人自尊、生活质量与生命价值间产生的一系列矛盾。照顾者常因各种伦理问题而产生巨大的心理压力，易与护士产生纠纷。面对失智症老年人及需求没有得到满足的家属的责难，医务人员常常陷入道德困境。

推动开展失智症老年人健康与关怀服务，加强失智症老年人照护的有效干预，提高老年人生活质量。通过培训专业的养老护理员对失智症老年人进行长期陪护，以职业素质带动医德修养实现人文照护，实现护患有效沟通，构建医养结合的失智症老年人照护体系，进行综合性康复护理干预。转变服务理念，加强伦理知识的学习和应用，促进护患关系和谐，有效保障老年人权益。

（三）临终老年人护理中的伦理问题

随着老龄化社会的到来，老年人临终关怀问题是世界各国所共同面临的重要社会问题。临终老年人本身内心更加脆弱，心理非常复杂，心理学家罗斯博士认为部分临终患者对医生的诊断呈现出否认期、愤怒期、协议期、抑郁期和接受期五个阶段，行为上也会存在复杂的变化。在我国，对于如老年恶性肿瘤晚期患者，常担心患者不能承受病情带来的打击，提倡保护性医疗措施，隐瞒病情。这样出现医疗保护中保密原则与知情同意中告知原则的冲突。同时还会出现传统孝道文化与尊重患者自主权、临终关怀的死亡讨论与传统死亡观、选择积极治疗或临终关怀服务的伦理决策冲突等。在老年人临终护理过程中时常会出现有关患者心理、患者及监护人情感的伦理问题。比如为延长老年人生命，施以各种抢救治疗反而可能造成患者额外的痛苦和生活质量下降的状况。一方面患者希望尽可能多的家人随时陪伴在身边，另一方面，由于医院感染控制及陪护制度的要求无法做到家人随时陪伴在患者身边。对临终老年人实施临终关怀，可减轻其心理负担，解除其对痛苦及死亡的恐惧不安，满足身心及社会需要，还能帮助老年人家人分担痛苦。根据老年人的心理状态和实际需要适时适当告知病情及预后，尊重老年人的自主权，推广有关生死教育课程及伦理引导，构建和普及科学死亡观。护理学是充满人性的学科，提高老年人的生命质量，需要医护人员重视对临终老年人的身心照护。

第三节　传染科护理伦理
——一份尊重，抚慰孤独心灵

一、传染科护理的特点

传染科护理是传染病防治工作中的重要组成部分，由于大部分传染病具有起病急、病情重、变化快、并发症多等特点，且具有传染性，所以要求护士不仅要掌握常见传染病患者护理的理论知识和操作技术，还要有高度的责任感和同情心，严密观察病情变化，配合抢救工作，实施严格消毒隔离制度，履行疫情报告职责，同时还应积极开展社区健康教育，使公众掌握传染病的防治知识，达到预防、控制和消灭传染病的目的。传染科护理的特点如下：

（一）社会责任重

在传染科护理中，护士不仅应对患者负责，而且应对他人、社会负责。若护士工作责任心不强，对工作不负责，在一定条件下可能引起传染病的传播及流行，从而造成严重的社会后果。

Note：

（二）消毒隔离严

传染科（医院）是各种传染病集中的场所，每一个传染病患者都是传染源。为了控制传染源，切断传播途径，保护易感人群，护士从门诊到病房都应严格执行消毒隔离制度，防止将传染病传播给他人、家庭和社会。严格执行消毒隔离制度是传染科护理的重要特点。

（三）时间观念强

传染病具有传染性、流行性和暴发性的特点，特别是急性传染病，来势凶，发展快，若不能早期发现，及时诊断、治疗和隔离，患者病情会发展恶化，甚至死亡，同时疫情可能会迅速蔓延。因此，应及时发现传染病患者，及时救治和消毒隔离，及时报告疫情，有效控制传染源，将危害程度降至最低。

（四）心理护理任务重

传染病患者通常对自身所患疾病产生的压力较大，心理复杂，常见的心理问题有孤独感、被限制感和焦虑等。另外，不同年龄、性别、职业、病情等的患者还有个性表现。急性期患者常因发病急骤、思想缺乏准备而进入隔离病房，易产生焦虑情绪。慢性患者常因恢复期较慢而悲观失望，或情绪随病情变化而发生波动。护士应帮助患者消除顾虑和心理负担，增强患者战胜疾病的信心，促使患者早日康复。

二、传染科护理的伦理要求

传染科护理以严格的消毒隔离为标准，以防治疾病、控制疾病传播、促进传染病患者的康复为目的。传染科护理伦理有其特殊性。

（一）有效防护，履行职责

在传染病护理过程中，护士和传染病患者朝夕相处，受感染的机会较多。特别是在未知传染病流行初期，医学界还不清楚病原微生物及传播途径时，传染科的医务人员面临的风险更大。传染科护士工作辛苦，其护理质量直接关系到患者的健康安危，也关系到广大社会人群的健康利益。面对特殊的工作环境和重要的社会责任，护士不仅应具备忠于职守、无私奉献、全心全意为患者服务的人道主义精神，还要不畏艰苦和风险，热爱本职工作，充分尊重和体谅传染病患者，给予他们人道主义的关怀和温暖，帮助其消除思想顾虑和不良情绪，保持心理平衡，同时采取积极有效措施，及时治疗护理患者，促进患者康复。

护士明知有风险，偏向风险行的敬业精神是高尚道德的体现，但同时也要严格遵循防护原则。只有做好职业防护，保护自身安全，才能更好地服务于患者和社会。护士因为勇于奉献的精神，在抗击新型冠状病毒肺炎的工作中获得了政府和社会的高度评价。为保护易感人群，传染科护士应严格遵循医院感染防控的管理制度，履行消毒检测和技术培训工作，严格执行消毒隔离制度，强化无菌技术规范，树立对自身、患者和他人负责的高度责任心。对病房环境，患者随身携带物，患者分泌物及排泄物，使用过的医疗器具都应严格消毒灭菌，妥善处理。对隔离期内的患者应讲明道理，严格执行隔离制度，防止病源扩散，预防院内交叉感染。护士的生命和患者的生命同样珍贵、神圣，因此护士一定要做好自我防护和职业风险防范，切不可因防护措施繁琐而省略。若发生职业暴露，护士要及时处理，将危害程度降到最低。

（二）精心护理，周到服务

传染病患者内心世界较常人更加敏感和脆弱，对挫折和不幸承受力有差异，心理状况复杂。如艾滋病患者承受着巨大的社会压力和心理压力，有的患者因疾病迁延不愈甚至有生命危险而深感恐惧、压抑和自卑；有的患者承受来自升学、就业、家庭等方面的歧视，感到孤立无援甚至对外界产生敌意；有的患者因不安全性行为、吸毒而感染疾病，感到自责、愤怒，甚至自暴自弃；也有患者因传染科住院患者种类复杂，担心传染上其他疾病而过度恐慌。护士应理解患者的心理，细心观察其情绪变化，和蔼、耐心地与他们交流，及时发现问题，采取有效措施进行护理救治。护士不应对患者患病原因进行道德判断，应一视同仁，维护患者的人格尊严。针对患者心理问题进行相应护理，帮助患者

Note:

解除不良情绪，使其积极配合治疗及护理，尽早恢复健康。

医护人员应尽量使患者的治疗受到的痛苦最小，得到的疗效最大。护士应评估患者病情，因人制宜，周到服务，选择恰当的治疗护理方法，促进患者的康复。为控制烈性传染病的传播，医护人员需将患者和疑似患者进行严格隔离，并对其接触者进行必要隔离和监控，目的是为了保证患者和密切接触者以及社会大众的健康而暂时限制其活动，是人道的行为。同时护士应给予隔离的人群更多的同情和关心，提供全面周到的服务，鼓励患者通过电话、网络等方式获得家人、朋友及社会的支持。

（三）保护隐私，依法上报

护士应保护患者的隐私，不应将传染病患者、病原携带者、疑似传染病患者、密切接触者涉及个人隐私的有关信息、资料传播给无关人士。但对于危害公共健康的传染病，医护人员应依据《中华人民共和国传染病防治法》报告传染病疫情。医院确诊患者是传染病或疑似患者，须在规定的时间内向卫生防疫机构报告。对甲类传染病和乙类传染病中的严重急性呼吸综合征（SARS）、艾滋病、肺炭疽病等应按卫生防疫规定的时间要求，以最快的通信方式向发病地区的卫生防疫机构报告，并同时报出疫情报告卡。对乙类的其他传染病和丙类传染病患者和疑似患者也应在规定的时间内，向发病地的卫生防疫机构报出传染病报告卡。医务人员是法定的责任报告人，任何人不得隐瞒、漏报、谎报，任何授意隐瞒、谎报疫情的事件都是道德及法律所不允许的。

（四）预防为主，服务社会

中华人民共和国成立以来，我国政府为防治传染病提出并贯彻了"预防为主"的方针，传染病已不再是威胁人类健康的主要疾病。但同时也必须关注有些传染病还有上升趋势，特别是性传播疾病如艾滋病等。因此，医护人员要树立"大卫生观念"，动员全民重视传染病的防治工作。在传染病的防治工作中，肩负有控制传染源、切断传播途径和保护易感人群的责任。护士应积极主动预防接种，做好儿童计划免疫，并向人民群众普及传染病知识，使人们认识到不文明、不健康的行为可导致传染病。同时，护士应加强传染病患者的管理和可疑患者的隔离观察，严格执行各项规章制度，防止院内交叉感染。护士还应配合相关人员对被传染病病原体污染的场所、物品及医疗废物实施消毒或者无害化处置，切忌将未经处理的污水、污物随便排放。做好传染病防治工作，不仅是传染病护理的职业道德，而且是保护环境的社会公德和美德。

由于传染病具有传染性、流行性等特点，对社会的危害较大，因此护士在预防、治疗和护理患者的过程中应强调社会预防保健的意识，本着既要对患者个人及家庭负责，又要对社会负责的态度，发现疫情或传染源应立即向卫生防疫部门报告，并采取积极的预防措施予以配合。同时，应利用各种时机和形式向患者、家属和社会开展传染病的预防保健教育，提高全民预防保健意识，预防传染病的发生和传播。

知 识 拓 展

我国法定传染病种类

根据 2013 年新修订的《中华人民共和国传染病防治法》的规定，目前我国的传染病分为甲类、乙类和丙类。

甲类传染病包括鼠疫、霍乱。

乙类传染病包括传染性非典型肺炎、艾滋病、病毒性肝炎、脊髓灰质炎、人感染高致病性禽流感、麻疹、流行性出血热、狂犬病、流行性乙型脑炎、登革热、炭疽、细菌性和阿米巴性痢疾、肺结核、伤寒和副伤寒、流行性脑脊髓膜炎、百日咳、白喉、新生儿破伤风、猩红热、布鲁氏菌病、淋病、梅毒、钩端螺旋体病、血吸虫病、疟疾。

丙类传染病包括流行性感冒、流行性腮腺炎、风疹、急性出血性结膜炎、麻风病、流行性和地方性斑疹伤寒、黑热病、包虫病、丝虫病，除霍乱、细菌性和阿米巴性痢疾、伤寒和副伤寒以外的感染性腹泻病。

注：2008 年 5 月 2 日，印发了《卫生部关于将手足口病纳入法定传染病管理的通知》。根据《中华人民共和国传染病防治法》有关规定，为加强手足口病防治工作，经研究，决定将手足口病列入《中华人民共和国传染病防治法》规定的丙类传染病进行管理。2013 年 10 月 28 日，国家卫生和计划生育委员会根据《中华人民共和国传染病防治法》相关规定，对部分法定传染病病种给予调整：①将人感染 H7N9 禽流感纳入法定乙类传染病；②将甲型 H1N1 流感从乙类传染病调整为丙类传染病，并纳入流行性感冒进行管理；③解除对人感染高致病性禽流感采取的甲类传染病预防、控制措施。2020 年 1 月 20 日，国家卫生健康委员会发布 2020 年第 1 号公告，将新型冠状病毒感染的肺炎纳入法定传染病乙类管理，并采取甲类传染病的预防、控制措施。

三、传染科护理的伦理难题

（一）传染病报告与患者隐私保护之张力

传染病除了对患者本人造成身体和心理的伤害外，还在于其对大众及社会的传染性。在传染性非典型肺炎传播期间，患者生命健康与他人生命健康、患者卫生习惯与整个传染病防治的关系、消毒隔离的有效性与疾病的传播关系等成为社会关注焦点。对于传染性疾病，若让社会大众了解情况，就可能会侵犯患者的隐私；若为患者保密，就有可能损害与患者密切接触者及大众的健康。保护患者隐私权是每一个医务工作者的义务和职责，通常情况下，患者可以拒绝向医护人员透露其自认为是隐私的信息，而对医护人员，未经患者同意不得透露如患病情况等有关患者的任何信息，否则可被视为侵犯患者隐私权。传染性非典型肺炎发生后，我国的疫情报告信息系统有了进一步的发展和完善。当患者被诊断为传染病疑似病例或确诊患者，特别是法定传染病，医护人员应依据《中华人民共和国传染病防治法》报告传染病疫情。面对传染病报告与患者隐私权的矛盾，患者也有义务向医护人员报告自己疾病相关的信息，这是对患者自身负责，也是对社会负责。医疗护理活动应当遵守公共秩序及善良风俗原则，保护无辜者的利益，对患者实施有条件的保密是维护患者及社会大众利益的需要。

医护人员为了疫情防控所需之外，对患者的隐私权有保护的责任，包括对传染病报告信息系统的用户名及密码需进行严格的管理，对传染病报告卡应专人保管，不得泄露，并按要求定期销毁。

（二）隔离治疗与患者行动自由之张力

控制传染病流行有三个环节，其中控制传染源是控制传染病传播的重要措施。控制传染源是将患者、病原携带者予以隔离治疗，隔离期限根据医学检验结果确定。对疑似患者，确诊前在指定场所单独隔离治疗；对于医疗机构内的患者、病原携带者、疑似患者的密切接触者，在指定场所进行医学观察和采取其他必要的预防措施。对于拒绝治疗或隔离期未满擅自脱离隔离治疗的，可以由公安机关协助医疗机构采取强制隔离治疗措施。对"隔离"相关伦理问题，争议在于是否以"公共健康"之名侵犯了个人自由的权利。对传染病患者进行隔离，是出于对患者行为相关后果（有威胁他人和群体健康的可能）的考虑，并非是对患者本身个体自由权利的否定。权利存在的事实判断和对权利事实的价值判断之间应当加以区别。必要时对患者个体进行隔离，是为防止其权利滥用导致损害他人健康利益的后果，而不是对其自由权利的否定。英国著名哲学家密尔曾指出，"对他人利益的伤害或可能伤害就构成社会干涉的正当理由"。

《中华人民共和国传染病防治法》第十二条规定：在中华人民共和国领域内的一切单位和个人，必须接受疾病预防控制机构、医疗机构有关传染病的调查、检验、采集样本、隔离治疗等预防、控制措施，如实提供有关情况。疾病预防控制机构、医疗机构不得泄露涉及个人隐私的有关信息、资料。

控制传染源可以将传染病患者、病原携带者、疑似患者同大众人群分开，对于患者，可以创造更

Note:

安全、有效的治疗环境，促进康复；对于病原携带者和疑似患者，可以获得必要的专业观察，及时发现和确定是否患传染病，创造及时救治的机会，达到传染病预防和诊治的医学目的；对于健康人群，可以防止传染病源的进一步扩散，保护大多数人的健康利益。但对于被隔离者而言，其在一定期间内丧失部分自由权和自主权，这符合社会公益原则，既是对被隔离者自身健康和生命负责，又是对他人、社会的健康或生命及公共利益负责，是公民应尽的道义和义务。同时，采取隔离措施应根据相关规定，严格掌握使用标准和适用对象，防止滥用而侵害相关人的权益。

（三）免疫接种制度与个人自主之张力

从流行病学的角度而言，通过为个体进行免疫接种，可以有效提高易感人群的免疫水平，建立防御传染病的免疫屏障，是控制和消灭传染病的最有效手段，也是投入少、效益大的公共卫生干预措施。但现实中拒绝接种疫苗的儿童监护人不在少数，他们认为接种疫苗是个人的事情，只要个人不愿意就可以拒绝，这在一定程度上违背了公众的利益。我国实行有计划的预防接种制度，卫生行政部门根据传染病预防、控制的需要，制定传染病预防接种规划并组织实施。国家对儿童实行预防接种证制度，国家免疫规划项目的预防接种是免费的。医疗机构、疾病预防控制机构与儿童的监护人应当相互配合，保证儿童及时接受预防接种。

形成有效的免疫屏障须有足够比例的易感者接种疫苗，尤其在发生如新型冠状病毒肺炎重大疫情的状况下，更需要公众对接种疫苗的配合与支持。接种疫苗是个人对自身健康负责，也是维护社会公益的责任体现。在免疫接种实践中，医护人员应当遵守合法和诚实信用的原则，应对所有应接种的儿童在接种前后实施告知义务，维护接种者及接种儿童监护人的知情权，以保证实施有效的免疫接种。医护人员用于预防接种的疫苗必须符合国家质量标准，避免在疫苗管理和使用过程中出现伦理问题，保证疫苗运输与储存的安全，使用灭菌有效的注射器进行接种，保证被接种者的人身安全和合法权益。

第四节　肿瘤科护理伦理
——一份周到，关爱绝望生命

一、肿瘤科护理的特点

恶性肿瘤是一种严重威胁人类健康和生命安全的重大疾病，其发病率逐年上升。现代诊疗技术的进步使恶性肿瘤患者的 5 年生存率得到明显提高，但恶性肿瘤威胁人类生命的本质依然没有改变，许多患者在得知自身恶性肿瘤诊断后不可避免地会经历心理上的震惊、焦虑、绝望、恐惧和抑郁等强烈的情绪反应，给临床护理带来更多挑战。肿瘤护理作为护理学中的一个重要分支，以使肿瘤患者减轻痛苦、促进康复、提高生活质量为目的，要求护士应具备更高的道德水平。肿瘤科护理的特点如下：

（一）护理难度大

肿瘤患者常被各种症状困扰，包括疲乏、疼痛、癌性发热等。这些症状在疾病发生发展的过程中反复出现，影响患者的生活质量，尤其到疾病晚期，治疗效果不明显、症状加重，更加大了护理难度。同时，在肿瘤患者治疗过程中，放疗、化疗等会引起不同程度的不良反应，给患者带来巨大的痛苦。除了躯体症状外，患者还会产生恐惧、焦虑、抑郁、愤怒、绝望等多种负性情绪，直接影响患者的治疗和预后，也给护理工作带来更大的挑战。在护理过程中，肿瘤科护士需要处理由于肿瘤发展引起的并发症，重视预防、控制和减轻治疗所产生的不良反应，还需要通过积极的交流和疏导，帮助患者调节情绪，积极配合治疗，以达到最佳的治疗效果。

（二）护理范畴广

通常情况下，肿瘤患者都有较长的治疗期，肿瘤患者治疗后的延续护理必不可少。由于营养不良，机体对手术和放疗化疗的耐受性明显下降，不仅会缩短肿瘤患者的生存时间，而且会降低肿瘤患

Note：

者的生活质量。因此，合理营养和饮食在肿瘤患者的整个治疗和护理过程中都具有重要的作用。同时，护士应指导患者手术后功能锻炼，再造器官自理训练等，使患者恢复正常的自理能力，帮助患者重新适应在家庭、社会中的角色，为重返社会和工作岗位创造条件。如果恶性肿瘤发展到终末期，护士应尽可能为晚期恶性肿瘤患者提供舒适的环境以减轻痛苦，实施临终关怀，维护患者的人格尊严，帮助其平静地走完生命的最后旅程。

在疾病过程中，除了患者本人外，患者家属也承受着极大的心理压力，经历着同样的心理应激和适应阶段，患者家庭的正常秩序也受到了破坏，肿瘤科护士除了为患者提供治疗期和康复期的护理外，还需要为家属提供支持和帮助。

（三）素质要求高

随着现代医学科学技术的发展和护理模式的转变，肿瘤护理的范围及内容随之扩展。肿瘤科护士不仅为肿瘤患者提供手术治疗、放疗、化疗、生物免疫治疗等各种治疗护理，而且提供心理护理、康复护理、社区护理及临终关怀。肿瘤科护士不仅需具备扎实的医学、护理学专科理论知识和熟练的操作技能，还需要与护理肿瘤患者相关的社会学、心理学、康复学、营养学、伦理学、法律等多学科的知识。肿瘤科护士需为患者提供全面护理，促进患者康复，提高患者生活质量。

（四）职业防护严

化疗和放疗是肿瘤患者治疗的重要措施。化疗中使用的抗肿瘤药物大多是细胞毒制剂，具有致突变、致畸形等作用，在杀伤肿瘤细胞的同时，对人体的正常组织细胞也具有杀伤或抑制作用。在使用化疗药物延长肿瘤患者生命，提高其生活质量的同时，如果使用不当，也可能会因接触抗肿瘤药物而对护士健康产生一定影响。肿瘤放疗科护士每天接触各种肿瘤患者，在诊疗护理过程中，随时可能接触患者血液或体液、放射线危害等，这些可能也会影响护士的身心健康。因此，护士需提高职业防护意识，注意职业防护，保护患者及自身安全。

二、肿瘤科护理的伦理要求

护理伦理学在肿瘤护理中起到重要的作用，护士应具备广阔的知识，强烈的责任心和慎独精神，健康的心理素质，娴熟的操作技能及良好的沟通能力，实行人道主义，严格遵守保密制度。肿瘤护理工作中面临许多困惑，其伦理要求如下：

（一）管理症状，减轻疼痛

肿瘤及其治疗易导致机体出现一系列的症状，如疲乏、疼痛、口腔黏膜炎、恶心、呕吐、腹泻、便秘、睡眠障碍等，许多症状发生率高、发作时程度重、持续时间长，严重影响患者及家属的生活质量，加强对患者的症状管理成为肿瘤科护士的重要工作内容。护士应本着严谨的工作态度，认真评估各种症状的严重程度及其对患者的影响，倾听患者的主诉，秉持科学的态度和循证护理的理念，为患者提供高质量的症状管理服务。

疼痛是临床常见的症状，也是肿瘤患者最常见、最难以忍受的症状之一。疼痛影响肿瘤患者生存质量，使患者产生焦虑、抑郁、恐惧等不良情绪，甚至自杀念头。摆脱疼痛是肿瘤患者的基本权利，也是肿瘤科医护人员的基本职责，有效镇痛是对患者最人性化的护理之一。为使患者摆脱疼痛的基本权利得以实现，世界卫生组织（WHO）提出"到二十一世纪让全世界的恶性肿瘤患者不痛"的目标。WHO同时指出，观念错误、有限的疼痛控制知识、对药物成瘾性的担忧、疼痛控制资源的限制和有缺陷的持续性照顾等都是影响恶性肿瘤疼痛控制成功与否的因素。除了采用WHO提出的恶性肿瘤三级止痛阶梯治疗方案，还可采用音乐疗法、放松疗法、心理疗法和中医疗法等来缓解疼痛。医护人员应详细评估患者疼痛症状，鼓励患者表达疼痛，接受患者对疼痛的感受与反应，与患者共同探讨制定疼痛控制目标，充分发挥患者自主权，并提供精神支持。

（二）关怀照顾，引导适应

肿瘤患者的心理状态直接影响其生存时间与生存质量，其在治疗期间将面临许多心理方面的问题，需要亲人朋友和医护人员的尊重、理解、关心、支持和帮助。护士应帮助肿瘤患者接受现实，以平和而积极的心态来配合各种治疗，以期取得良好的治疗效果。护士应与患者建立友好融洽的护患关系，以热情友好的态度主动与患者沟通，关心患者，安慰患者，通过倾听患者主诉和观察患者行为表现，了解患者的心理状态，有针对性地给患者讲解肿瘤治疗的过程、治愈的可能性，介绍成功的实例，减轻患者的焦虑与恐惧心理，帮助患者树立战胜疾病的信心。关爱患者，鼓励患者参加肿瘤康复团体，提供照顾者对患者进行照顾的技巧，动员社会支持系统的力量来关爱患者，增强其自尊感和被爱感，提高其生活质量。

放疗后皮肤的改变或化疗后脱发的出现等会在一定程度上导致患者出现自身形象的改变，这是肿瘤患者产生畏惧情绪的主要原因，特别是年轻女性对自身形象的改变更难以接受，心理压力大，对治疗不利。护士应了解患者的情绪反应，帮助其对自身形象在某一阶段的改变做好思想准备，正确面对其形象改变。护士应在相关治疗前，给患者讲解引起形象改变的原因，并强调只是暂时的现象。帮助患者提前准备如假发、帽子、围巾等修饰物，以满足患者的自尊心理。

（三）尊重自主，施治有度

医护人员应遵循尊重生命、减轻伤害、尊重自主权及合理使用有限医疗资源的伦理原则。对于为肿瘤患者提供的每一种护理措施，护士应权衡其给患者带来的利弊得失，作出合理可行、以患者为中心的护理决策。在患者对自己的病情完全知情的前提下，让患者参与选择治疗护理方案，是对患者自主权的尊重。准确的信息是选择的前提，护士不仅要清楚患者在护理方面的情况，而且对医疗情况也应及时准确了解，特别是当患者病重或病情变化快时，医护应及时沟通，避免对患者提供不准确信息，影响患者对治疗方案的选择。

（四）强化指导，广泛宣传

肿瘤患者的健康指导应贯穿患者治疗、康复的始终，使出院的肿瘤患者能尽快学会自我照顾，进行功能锻炼，调节身体器官功能和外观改变给生活带来的诸多不便，最终适应社会需要，重新实现自我价值。同时，为完成促进健康、预防疾病、协助康复及减轻痛苦的护理任务，护士应走向社会，开展防癌普查、咨询讲座、科普宣传等，普及有关防癌知识，改变不利于健康的各种行为习惯，建立科学的生活方式，提高自我保健的意识和能力。

三、肿瘤科护理的伦理难题

（一）知情同意与保密的问题

保护患者自主权、维护知情同意权和为患者保密是护士应遵循的伦理道德准则。《中华人民共和国民法典》明确规定对患者履行病情告知是医务人员的法定义务，但也规定"不能或者不宜向患者说明的，应当向患者的近亲属说明，并取得其明确同意"。实际工作中，何种情况为"不宜向患者说明的"，如何在病情告知与避免不利后果中权衡，是保障患者的知情同意权，还是按照家属要求对患者病情保密，成为困扰医护人员的难题。

1. 患者要求知情，其亲属要求隐瞒　医护人员应根据患者的病情及其承受能力，判断患者得知实情后的可能反应。通常情况下，家属被认为是最了解患者的人，由家属初步判断患者的承受能力，医护人员再确定是否告知患者实情似乎合理。但是，家属往往低估患者对肿瘤诊断和病情的承受能力。根据临床观察，大多数患者得知真相后经过一段时间的调整，都能较好地调节和应对。医护人员应根据患者情况综合分析，若患者有强烈的知晓病情的愿望，且患者心理承受能力远比其亲属想象要强，隐瞒和欺骗给患者的心理煎熬远大于被告知实情所承受的压力时，应做好患者亲属的思想工作，对患者讲出病情的真相。如果患者有一定的心理承受能力，告知恶性肿瘤患者真实的诊断和预后，能使其在完全知情的情况下，作出合乎自身利益和家庭利益的治疗决策，且患者能自己做主，更好地计划和安排人生最后阶段的生活。

2. 患者已知情，要求向亲属隐瞒　患者知晓确诊肿瘤的实情后，可能为了怕家属担心，而要求医护人员向第三者保守病情的秘密。《中华人民共和国民法典》规定"医疗机构及其医务人员应当对患者的隐私和个人信息保密"。当患者提出向家属隐瞒病情的情况下,医务人员有替患者保密的义务,应当理解和尊重患者的决定。但是,实际情况中,肿瘤的治疗往往需要患者家属在物质上和精力上持续投入,家属知情有利于帮助患者分担经济和精神压力。如果患者亲属不知情,可能忽略患者的治疗,甚至冷落患者,反而会给患者造成更大的心理压力。因此,医护人员应当了解患者向家属隐瞒的原因,向患者分析其中的利弊,针对实际情况作出决定,一般在征得患者自愿同意的前提下,从有利于患者治疗的目的出发,争取家属的知情、理解和支持;但患者仍不同意的,应当尊重患者的决定。

3. 患者要求保密,可能危及自身、他人或社会安全 医疗护理行为应当遵守公共秩序及善良风俗原则。当患者要求医护人员为其保守患病的秘密可能威胁其自身、他人和社会时,如患者知道恶性肿瘤诊断后失去治疗的信心、生活的勇气和希望,有自杀倾向或报复社会的想法而要求为其保守秘密时,医护人员应安抚患者,婉言拒绝并应立即采取相应的防范措施。

总之,医护人员是否应当将疾病实情告知肿瘤患者,是当前颇有争议的问题。在医疗实践中应充分考虑患者的家庭背景、疾病状况、自主理念、心理素质等因素的不同,以尊重患者主观愿望为前提,在患者做好充分心理准备的时候,选择适当的方式告知患者。肿瘤科医护人员在治疗护理肿瘤患者过程中,既要尊重患者知情同意及保密的权利,又要兼顾"不伤害"的原则,权衡利弊,把握"保密"和"知情"的内容和尺度。

(二)如何告知病情的问题

从护理伦理学的角度,知道疾病的真相是患者应有的权利,有助于患者主动适应今后的变化及生活。但告诉患者"坏消息"的方式会影响患者对疾病的应对能力和情绪反应。若不考虑患者的承受能力和心理反应,以直接的方式告诉患者实情,会增加负性信息所产生的不利影响。因此,告诉患者"坏消息"需要医护人员与患者进行理性和谨慎的沟通,采取适当的方式告知患者真实病情,以期达到满足患者对疾病的知情权,同时又不导致患者出现突然和严重的心理应激反应。病情告知的基本原则如下:

1. 协助患者做好心理准备 在疾病诊断治疗过程中,患者疾病诊断一旦确定,应尽早协助患者做好面对肿瘤实情的心理准备。

2. 提供情感支持的环境 告知患者病情前,应营造充满情感支持的环境及氛围,这种情感支持既来自医护人员,也来自家人,因此病情告知时建议家属在场,并帮助患者记录和处理有关信息。

3. 医护协同告知 在告知患者实情时,需要由一名高年资的有肿瘤病情告知经验的医生和一名护士一起进行。医护配合关心患者,体现对患者的重视和尊重,一方面因医生对患者病情有充分的了解和专业的判断,另一方面护士能提供患者所需的情感支持和必要的信息,对患者的心理反应进行必要的应对。

4. 告知恰当病况内容 多数患者希望了解疾病的诊断、治疗及不良反应,能参与治疗方案的选择,并有助于有效地配合治疗护理。医护人员在诊疗活动中应当向患者说明病情和医疗措施。对需要实施手术、特殊检查、特殊治疗的,医护人员应当及时向患者说明医疗风险、替代医疗方案等,并取得其明确同意;不能或者不宜向患者说明的,应当向患者的近亲属说明,并取得其明确同意。

5. 采取循序渐进的方式 在告知患者肿瘤真相前,应对患者的情况包括心理反应、承受能力及应对方式进行评估,采取以患者能接受的方式和速度告知,给患者一定时间让其作出反应,提供安慰,关心患者的想法和担忧,让患者有权自主决定需要对病情完全告知或部分告知。医护人员也应清楚不是每一位患者都希望知道自己的真实病情或全部病情。

6. 提供专业支持和安慰 医护人员根据患者的反应,给患者提供相应的专业支持和安慰,向患者传递治疗疾病的信息,与患者讨论治疗方案和可能的预后,回答患者对疾病及治疗等的疑问,让患者切身感到他(她)不是一个人在战斗,有医护人员同他(她)站在一起。

Note:

（三）保存生育力的问题

近年来，随着治疗方案的改善，恶性肿瘤患者的 5 年生存率明显提高，越来越多恶性肿瘤患者，尤其是年轻患者，希望能保存自己的生育力。实施生育力保存是恶性肿瘤患者的一项基本权利，是否保存患者的生育力，以及如何保存生育力是恶性肿瘤治疗过程中面临的一项难题，也是涉及个人、家庭和社会的问题。生育力保存涉及对配子和生殖腺体组织的手术处理、体外培养、冷冻保存或复苏移植等程序，存在许多风险，也涉及许多伦理问题，尤其是生育力保存是否会对子代健康造成影响是人们最为关心的问题。恶性肿瘤患者的生育力保存需要肿瘤科、生殖医学科、妇产科、男科等多学科协作共同完成。医务人员在制订治疗方案时，需要评估恶性肿瘤患者生育风险，考虑治疗方案对患者个人、胎儿和家庭的影响，在治疗前，应充分告知患者疾病及治疗方案对其生育力的影响，分析利弊，在患者充分知情情况下，共同制订最有利于患者的治疗方案。对于具有强烈生育意愿的患者，应在病情允许的情况下尊重患者的要求，为其提供最佳的生育力保存方案。

（张凤英 黄晓燕）

思考与练习

一、简答题

1. 请简述儿科患者护理的伦理要求。
2. 请简述老年科患者护理的伦理要求。
3. 请简述肿瘤科患者病情告知的基本原则。

二、案例讨论

【案例】

患者，女性，65 岁，以肝癌诊断收入院。住院后，患者女儿反映其母亲性格敏感，感情脆弱，如果让其母亲知道自己所患疾病的真实情况，她担心母亲会出现强烈的情绪反应，失去生活的勇气，因此，她请求相关医护人员不要告知患者恶性肿瘤的诊断和病情的严重程度，建议大家统一说辞，告诉患者诊断结果是"肝硬化"。

请思考：

1. 如果您是该患者的主管护士，您将怎么处理？
2. 该案例中的伦理争议是什么？

URSING

第七章

临床护理实践中的特殊技术伦理
——脆弱生命的守护神

07章 数字内容

学习目标

- 知识目标：
  1. 掌握：生育控制、辅助生殖技术及器官移植的伦理原则。
  2. 熟悉：优生优育的伦理要求、辅助生殖技术的伦理道德、器官移植的伦理难题与选择标准。
  3. 了解：性健康与性教育的伦理责任及妇产科护理的伦理难题。
- 能力目标：
  运用基本伦理原则分析在性教育、辅助生殖技术及器官移植等护理实践中的具体问题。
- 素质目标：
  具有正确处理临床护理实践中特殊技术伦理问题的基本能力。

———————————————— 导入案例 ————————————————

器官移植伦理与选择

某医院器官移植病区住有两位患者,因病情进展,同时均需进行肝移植。一位是张某,男,45岁,因常年嗜酒导致严重肝硬化;另一位是李某,男,25岁,待业,在购物时因抓歹徒而被刺,导致肝脏破裂,生命危在旦夕。现有一肝脏可供移植,两位患者组织配型均符合,张某能够付得起手术费,而李某家庭拮据。

请思考:这个供肝应优先移植给谁,为什么?

现代科学技术水平的突飞猛进及其在生命科学领域的推广应用,助力医学研究突破了诸多科学难题:辅助生殖技术可以培育出"试管婴儿";基因治疗能使许多"绝症"得以治愈;器官能"移花接木"地得到移植……高新医学技术及研究成果的应用为人类诊治疾病、延长寿命、提高生命质量带来福祉的同时,也导致人们行为方式的改变,与传统道德观念之间发生了冲突,人们开始从新的角度对伦理道德问题进行理性反思。

第一节　生殖健康的护理伦理
——源于生育的欣喜与担忧

一、生育控制的护理伦理

(一)概述

生育控制是对人的自然生育过程的干预或限制,包括对可能生育不健康后代的干预和对人的正常生育能力的适当限制,目的在于提高人口的质量,调节人口的发展速度。生育控制政策和措施是根据人类和社会发展的需求而调整。生育控制的护理工作重点包括:针对相关政策对患者进行宣传引导;向育龄人群宣传生育控制的生理卫生与疾病知识,指导其掌握一定的避孕知识与方法,从而做出安全有效的生育控制行为。

(二)生育控制的伦理要求

1. **有利原则**　生育控制的实施应当充分考虑:①利于当事人的身心健康。生育控制在考虑人口发展质量和数量的同时,也应考虑到当事人的期待与实际需求,应提倡对当事人采取科学的节育措施。②利于家庭功能的更好发挥。当下我国家庭呈规模小型化、结构多样化的发展趋势,独生子女家庭和独居老人比例升高,家庭生育及养老功能弱化。生育控制政策的调整有利于提升家庭发展能力及生活质量。③利于促进社会发展。我国目前的人口生育水平低,劳动力平均年龄不断提高,人口发展周期较长,及时调整并完善生育政策,有利于优化人口结构,增加劳动力供给,减缓人口老龄化的压力,促进出生人口性别平衡,增强经济发展活力。

2. **知情同意原则**　对于接受生育控制服务的当事人,护士有义务告知有关生育控制措施的原理、风险、利弊和具体方法等信息,任何控制生育的手术都必须在服务对象签署书面知情同意书后方可施行。开展护理工作时,要严格遵守职业道德规范。

3. **尊重原则**　实施生育控制措施时,要求将当事人本身看作是目的而不是当作达到其他目的的手段。要尊重当事人的权益,当个人利益和社会利益发生冲突时,切忌对当事人进行强行实施。护士应特别注意不歧视有婚外性行为或婚前性行为而寻求帮助的当事人,不得对其进行道德评价,应适时对其进行心理疏导和必要的性教育。护士应根据服务对象不同的特征与实际情况,选择合适的方法正确指引,给予对方充分的理解与尊重。

4. 保密原则 在实施控制生育技术服务中，要重视保护当事人的隐私，做到对患者的情况不议论、不宣扬、不信谣、不传谣，以便减轻患者顾虑，使患者安心接受各项生育控制技术与服务。

（三）生育控制的伦理问题

1. 避孕的伦理问题 避孕作为生育控制的基本手段，曾在较长一段时间未得到社会的普遍认可，主要原因如下：①一些人认为，婚姻与生育密不可分，避孕切断了性行为与生育之间自然的联系。②以往的避孕技术和方法因低效、不安全或存在严重副作用等不被人们接受。随着避孕技术和方法有效性与安全性的提升，避孕逐步成为人们自愿的选择，但也带来一些伦理难题。

（1）避孕是否使人们放弃生育的义务而影响人类繁衍生息：避孕的产生，将妇女从沉重的生育负担中解脱出来，有事业心的女性可以选择不生或少生孩子。合理避孕是为了更合理、更有计划地生育，比如在一段时间选择避孕的人们，可以根据家庭、工作、身体等情况，选择在合适的时间段生育等。

（2）避孕失败是否会导致更多的人工流产：二者并无必然关联。

2. 终止妊娠的伦理问题 20世纪中叶前，终止妊娠主要被用来救治母亲的生命，无论是医学实践还是伦理实践，一般都认为母亲比胎儿更重要，引产救母是很久以来就形成的传统。20世纪中叶后，当终止妊娠被用于出自个人或社会动机的生育以及避免异常胎儿出生等方面以来，在"为控制生育和优生而进行终止妊娠是否合乎伦理道德"问题上，引起了伦理学上的争论，如"胎儿是不是人""胎儿是否拥有出生的权利""胎儿的法律和道德地位如何""终止妊娠在何种程度上可被认为不违反伦理道德"等问题成为了争论的焦点，国际上主要形成四派观点：

（1）保守派：从怀孕开始，胎儿就拥有了生命权和完全道德上的权利。因而，反对任何形式、阶段的人工流产。

（2）温和派：当胎儿具有生存能力时便拥有了生命权利和道德权利。因此，怀孕早期终止妊娠是允许的，但在怀孕后期终止妊娠应当受到谴责。

（3）自由派：即使胎儿拥有生命的权利，其权利也不是绝对的，当他的权利与母亲的权利冲突时，母亲根据个人意愿使用其身体的权利应该得到尊重。因此，治疗性终止妊娠和母亲特殊原因（如遭遇强奸等）受孕而采取的终止妊娠应该得到允许。

（4）激进派：胎儿是母体的一块组织，在出生前，胎儿没有任何权利，任何阶段、任何理由的终止妊娠在伦理上都可以接受。但人口控制应主要依靠避孕措施，终止妊娠不利于妇女的健康，只能作为节制生育的补救措施。目前，有很多国家严禁性别歧视导致的终止妊娠，非医学原因的终止妊娠被视为非法；有的国家出生人口严重下降，政府采取鼓励生育的政策。这反映了生育控制的伦理价值观念在不同社会文化背景下有不同的判断标准。

在我国，非医学需要的胎儿性别鉴定、人工终止妊娠和大月份引产都是违法行为。

3. 绝育的伦理问题 绝育把婚姻与生育彻底分离开来，因此，在很长一段时间内难以被人们接受，尤其当绝育成为控制人口增长的手段时，遭遇了前所未有的阻力，主要体现在以下方面：①传统观念的影响。如有些人认为绝育剥夺了人类自然的生育权，破坏了人体的整体性，使人类物种的自然繁衍受到了影响。在一些西方国家，绝育作为个人的权利已被认可，但出于社会理由而行绝育术却遭到大多数人的反对。②技术水平的影响。绝育术作为一项手术，必然具有潜在的风险，由于技术水平、医疗条件等方面的局限，有可能给受术者带来生理上的伤害，如术后并发症等。这也在一定程度上影响了人们对绝育术的认识与接受程度。

对于患有不宜妊娠疾病的妇女，通过绝育防止妊娠以维护其健康，伦理上是可以接受的。绝育面临的主要伦理困境在于：为避免有严重遗传性缺陷的新生儿出生，对遗传病基因携带者或患有严重遗传病者，尤其是智力严重低下者能否实施强制绝育、实施强制绝育是否侵犯了他们的生殖权利或生育权利等问题。根据伦理学的有利原则，采取绝育措施符合某些人的最佳利益，但在实施时必须极其慎重，应充分考虑：①科学确定哪些疾病属于严重遗传病，患病者一旦生育，可能带来的后果十分确定。②对确实患有严重遗传疾病者，依据伦理学的尊重原则对其生育行为予以劝阻，或给出运用辅助生殖技术获得后代的建议。在劝阻和建议时，要遵循知情同意原则，禁止实施强制绝育，在患病者具有独立思考能力的前提下，应尽可能由本人作出抉择。③手段合理，术式得当，能保证受术者的健康。

二、优生优育的护理伦理

（一）概述

优生是人类应用遗传学的知识和原理，采取适当措施，防止在子孙后代中发生遗传病，改善遗传素质，提高人口质量。英国生物学家弗朗西斯·高尔顿（Francis Galton）于1883年首次提出优生学（eugenics）的概念，即在社会及道德观念等的制约下，全面研究人类的基本生物学特性，限制和消除进化过程中可能出现的各种不适于人类生存的遗传基因，改善和维护有积极意义的遗传因素，使后代在体能上、智力上都不断地提高，使整个人类的生物特征日趋完善、健康繁衍。优生优育的护理工作重点体现在：针对相关政策对育龄人群进行宣传引导；向育龄人群宣传婚育健康知识、开展健康婚育指导等健康教育工作；协助医生做好孕前优生健康检查、风险评估、咨询指导等工作；加强孕产期保健及随访服务工作。

（二）优生优育的伦理要求

1. 控制存在生育缺陷者婚育

（1）控制患某些严重遗传疾病者及严重精神分裂症者婚育：父母患有严重的遗传疾病，会通过生育遗传给后代，也给父母、家庭、社会带来沉重负担。因此，控制患有严重遗传疾病者生育被认为是符合伦理道德的。1907年，美国颁布了世界上第一部《优生保护法》，明确规定了患有遗传性精神病、遗传性智能缺陷等5大类30多种遗传病者不能生育。我国一些地方性法规规定患有严重遗传性精神分裂症、癫痫病、血友病、先天性肌无力病等遗传疾病者不适合婚育，或在治愈前暂缓婚育。

（2）控制智力严重低下者婚育：严重智力低下者没有行为能力，不明伦理是非或伴有残疾，生活自理能力极低，需要社会或家庭的保护和照顾，可能受到歧视或被抛弃。家庭、社会尊重其生存的权利，但若不进行生育控制，其致病基因会传给下一代。对严重智力低下者实行生育控制是对人类生存质量和其自身利益的考虑，但随着科学技术的进步和社会的发展，婚育控制的范围应随之调整。

（3）控制近亲结婚：近亲结婚是指共同祖先的直系血亲和近三代以内旁系血亲之间的婚配。据世界卫生组织（WHO）统计，人群中每个人携带5～6种隐性致病基因。毫无血亲关系的两人婚配，携带相同隐性致病基因的可能性小；近亲结婚的夫妻携带的隐性致病基因相同的可能性大，易形成隐性致病基因的纯合子，导致后代遗传病发病率高。近亲结婚的子女患先天畸形和遗传病的发病率比非近亲结婚的子女高150倍。因此，控制近亲结婚是十分必要的。

2. 提倡婚前检查与适龄生育

婚前检查是对准备结婚的男女双方可能患有的、影响结婚和生育的疾病进行医学检查，防止传染病和遗传性疾病的蔓延。其意义在于：①利于男女双方和下一代的健康。通过婚前全面检查，便于发现异常情况或疾病，从而进行积极矫治。如发现对结婚或生育会产生暂时或永久影响的疾病，可在医生指导下做出对双方和下一代健康都有利的决定和安排。②利于优生，提高民族素质。通过婚前检查，医生可对某些遗传缺陷作出明确诊断，对"影响下一代优生"的风险程度进行预判，为男女双方的婚育决策提供帮助。③利于帮助男女双方主动、有效掌握受孕时机和避孕方法，为提高计划受孕的成功率提供指导；对于准备避孕者，可采取科学有效的方法减少计划外怀孕与人工流产概率，保护妇女儿童的健康。④利于传播婚育健康知识，进行健康婚育指导。

适龄生育是指兼顾个体生理、后代健康和人口控制三个方面，选择在适宜的年龄进行生育。有统计结果表明，20岁以下妇女所生子女中，各种先天性疾病的发病率比24～34岁妇女所生子女的发病率高出约50%。从人口控制看，适当晚育有利于人口控制。从医学角度看，女性最佳生育年龄是25～29岁，男性为25～35岁。妇女晚育所生子女出现先天性缺陷的可能性增加，不利于优生。

3. 提倡遗传咨询

遗传咨询是运用遗传学和临床医学的基本原理和技术，为有可能生养患遗传病子女的夫妇提供优生知识辅导。通过遗传咨询，便于知晓如何阻断某些遗传病的延续、减少先

Note:

天性疾病患儿的出生。开展工作时需遵循以下原则。①各方利益的权衡：遗传咨询后的决定涉及夫妇、未出生孩子及其他家庭成员的利益，但应以遵循咨询夫妇的利益和需求优先。②咨询医生与咨询者价值观的平衡：当咨询医生提出的医学处理意见依然与咨询者的价值观不一致时，最终应尊重咨询者的价值观。③保密与讲真话的平衡：应以保护咨询者最大利益为原则。当咨询者的遗传信息严重影响到其家属利益时，护士应提醒咨询者将该信息告知家属，如咨询者要求保密，应尊重其选择。因为泄露秘密会导致其在就业、保险等方面受到歧视，而对于某些遗传信息，可以选择适当时机、方式和场合告知等策略。

4. 注重产前诊断 通过医学方法检查胎儿是否正常，如有异常，则根据其性质和程度采取继续怀孕或终止妊娠的措施。进行产前诊断时应遵循：①检查前应把有关问题向孕妇和家属交代清楚，做到知情同意。②检查时避免损伤孕妇和胎儿；检查后客观、如实作出结论，并主动劝说孕妇和家属放弃患有严重遗传病或先天畸形的胎儿；如确有必要，可做防止遗传病的产前性别鉴定，以便对是否继续妊娠作出判断。我国和世界上大多数国家明令禁止非医学需要的性别鉴定和选择性别的人工终止妊娠行为。护士须严格执行有关规定，仔细查验和登记受检者身份。不能接受不合理、不合法的请求。凡是给未经批准和无有效手续的孕妇进行胎儿性别的产前诊断，都是违反有关法规要求的。

5. 加强孕产期保健 孕产期保健是对母体和胎儿进行的系列保健工作。护士应参与宣传普及孕产期保健知识、熟悉孕产期用药原则、做好高危妊娠监护、加强产程观察和监护等孕产期工作；促进新生儿保健，做好新生儿喂养、预防新生儿常见病等护理工作。

三、性健康与性教育的伦理责任

（一）性健康

1. 概念 性健康是指具有性欲的人在躯体上、感情上、知识上、信念上、行为上和社会交往上健康的总和。其衡量标准包括性生理健康、性心理健康和性行为健康。

2. 性健康的伦理原则 ①自主与尊重原则：当代性道德倡导男女平等的性权利，尊重对方的人格权利与尊严。②不伤害原则：在处理两性关系中，要爱护且不伤害对方，使性行为不损害双方的身心健康。③爱的原则：以爱为基础的性活动才能达到感情交流及性权利和性义务的统一。④隐密原则：性生活的双方应注意隐蔽保密。⑤婚姻性爱原则：人类的性道德具有明显的社会性，性行为受到社会道德规范与法律制约。婚姻缔约是性道德规范在法律上的表现形式。⑥不仇视原则：离婚夫妻或恋爱分手的双方应理智对待，不互相仇视，更不做有损双方利益的不当行为。

3. 对护理工作的伦理要求 在诊疗活动中，护士处于相对主动的地位，伦理道德问题显得更为重要，总的原则是：①尊重患者的性权利；②重视对患者性健康的保护；③保护患者隐私；④建立完善的规章制度，保证患者的性权利不受侵犯，也保证护士的名誉不受损害。

（1）性传播疾病防治中的伦理：社会性道德对性病通常持批评态度。护士须遵循的道德原则有：①科学认识性病的传播途径，客观对待检查结果，防止主观臆断和认识上的偏向性。②注重保护患者隐私，处理好为患者保密与维护社会公众健康利益的关系。③尊重患者，消除其因担心被歧视而产生的心理顾虑。④严肃认真，不谋私利。在检查异性患者时，要有与患者性别一致的护士或家属在场，使患者感到安全，避免发生不必要的医疗纠纷；不做不必要的检查，不暴露与检查无关的部位或任意扩大检查范围。⑤重视宣传与教育工作，普及性病防治知识，帮助人们树立正确的性观念。⑥及时报告疫情，维护公众健康。

（2）性治疗和性学研究中的伦理：在开展相关工作中，要注意保护患者隐私；护士要了解患者的性问题，必须先摒弃偏见，为患者提供客观建议，而不是价值判断和道德说教；正确使用有性内容的影视资料和图片；在开展性治疗或性学研究中，不能与患者有任何形式的性接触。

（3）变性手术的护理伦理：变性手术是针对易性癖患者进行的性别重塑整形外科手术。易性癖（transsexualism）是个体在性角色中表现出的性别自我认知障碍（gender identity disorder），在兴趣、爱好、装扮等方面表现出强烈的异性化倾向，患者清楚自己的生物学性别，但在心理上感觉并深信自己是另一性别的人，渴望完全按照异性的角色生活。患者往往承受着巨大的心理煎熬和痛苦，有权利得到救助。由于变性手术不可逆，患者术后需要适应变性后崭新的社会角色并面对来自社会的众多压力，手术要慎之又慎，不宜大量开展。护士在参与变性手术及其护理的过程中，应告知变性手术的潜在危险及将来可能面临的一系列问题，使患者在充分知情的前提下做出审慎的选择，并要与其他医务人员紧密合作，严格控制、审查变性手术的适应证，减少或避免不必要的法律与社会伦理纠纷。护士要注意保护患者隐私，给予患者心理辅导，使其能尽快适应术后的角色，顺利回归社会。

（4）性心理、行为异常疾病的护理伦理：在临床工作中，护士可能遇到露阴癖、窥阴癖、恋物癖等性心理障碍者，其共同特征在于性心理或性行为明显偏离正常，并以性偏离作为性兴奋、性满足的主要或唯一方式。性心理障碍的发生有复杂的生物、心理和社会因素。目前对性心理障碍患者的治疗主要包括心理治疗和精神治疗两个方面，同时辅以药物治疗以缓解患者的焦虑或抑郁情绪。在护理这类患者时，护士要以平等的态度对待患者的治疗与护理，对其心理的痛苦赋予同情与关心，并适时给予心理辅导与支持，引导其正确认识疾病，使其积极配合治疗、应对生活，帮助其回归社会，同时对其隐私保密。

（二）性教育

1. 概念　性教育是教育者通过性知识讲解、性问题咨询、性行为塑造等活动，帮助个体掌握科学正确的性知识，形成正确的性态度和性道德观，培养健康的性心理和性行为，主要包括：①性知识教育；②性态度教育；③性伦理与性法制教育；④健康负责的性态度和性行为的培养。

2. 性教育的伦理原则　性教育的内容敏感而隐秘，在国人"耻于公开谈性"的社会背景下，性教育的开展有一定难度，护士需掌握适当的方式方法，并注意遵守以下原则：①科学性原则。护士应严肃认真地对待性教育，对大众的各种"性"问题给予科学和正面的解答，不回避、不夸张、不臆测。②不评判原则。在进行性教育时，要摒弃偏见，以客观公正的态度面对受教育者，避免评论其已有的性价值观，切忌将性教育演变成为单纯的道德说教和价值判断。③平等原则。护士应认识到许多性问题的发生往往源于不平等的两性关系与两性权利，在处理相关问题时，应树立两性平等的意识，倡导建立和谐自然的两性关系。④尊重和理解原则。认真倾听受教育者的问题与想法，理解其道德观和生活态度，以平等、尊重的态度引导受教育者提高认识并解决问题，根据其文化习俗特点选择适合的健康教育方式。⑤进化原则。人类的性发展史是一段逐步走向文明的历程，护士要与时俱进，以进化观看待性教育中的问题，向大众宣传倡导积极、健康、负责的性观念。

四、妇产科护理的伦理问题

（一）妇产科护理的特点

1. 妇科护理的特点

（1）服务对象的年龄跨度大：女性患者可能是十几岁的青春少女，也可能是老年妇女。处于不同年龄阶段的女性，其身心特点各有不同，护士需有针对性地加以照护。

（2）心理护理的难度大：女性的情感世界常常更加复杂与敏感。女性生殖系统各器官的功能关系到人类繁衍、家庭延续及女性尊严。生殖系统疾病容易给女性带来较大的心理压力，如羞于就诊、困扰于治疗方案、纠结于疗效、担心疾病对生育和女性特征的影响等。护士需理解患者的感受并给予心理支持。

（3）预防保健的任务重：女性一生经历女童期、青春期、生育期、围绝经期和老年期等，其生殖系统各器官的结构与功能在不同时期有较大变化，护士要针对各个时期的女性群体开展健康教育，指导其做好预防保健，促进健康。

2. 产科护理的特点

（1）护理质量的高要求：随着社会文明程度的提高，人们对孕产期服务的质量要求越来越高，对

Note:

优生优育的重视程度逐渐增加。提高人口素质的基本国策对孕产妇护理工作质量也提出了更高要求。女性在妊娠期、围产期均可能出现各种并发症和合并症,病情瞬息万变,增加了护理工作的难度,对护士的心理素质及专业素养要求比较高。

（2）护理决策的全面性：产科工作涉及母婴两代人的生命安危,涉及多个家庭的幸福。产科护士将孕产妇及胎儿、新生儿作为重点服务对象,也不能忽视对孕产妇家庭其他成员的心理支持;在进行护理决策时,以母婴两代人的安全为重,综合考虑其丈夫及家庭其他成员的意见,并兼顾社会利益。

（二）妇产科护理的伦理要求

1. 忠诚履责,冷静果断 妇产科护士要有维护女性及后代身心健康的责任感。患有妇科疾病的患者,尤其是未婚未育的患者,如果治疗护理操作可能影响到患者的性器官或性功能,则应尊重患者的自主选择权,协助医生做好解释工作。产科处理的急诊情况多,产妇分娩时间无规律性,护士的工作任务重,护士应有高度的敬业精神。妇产科护士随时可能遇到危急的病情变化,应扎实掌握本专业的理论和技能,冷静果断地配合抢救。做好孕产期保健指导,减少并发症、合并症的发生率,降低产妇及围产儿死亡率和病残率。

2. 保护隐私,尊重患者 保护患者隐私是妇产科护士须遵守的道德规范。护士在为患者实施检查、询问病史、进行护理操作及床旁交班等护理活动时,应做好隐私保护,以防被他人观察或获悉。床旁教学前,应获得患者知情同意后方可进行。尽量不安排男护士为女患者实施隐私部位的检查及护理,即使因工作安排必须要由男护士操作,也要事先征得患者同意。有的产妇在生产过程中因为疼痛而惊慌失措,不配合助产士或医生分娩,护士不可因对分娩疼痛习以为常而不理睬产妇的要求,应给予关心和鼓励,引导产妇积极配合、顺利娩出胎儿。部分未婚先孕的女性因担心受到医务人员的歧视而到非正规机构接受流产手术,出现并发症,甚至危及生命。对于未婚先孕的女性护士切忌冷眼相对,应积极指导其学会自我保护,并尊重其对治疗、护理措施的自主决定。当育龄夫妇有多种避孕方式可选时,护士应配合医生介绍各种方法的利弊,指导其选择合适的方法以减少人工流产和引产的发生率。当夫妇双方意见不同时,积极促成患者家庭成员间的沟通,力争在双方达成一致意见或一方签字时再确定是否实施,不可仅凭一方意见盲目施行。

3. 关爱患者,心系社会 妇产科患者的心理状况较为复杂。受传统道德观念的影响,妇科患者因疾病涉及生殖系统,可能出现害羞、压抑、恐惧等心理。护士应给予理解,做好健康教育,协同医生说明疾病的治疗护理方案及预后,鼓励患者积极治疗。在妊娠、分娩及产褥期,女性的生理和心理会发生巨大变化,护士应做到：①理解孕期妇女心理。妊娠早期的女性可能出现惊讶、震惊等反应;如果是意外受孕,可能出现矛盾心理。到妊娠中期,可能感到来自重男轻女家庭成员的压力,对胎儿性别感到焦虑。多数妊娠晚期的孕妇都会担心分娩过程是否顺利、胎儿能否健康等问题。②关爱分娩期妇女。据文献报道,对分娩过程的恐惧是我国产妇选择剖宫产的最主要原因。除了加强宣传教育外,在孕妇待产过程中给予针对性的技术支持与家人陪伴能有效减少非医学需要的剖宫产术,有利于母婴健康。家属在产房或手术室外等候产妇分娩,身心疲惫,护士也应给予关注,及时向产妇家属通报母婴情况。有的医院开展分娩镇痛与陪伴分娩,帮助产妇顺利完成分娩过程。妇产科护士还应协调好患者利益与社会利益的关系,如有希望进行非医学目的的性别选择以满足重男轻女心理等违反相关政策的行为,均不可支持。③关注产褥期妇女。产褥期妇女的情绪受激素水平变化的影响,加之初产妇育儿经验不足、新生儿患病等因素均可导致产妇情绪低落,产妇甚至可能患上产后抑郁。护士应经常了解产妇的心理状况,及时发现问题,引导家属给予重视与支持。

（三）妇产科护理的伦理问题

1. 非医学需要性别选择的伦理问题 人类社会男女比例维持着相对平衡的状态。受封建传统文化的影响,一些人依然存在重男轻女的观念,导致非医学需要的性别选择。性别选择是指选择后代性别的技术或手段，该技术可以用于优生，假如孕妇或其丈夫的家族中可能有伴性遗传（sex-linked inheritance）或受性别影响的家族遗传基因，利用性别选择来保证优生是被允许和提倡的。例如，血友病与 X 染色体有关，若父母中有一方为血友病患者，则男孩患血友病的可能性就比女孩大，故应选择生女孩。非医学需要的性别选择可能带来的问题：①少数女性孕育的胎儿性别不符合家庭期望，在通过 B 超等技术检查出来后，可能被迫流产，身心受到一定程度的伤害。②社会两性比例失去平衡。当个人的选择可能对社会产生影响，而且将继续产生严重的、不可逆的负面效应时，就有理由加以限制。

2. 母婴利益冲突的伦理问题　母体的行为及健康状况会对胎儿的健康产生直接影响，妇女需要改变自身行为和健康水平来维持和促进胎儿的健康。如果妇女在孕前有吸烟、酗酒甚至吸毒的行为习惯，可能导致胎儿畸形或物质依赖，则需要摈弃不良嗜好以保证胎儿的利益；又如孕前有糖尿病病史或在孕期出现妊娠糖尿病的妇女，需严格控制饮食、加强运动等维持正常的血糖水平，保证母体和胎儿的健康。在产科工作中，母婴利益可能呈现出尖锐的矛盾，需要医护人员与产妇及其家属作出抉择。例如，为了保障胎儿的健康、避免宫内缺氧，前置胎盘的孕妇在孕晚期需要行剖宫产术，而剖宫产术给产妇的身体带来创伤，需要医护人员与产妇及其家属共同商量决定，如果产妇为未婚女性，她不希望未来的丈夫了解自己有过生育史，则情况比较复杂。在临床工作中，医护人员还会遇到更复杂的情境，如孕妇与胎儿同时处于危险之中，限于技术水平的影响，只能保全孕妇或胎儿一方时，选择更加艰难，因为无论作出何种选择，都会给另一方带来损害。从伦理学的角度看，如果所建议的处置方式对孕妇与胎儿利益的取舍有科学依据，医护人员应说服患者接受。反之，则应允许患者根据自身利益作出选择。

第二节　辅助生殖技术的护理伦理
——生殖技术的善用与擅用

一、辅助生殖技术的伦理道德

（一）概述

辅助生殖技术（assisted reproductive technology，ART）又称人工生殖技术，是运用医学技术和方法对胚子、合子、胚胎进行人工操作，以达到受孕目的的技术。辅助生殖技术包括人工授精和体外受精 - 胚胎移植及其衍生技术两大类，其中后者主要包括体外受精 / 胚胎移植、配子 / 合子输卵管内移植或宫腔内移植、卵细胞质内单精子注射、植入前胚胎遗传学诊断、卵子赠送及胚胎赠送等。随着研究的不断深入与突破，辅助生殖技术经过迭代发展，掌握了在胚胎移植前进行遗传物质分析、筛选健康胚胎、防止遗传病的方法。与此同时，伦理、法律和社会问题也应运而生。

1. 人工授精（artificial insemination，AI）　是通过人工方法将取出体外的精子经处理后植入女性子宫腔以帮助怀孕的技术，可分为两大类。

（1）同源人工授精（artificial insemination by husband，AIH）：指将丈夫的精液植入子宫，又称夫精人工授精或同质人工授精，使用的是丈夫的精子。常用于：①男子患病而想要小孩，如接受抗癌治疗前取出精液冷冻，避免抗癌治疗可能产生的不孕后果；②精子状况不良者；③不愿过性生活而想要小孩的女性。

（2）异源人工授精（artificial insemination by donors，AID）：指将捐献者的精液植入母体子宫，此后过程自然完成。常用于：①男方不育而想要孩子的夫妇；②奉行独身主义的单身妇女。

2. 体外受精（in vitro fertilization，IVF）　是用人工方法使精子与卵子在试管内结合形成胚胎并植入子宫妊娠的一种生殖技术，也称体外受精 - 胚胎移植。用这种技术生出来的婴儿通称"试管婴儿"。

（二）辅助生殖技术的伦理价值

1. 为不孕不育症者提供技术服务 不孕不育虽不是致命性疾病，但造成个人痛苦、家庭不和甚至夫妇感情破裂等问题。辅助生殖技术的研究和运用，为不孕不育家庭带来了福音，保障了更多人的生育权，体现了发展辅助生殖技术的基本价值。

2. 为提高人类的遗传素质提供技术服务 医学已证明，如果夫妇都是某种隐性遗传病同一致病基因的携带者，其所生子女发生遗传病的概率为25%；如果丈夫是某种显性遗传病的患者，其出生患儿的概率为50%。如果双方或其中一方患有严重遗传病，均可通过采用辅助生殖技术进行辅助生殖，从而避免或减少患有遗传疾病或与遗传疾病家族史的夫妇生育具有相同遗传病的子代。

3. 为意外事件提供生殖保险 即利用现代技术把生殖细胞或受精卵、胚胎进行冷冻保存备用。

二、辅助生殖技术的伦理原则

（一）我国有关辅助生殖技术规范等标准的出台

人类辅助生殖技术是治疗不育症的一种医疗手段，可能引发诸多社会、伦理及法律问题。为安全、有效、合理地实施人类辅助生殖技术，保障个人、家庭以及后代的健康和利益，维护社会公益，国家卫生行政主管部门于2001年颁布了《人类辅助生殖技术管理办法》和《人类精子库管理办法》，从政策法令的高度，保证人类辅助生殖技术的健康发展。同年，国家卫生行政主管部门又发布了《人类辅助生殖技术规范》等标准，对相关工作进行了规范。2003年，公布并实施修订后的《人类辅助生殖技术规范》《人类精子库基本标准和技术规范》《人类辅助生殖技术和人类精子库伦理原则》。2006年，公布了《关于印发辅助生殖技术与人类精子库校验实施细则的通知》，要求医疗机构和医务人员在开展辅助生殖技术时予以遵循。

（二）人类辅助生殖技术伦理原则

1. 有利于患者的原则 该原则是实施人类辅助生殖技术的根本原则，主要考虑以下因素：①患者的病理、生理、心理及社会因素，医务人员有义务告诉患者目前可供选择的治疗手段、利弊及其所承担的风险，在患者充分知情的情况下，提出有医学指征的选择和最有利于患者的治疗方案；②禁止以多胎和商业化供卵为目的的促排卵；③不育夫妇对实施人类辅助生殖技术过程中获得的配子、胚胎拥有选择处理方式的权利，技术服务机构必须对此有详细的记录，并获得夫、妇或双方的书面知情同意；④患者的配子和胚胎在未征得其知情同意情况下，不得进行任何处理，更不得进行买卖。

2. 知情同意的原则 ①人类辅助生殖技术必须在夫妇双方自愿同意并签署书面知情同意书后方可实施；②对有人类辅助生殖技术适应证的夫妇，医务人员须使其了解实施该技术的必要性、实施程序、可能承受的风险以及为降低这些风险所采取的措施、该机构稳定的成功率、每周期大致的总费用，以及进口、国产药物选择等，指导患者作出合理选择；③接受人类辅助生殖技术的夫妇在任何时候都有权提出中止该技术的实施，并且不会影响其今后的治疗；④医务人员必须告知接受人类辅助生殖技术的夫妇及其已出生的孩子随访的必要性；⑤医务人员有义务告知捐赠者对其进行健康检查的必要性，并获取书面知情同意书。

3. 保护后代的原则 ①医务人员有义务告知受者通过人类辅助生殖技术出生的后代与自然受孕分娩的后代享有同样的法律权利和义务，包括后代的继承权、受教育权、赡养父母的义务、父母离异时对孩子监护权的裁定等；②医务人员有义务告知接受人类辅助生殖技术的夫妇，他们通过对该技术出生的孩子（包括对有出生缺陷的孩子）负有伦理、道德和法律上的权利和义务；③如果有证据表明实施人类辅助生殖技术将会对后代产生严重的生理、心理和社会损害，医务人员有义务停止该技术的实施；④医务人员不得对近亲间及任何不符合伦理、道德原则的精子和卵子实施人类辅助生殖技术；⑤医务人员不得实施代孕技术；⑥医务人员不得实施胚胎赠送助孕技术；⑦在尚未解决人卵胞质移植和人卵核移植技术安全性问题之前，医务人员不得实施以治疗不育为目的的人卵胞质移植和人卵核移植技术；⑧同一供者的精子、卵子最多只能使5名妇女受孕；⑨医务人员不得实施以生育为目的的嵌合体胚胎技术。

4. 社会公益原则　①医务人员必须严格贯彻国家相关法律法规，不得对不符合国家相关法规和条例规定的夫妇和单身妇女实施人类辅助生殖技术；②根据《中华人民共和国母婴保健法》，医务人员不得实施非医学需要的性别选择；③医务人员不得实施生殖性克隆技术；④医务人员不得将异种配子和胚胎用于人类辅助生殖技术；⑤医务人员不得进行各种违反伦理、道德原则的配子和胚胎实验研究及临床工作。

5. 保密原则　①互盲原则：凡使用供精实施的人类辅助生殖技术，供方与受方夫妇应保持互盲、供方与实施人类辅助生殖技术的医务人员应保持互盲、供方与后代保持互盲。②机构和医务人员对使用人类辅助生殖技术的所有参与者（如卵子捐赠者和受者）有实行匿名和保密的义务。匿名是藏匿供者的身份；保密是藏匿受者参与配子捐赠的事实以及对受者有关信息的保密。③医务人员有义务告知捐赠者不可查询受者及其后代的一切信息，并签署书面知情同意书。

6. 严防商业化的原则　在英国、法国、瑞士、瑞典等国和澳大利亚的部分州，提供精子和卵子需要遵守本人同意、无偿及匿名原则。在德国，提供卵子是被禁止的，美国则无限制。我国要求机构和医务人员对要求实施人类辅助生殖技术的夫妇，要严格掌握适应证，不能受经济利益驱动而滥用人类辅助生殖技术。供精、供卵只能是以捐赠助人为目的，禁止买卖，但是可以给予捐赠者必要的误工、交通和医疗补偿。

7. 伦理监督的原则　为确保以上原则的实施，实施人类辅助生殖技术的机构应建立生殖医学伦理委员会，并接受生殖医学伦理委员会的指导和监督；生殖医学伦理委员会应由医学伦理学、心理学、社会学、法学、生殖医学、护理学专家和群众代表等组成；生殖医学伦理委员会应依据上述原则对人类辅助生殖技术的全过程和有关研究进行监督，开展生殖医学伦理宣传教育，并对实施中遇到的伦理问题进行审查、咨询、论证和建议。

三、辅助生殖技术的伦理问题

多数人认为，配偶间的人工体内、体外授精，都是夫妻间的精子和卵子结合所生的子女，在伦理、法律等方面无大的争议。而异源性人工体内、体外授精等方面则不然，引发的伦理冲突比较复杂。

（一）人工授精、体外受精的伦理问题

1. 生育、性行为与婚姻分离引发的传统道德危机　人类辅助生殖技术为患有不育症的夫妻带来了希望，帮助他们克服了生育上的困难，使他们享受到生儿育女的权利。但人类辅助生殖技术使父母与子女间的生物学联系发生了分离，在一定程度上切断了生育与婚姻的必然联系。有人提出，育龄女性无需丈夫和家庭就可以生育，在一定程度上破坏了婚姻、家庭关系，使生育失去了爱情的基础，与我国传统的家庭伦理道德相违背。

2. 对传统婚姻家庭观念的冲击　传统的婚姻家庭将生儿育女作为婚姻的纽带，子女与父母有血缘关系相维系；父母的基因遗传给子女而得以代代相传。在传统的家庭模式中，生儿育女在夫妻关系中进行。人类辅助生殖技术的出现，使得生儿育女可以脱离夫妻关系而独立，在夫妻婚姻关系外进行，便会出现令人担忧的家庭模式多元化趋势，对传统的婚姻家庭伦理造成冲击。

3. 医源性多胎妊娠（iatrogenic multiple pregnancy）　即经过辅助生殖技术获得的多胎妊娠，孕妇单次妊娠孕育的胎儿数≥2。随着促排卵方法的普及和辅助生殖技术的广泛应用，多胎妊娠的发生率明显升高。多胎妊娠往往伴随流产率、低体重儿诞生率、围产儿死亡率及产前出血、前置胎盘、感染、羊水过多、妊娠高血压等孕期并发症发生率的升高，造成对母体和新生儿的危害。目前解决多胎妊娠最常见的方法是选择性减胎术，即将胎儿减少至1～2个，而选择性减胎术有一定风险。尤其在一些将流产规定为非法的国家中，只有在为了挽救生命或保障母亲健康的特殊情况下，才可能允许选择性流产。为减少多胎妊娠，一些国家已经制定了法规来限制植入子宫的胚胎数目。

4. 胚胎的命运随着捐赠人的意愿而改变　如果妇女改变意愿不想再生育了，胚胎该如何处置；

夫妻间有了胚胎但离婚了,该怎么办;如果夫妇二人都已死亡,胚胎该怎么办等现实问题有待妥善解决。

（二）人类精子库的设立对生育伦理的冲击

人工授精的成功与否很大程度上取决于精液质量和受精时机。由于要使用供者精子,必然涉及如何储存供者精子以确保精子质量的问题。人类精子库的设立,在满足不育者需要的同时,与之相伴的伦理困惑也逐渐凸显。

1. 人类生殖细胞与胚胎的商品化　随着冷冻精子技术的发展,商业性的精子库已在许多国家相继建立起来。人类精子库的建立过程中,从隐姓埋名的"捐精捐卵",到如今网上"卖精卖卵",人类生殖细胞商业化可能带来一系列问题:①精子商品化可能造成供者不关心自己行为的后果,有意或无意隐瞒身体上的缺陷;②可能由于竞争或追求利润最大化而忽视精子质量;也可能导致人类基因变得单调而缺乏多样性;③可能催生其他人体组织、器官商品化。

2. 血亲通婚的危险和严重后果　血亲通婚是指生殖技术后代的近亲婚配。采用同一供者的精子产生的多个后代,无疑是一大批同父异母的兄弟姐妹。由于操作过程严格保密,供精者、受精者及后代互盲,这些后代之间也互不知情,到了婚龄,一旦发生相互婚配、生儿育女,则会陷入伦理困局。尽管目前出现这种情况的概率非常小,然而,现代社会的迁移性很大,随着辅助生殖技术的广泛开展,自愿供精者供精次数的增多,发生的概率会随之增大。

第三节　器官移植的护理伦理
——"拼接"技术上的梦想与现实

一、器官移植的伦理意义

器官移植目前已经成为治疗器官衰竭的一项有效手段,为无数不治之症的患者重开了生命之门,挽救了成千上万人的生命。在人类攻克疾病的征程中,解救患者的方法似乎有了更多选择,人类为自身生命时间的延长与生存质量的提高而欢欣鼓舞。但在移植外科创造奇迹的同时,也带来了诸多如器官来源、摘取时机、分配方式、排队与急救的矛盾等诸多社会伦理问题。

（一）概念与分类

1. 概念　器官移植是将身体某个健康的器官的全部或部分置于同一个体,或同种另一个体,或不同种个体的相同或不同部位,置换已处于终末期的衰竭器官,以挽救患者生命的一项高新医学技术,其目的是代偿相应器官因致命性疾病而丧失的功能。自19世纪,人们开始进行器官移植实验研究,经过不断的探索,器官移植手术陆续取得成功与发展。

2. 分类　供给移植器官的个体称供者,接受移植器官的个体称受者。根据器官供者与受者是否为同一个人,分为自体移植与异体移植;从供者和受者的免疫遗传角度,可分为自体移植、同系移植、同种移植和异种移植;按照移植位置的不同,可分为原位移植、异位移植和旁原位移植。

（二）器官移植的伦理意义

1. 挽救患者的生命,提高生命质量,促进医学发展　器官移植技术是人类文明史和世界医学史上辉煌的技术成就,为器官损伤、衰竭等患者摆脱绝望境地提供了希望,减轻了患者痛苦、挽救了生命、提高了生命质量。该项技术的发展也带动了其他相关临床技术的进步,进而挽救了更多人的生命。

2. 利用人体卫生资源,提升生命的价值　人死不能复生,但死后人的躯体及器官可以通过器官移植技术得以利用,将自身生命延续到他人,不仅提升了自身的生命价值,也为生者提供了对死者的寄托,强化了人与人之间的情感。

3. 弘扬人道主义精神　器官捐献移植,在自愿的前提下,捐献者捐献自己的活体或尸体器官,去救助那些受身体病痛折磨的患者，救他人于危难之际，体现了大爱无私、尊重生命的人道主义精神。通过倡导器官捐献，有助于弘扬社会的正能量，增强人与人之间互帮互助的优良传统。

二、器官移植的伦理原则

为规范人体器官移植的管理和行为，结合我国人体器官移植的相关规定与条例，参考人体器官移植的国际伦理规范，我国在处理人体器官移植的具体伦理实务中应遵循如下伦理原则：

1. **知情同意原则**　在人体器官移植中，无论是供者还是受者，都必须让他们充分知情，全面了解器官移植的目的、程序、措施、预后、费用、风险、代价、受益等各方面情况，并得到其理性同意的前提下，才能进行器官的摘取和移植。无论是器官移植的前期准备，还是术后抗排斥治疗，都需要双方的充分理解和配合，对于器官移植治疗后可能出现的并发症也要有充分的思想准备，否则就会降低移植的成功率。

2. **公正原则**　在器官移植存在严重供需矛盾的情况下，对于可供移植的器官进行分配应遵循效用原则，使受者利益最大化，但效用原则必须在公正的基础上进行。由于器官来源紧缺，从某种意义上讲，对患者的选择过程就变成了决定谁生谁死的过程。器官分配的公正是社会公正的缩影。要避免以关系远近亲疏、经济能力、社会地位高低作为器官分配的决定因素的现象发生，以及按照市场供求关系进行分配导致的器官商业化现象的出现。我国《人体器官移植条例》规定："申请人体器官移植手术患者的排序，应当符合医疗需要，遵循公平、公正和公开的原则。"为此，我国研发了器官分配系统，以技术手段最大限度排除人为干预，以患者病情紧急度和供受者匹配程度等国际公认的客观医学指标对患者进行排序，由计算机自动分配器官。2013 年，我国《人体捐献器官获取与分配管理规定（试行）》指出：捐献器官必须通过器官分配系统进行分配，任何机构、组织和个人不得在器官分配系统外擅自分配捐献器官。对于未通过器官分配系统擅自分配捐献器官的，依法给予处罚，涉嫌买卖捐献器官的，移交公安机关和司法部门查处。

3. **保密原则**　该原则要求相关医务人员应当对人体器官捐献者、接受者和申请人体器官移植手术者的个人信息和病情资料保密。对受者的保险公司以及医药厂商等不得随意泄露，除非事先征得他（她）们的同意或法律需要。活体之间的器官捐赠多发生在亲属之间，专家评估小组对患者亲属的医学检查结果（如组织配型等）应绝对保密，才能保证捐献者在没有任何家庭压力或其他外界压力下自愿捐献器官。如有患者家属不愿捐赠器官，护士应尊重家属的意愿。要尊重每一位器官捐献者和需求者，保护他们的权利和隐私。尸体器官捐赠与受赠双方资料都必须保密，避免发生供者家属向受者施加不必要压力的可能。

4. **禁止商业化的原则**　就是严格禁止人体器官交易，反对将器官采集作为获取人体器官移植来源的商业化做法。一旦器官商业化，人的尊严将被毁于一旦，会导致一系列的违法犯罪活动，如盗窃、走私人体器官等；犯罪集团将利用各种可能的手段残害他人，如非法贩卖儿童以出卖其器官获取高额不义之财。这种状况在尚未立法的国家和地区已经成为黑市交易获取人体器官来源的途径。基于对人类尊严的维护及商业化后可能带来的严重后果，许多国家都禁止任何形式的器官买卖，供者不得出于获取经济利益的目的摘取器官，受者也不得支付移植手术相关规定以外的额外费用，违者将追究其法律责任。我国的《人体器官移植条例》中明确规定：在器官摘取、保存、运输等项目上可以收费，但器官本身绝对不能用作买卖。这样既支持了人体器官移植的健康发展，又能有效遏制非法获取与买卖人体器官。

5. **伦理审查的原则**　该原则要求医务人员在开展每一例器官摘取和器官移植手术前，必须接受伦理委员会的审查，并在伦理审查通过后方可实施。我国《人体器官移植条例》规定：器官移植技术临床应用与伦理委员会对"人体器官捐献人的捐献意愿是否真实""有无买卖或变相买卖人体器官的情形""人体器官的配型和接受人的适应证是否符合伦理原则和人体器官移植技术管理规范"等事项进行审查，以此保证人体器官移植的公平和公正。

三、器官移植的伦理问题

通过器官移植，可以使患者的生命得到挽救或延续，生命质量得以提升。与此同时，也带来诸如供者、受者和医生等之间的伦理道德问题。美国著名学者肯宁汉是首位探讨器官移植伦理学问题的学者，他在 1944 年《器官移植的道德》中针对当时人们对器官移植的种种怀疑甚至责难，对器官移植的道德合理性作了肯定的论述。随着生命科学的发展，人体器官移植技术日趋进步，但器官移植的实践依然面临诸多伦理难题。

（一）器官移植供者选择的伦理问题

1. 活体器官捐献的伦理问题　活体器官捐献是从活的供者身上摘取某一成双器官中的一个或某代偿能力极强的器官的一部分供器官移植。器官移植成功的关键是解决术后"排异反应"问题，选择与受者遗传基因完全相同或基本接近的供者，可以避免或减轻排斥反应。一般来说，最佳供者是同卵孪生同胞，然后依次是异卵孪生同胞、兄弟姐妹、父母子女、血缘相同的亲属，最差的是无血缘关系的供者。此外，活体器官移植手术可择期进行，增加了移植成功的概率。自愿捐献是活体器官捐献的唯一形式。从理论上讲，成年人在完全自愿、充分知情同意、无任何压力和利诱的情况下所进行的活体器官捐献应该不涉及伦理问题。然而在实践中，又有新的问题值得关注。

（1）自愿捐献问题：如何确保活体捐献者充分知情并且是自愿地捐献，如何确保捐献者未受到家庭压力、经济压力或其他方面的影响等，都是活体器官移植时需要充分权衡的伦理问题。

（2）供者风险与受者利益问题：除了骨髓移植供者可通过机体代偿得到补充外，供者器官被摘除后不能再生。活体器官的摘除有可能会对捐献者的健康造成一定程度的损害，对未来的生活造成影响，甚至危及预期寿命。活体器官的摘除对捐献者的潜在影响毕竟是存在的，除非万不得已，不应过多鼓励活体器官的捐献。医生在选择活体供者时，应考虑维护供者的利益。

2. 尸体器官捐献的伦理问题　尸体器官捐献是指移植器官来源于尸体，是目前移植器官的主要来源之一。尸体器官捐献的风险 / 受益评估比较明确，不存在是否允许为了受者的健康而损害供者健康所产生的道德难题，但存在适时摘取器官与抚慰死者家属的矛盾。由于从切取时切断血管到植入时接通血管期间，供移植的器官必须始终保持活力，这就要求器官的摘取必须及时。因此，不可避免地引发了伦理争议。目前国际上尸体器官捐献的主要类型有：

（1）自愿捐献（voluntary donation）：指按照自愿和知情同意的伦理原则获取器官的一种形式。这是采集器官的基本道德准则，是最没有道德争议、最为理想的形式。尸体器官捐献必须以死者生前书面或遗嘱形式表示同意为前提。这种形式的捐献以供者的自愿同意为前提，体现了对人的尊重和对死者"人格尊严"的维护。凡是违背供者意愿或真实意思表示的摘取器官行为都是不符合伦理的。2007 年我国颁布的《人体器官移植条例》规定：公民享有捐献或不捐献其人体器官的权利；任何人、任何组织或个人不得强迫、欺骗或者利诱他人捐献人体器官；捐献人体器官的公民应当具有完全民事行为能力；公民捐献其人体器官应当有书面形式的捐献意愿，并有权对已经表示的捐献人体器官意愿予以撤销。

（2）推定同意（presumed consent）：这一途径是由政府授权给医师，允许他们从尸体上摘取所需要的组织和器官。目前国际社会存在两种形式的推定同意：一种是国家授权医师推定同意，允许其从尸体上摘取所需要的器官，只要死者生前没有表示不愿意捐献，就推定其为自愿捐献器官者，而不需要考虑死者亲属的意愿，如奥地利、比利时、法国、匈牙利、新加坡、瑞士等国家；另一种是死者亲属推定同意，只要死者生前未作出不愿意捐献器官的表示，该公民死后，在其亲属明确同意的情况下，医师方可从尸体上摘取所需要的器官，如意大利、英国、西班牙、罗马尼亚等国家。

3. 异种器官为供者的伦理问题　异种器官移植（xenotransplantation）是从人类以外的其他动物身上采集含有人类遗传物质的动物器官用于人类的器官移植。就供者器官的来源和质量而言，同种器官最好。在同种器官供不应求的情况下，人类对异种器官的选择寄予了更多期盼。相比而言，异种器官移植具备以下优势：①可根据需求大规模饲养供者动物，解决器官来源不足问题；②器官移植的治疗范围得以扩大；③可通过改造动物器官减少或避免排斥反应；④可进行充分的术前准备；⑤可利用不同物种病原体易感性的差异，防止异种器官移植被人类的某些病毒感染，如人类免疫缺陷病毒、乙肝病毒等。然而，异种器官移植相比于同种器官移植有着更复杂的问题。

（1）跨物种感染问题：虽然目前尚无证据表明异种器官移植与动物病毒传播存在关联，但人们有理由担心异种器官移植会为动物病毒危害人类提供更便捷的途径，没有安全保障的器官移植也就失去了其原有价值。

（2）自然法则问题：异种器官移植除了对个体同一性和完整性具有潜在影响外，更重要的是对人类内在价值的挑战。异种器官移植的诸多问题尚不确定或难以克服。

（3）动物的权利问题：主要围绕动物是否拥有天赋的权利、人的权利是否高于动物的权利等问题。动物权利主义者认为动物享有和人一样的权利，反对任何形式的在人和动物间权衡利益的选择，并提出了异种移植是人类在"物种主义"或"人类中心论"观念驱使下的不理智行为。

（二）器官移植受者选择的伦理问题

人体器官移植供者的公正分配在形式上表现为按需分配，由于器官来源极其短缺，必然存在分配是否公平的问题。谁应优先接受移植手术？究竟以什么样的标准来选择器官移植受者，是按照排序先后，还是按照病情严重程度？应该由谁来作出决定？概括起来，问题主要集中在两方面：一是谁有资格做出分配决定；二是做出分配决定时应遵循什么标准。现行通用的做法是依据医学标准、供者意愿和社会价值标准等进行综合判断。

1. 医学标准（medicine standard）　是指由医务人员根据医学发展水平和自身医学知识经验，对患者器官移植的适应证、禁忌证、免疫相容性、移植的迫切性、并发症对治疗与恢复可能的影响、身体条件等方面进行全面的评估和判断，这是生命质量标准，体现了"需要决定"最基础的公平原则。

2. 供者意愿（donor intention）　即尊重供者把自己的组织或器官捐给谁的意愿。公民有权利按照法律规定将自己的某个器官捐献给自己愿意给的人。如果供者对受者有明确的捐赠意向，在不违背法律的前提下则应得到尊重。遵从供者意愿选择受者，在伦理上可以得到证明。

3. 社会学标准（sociological standard）　即综合考虑曾经的捐献者及其家属的优先权、器官征集登记的先后顺序、受者的家庭地位及作用、社会价值、经济支付能力及捐赠者与受赠者所在地的远近等方面的社会学因素，这是在符合医学标准前提下的评估标准。然而，由于社会学标准的内容与医德中一视同仁、公平、公正等原则存在一定程度的冲突，其判断是困难的，也是最具争议的。

4. 其他　①预期寿命：即患者可能存活的时间。患者的年龄与术后的预期寿命相关。在不同年龄受者均符合医学标准的情况下，应坚持年轻受者优先的原则。②生命质量：如果移植后患者的生命虽存续，但始终处于病痛的折磨中，生命质量低，则移植手术的价值应被考虑。③个人行为与应对能力：治疗中积极配合者优于消极配合者，患者家庭支持者优于患者家庭反对者。患者及家庭配合治疗的能力、接受并适应改变的能力及良好的心理素质是移植成功的重要保障。在器官移植术后，患者必须终身服用免疫抑制剂来控制因长期服药带来的各种并发症，适应由此带来的生活方式改变。例如，接受心脏移植者必须具有良好的心理素质，能适应术后长期使用免疫抑制剂及反复的心肌活检。因此，对受赠人的依从性、适应能力、人格特质、心理承受能力及精神状况的评估显得尤为重要。

受者选择的标准是多方面的，它主要取决于所处国家或社会通行的伦理道德规范与价值观。目前绝大多数器官移植机构依据上述标准进行综合考虑，在实际运作中，当受者选择出现伦理难题时，应交由医学专家、伦理学家、社会学专家等组成的伦理委员会慎重讨论并公正裁决。

（郝燕萍）

思考与练习

一、简答题

1. 简述生育控制的伦理要求。

2. 简述妇产科护理的特点。

3. 简述医务人员应如何遵循人类辅助生殖技术的"保护后代原则"。

二、案例讨论

【案例】

裴某,诊断为尿毒症,靠透析控制病情。经济困难,无合适肾源。裴某询问医生得知手术对身体没大碍,提出让母亲捐肾,配型成功后,母亲称自己年龄大了,担心手术风险,就算把肾捐给儿子,儿子的病还治不好,宁可留个好身体,打工挣钱给孩子治疗。经村干部劝说,母亲终于愿帮儿子。母子俩跪倒在地抱在一起,母亲非要捐肾,儿子却不肯接受。裴某称之前太在乎自己的生命,现在想通了,不愿让母亲受苦。经劝说,裴某决定经医院检查,确定母亲身体没问题,才会换肾。

请思考:裴某母亲拒绝捐肾的选择是否符合伦理道德,她是否有义务为儿子捐肾?若你是裴某,会如何选择,并说出理由。

三、实践活动

【角色扮演】

活动方式:病例讨论中"案例"角色扮演与讨论。

活动目标:加深学生对护理决策中遇到的伦理问题的认识,锻炼伦理判断与决策能力。

活动步骤:①向学生说明角色扮演的目的与意义;②学生分组进行角色扮演:模拟上述案例的场景,三位学生分别扮演母亲、儿子裴某和调解员,要求学生站在扮演角色的角度,深入体会当事者的感受;③分组讨论对本案例的认识、应对策略及当事者的感受;④每组推选一名代表发言,汇报讨论结果;⑤教师点评。

NURSING
第八章

公共卫生服务的护理伦理
——伦理托起生命发展的新天地

08章　数字内容

—— 学 习 目 标 ——

● **知识目标：**
1. 掌握：公共卫生服务的伦理原则；突发公共卫生事件应急护理伦理原则与要求。
2. 熟悉：社区及家庭卫生服务的护理伦理要求；突发公共卫生事件的应急护理责任。
3. 了解：突发公共卫生事件的性质与特点；公共卫生伦理的概念、预防保健工作的特点与伦理道德要求。

● **能力目标：**
1. 能够正确理解突发公共卫生事件应急处理的伦理责任和道德要求。
2. 能够按照公共卫生服务的伦理原则正确处置突发公共卫生事件中的相关问题。

● **素质目标：**
具有公共卫生服务的大健康观念、正确处理突发公共卫生事件的伦理素养。

导 入 案 例

抗击"非典"是我的职责

2003年初，在抗击"非典"的疫情中，无数医务工作者坚守在医疗第一线，广州市第一人民医院护士长张积慧就是其中的一位。她在《护士长日记》中记录了抗击"非典"时医务人员面对疫情的壮举及其心路历程。有一次，张积慧接受了中央电视台《面对面》栏目的专访。当主持人问到"当接到上级的指示后，你有没有想过不去或设法推脱"时，她斩钉截铁地回答："没有！因为我觉得那是我的职责！"但是也有不称职者，如某医院一名护士，在防治"非典"工作中临阵脱逃，被开除党籍、解除聘用合同，并被取消了护士执业资格。

请思考：张积慧的言行体现了哪些护理伦理道德？怎样评价个别临阵脱逃的医护人员？护士在突发公共卫生事件中应该遵循的伦理规范有哪些？

随着医学模式的转变和现代护理学事业的发展，护理实践的范围逐步扩大，延伸到家庭和社区。护士不仅要对病人及其疾病负责，而且必须向个人、家庭和社会提供全方位的健康服务。探讨公共卫生服务、预防保健、健康教育、社区卫生服务、家庭病床、突发公共卫生事件的应急处置等护理的伦理问题，对于护士做好公共卫生服务、疾病预防和社区卫生保健以及突发公共卫生事件的应急处理等工作有着极其重要的现实意义。

第一节 公共卫生与预防保健伦理

——防控为先，筑牢第一道防线

一、公共卫生伦理概述

（一）公共卫生的含义与特点

1. 公共卫生的含义 为了能够公平、有效、合理地配置公共卫生资源，首先要明确什么是公共卫生。美国城乡卫生行政人员委员会对公共卫生的定义——公共卫生（public health）是通过评价政策发展和保障措施来预防疾病、延长人的寿命和促进人的身心健康的一门科学和艺术。

公共卫生一般是通过制度、政策的制订和实施，通过健康教育、改善环境等社会性的措施，达到控制传染病、慢性病和其他疾病在人群中传播、流行的目的，促进人们整体健康水平、身体素质的提高。其具体内容包括：对重大疾病尤其是目前危险性、高发性传染病的预防、监控和诊治；对食品、药品、公共环境卫生的监督管制，以及相关的卫生宣传、健康教育、免疫接种等。

公共卫生与普通意义上的医疗服务不同，其目的不是治疗疾病而是防控疾病在人群中的蔓延、传播。它开展的区域一般不在医疗卫生机构，而在社区、社会的层面上；它针对的对象不是个体的病人，而是针对一个社区、地区甚至整个社会的人群；它的措施和手段不是医疗性的而是社会性的；它的实施主体不仅仅是医务人员，还包括社会工作人员、政府机构人员等各领域人员。

公共卫生服务既是一种成本低、效果好的服务，又是一种社会效益回报周期相对较长的公益性服务。在国外，各国政府在公共卫生服务中起着举足轻重的作用，并且政府的干预作用在公共卫生工作中是不可替代的。许多国家对各级政府在公共卫生中的责任都有明确的规定和限制，以便更好地发挥各级政府的作用，并有利于宣教、监督和评估。

2. 公共卫生的特点 归纳起来包括六个方面：①公共卫生是关系到一个国家或一个地区人民健康的公共事业；②就成本、效果、回报周期而言，公共卫生服务成本低、效果好，但它的社会效益回报周期相对较长；③就最终目标和着眼点而言，公共卫生的最终目标是从整体上促进人民健康水平的提高，着眼点是人群，服务、研究都以人群、社区为对象；④就其作用而言，公共卫生要体现在公共政策上，通过政府的调控和干预发挥关键性作用；⑤就其实质而言，公共卫生在很大程度上是一个社会问题而非技术问题，具体实施中将涉及社会的各个层面，因此应加强部门间的协作和社区参与；⑥就参与主体而言，公共卫生工作人员需要多学科人员共同参与。

（二）公共卫生服务的伦理规范

公共卫生伦理是以公共卫生领域中的道德问题、道德现象为研究对象的，有其特殊的伦理规范。归纳起来，公共卫生伦理规范主要包括以下几个方面的内容：公共卫生应当从原则上强调疾病的根本原因和健康要求，通过预防减少对于健康的不良后果；公共卫生应以一种尊重社会关系中个人权利的方式来促进社会、社区人群的健康；公共卫生政策、优选方案的提出和评价，应当通过一系列的步骤、措施来确保社会、社区成员都有参与的机会；公共卫生应当提倡和努力赋予每一个社会成员基本的健康资源和必要的健康条件；公共卫生机构应当为社会、社区提供其所拥有的信息，并基于这些信息在公众赋予的资源和授权的范围内及时采取行动；公共卫生的方案和政策应当把各种取向整合起来，慎重考虑和尊重社会中价值观、信仰和文化的多元性；公共卫生的方案和政策应当以最能促进自然和社会环境的改善的方式来加以实施；公共卫生机构应当保护个人或者社区的信息，除非能证明不公开会给公众或者社会带来重大伤害，否则就不应该公开；公共卫生机构和其从业人员应当联合起来，为建立公众的信任和体制的有效运转而共同努力。

二、公共卫生服务的伦理原则

1. 公益性原则　坚持以人为本，把保护人民健康权益放在首位。坚持医药卫生事业为人民健康服务的宗旨，以保障人民健康为中心，以人人享有基本医疗卫生服务为根本出发点和落脚点，把基本医疗卫生制度作为公共服务产品向全民提供，着力解决群众反映强烈的就医难、看病贵等突出矛盾和问题，努力实现全民病有所医、老有所医、健康公平。近年来，我国不断加大对医疗卫生事业的投入，但基层医疗机构力量薄弱、投入不足，与群众需求有较大差距。2009 年 4 月，中共中央、国务院《关于深化医药卫生体制改革的若干意见》指出，"以维护公立医疗卫生机构公益性质为核心""促进城乡居民逐步享有均等化的基本公共卫生服务"。事实上，公共卫生服务的公益性是我国卫生工作长期遵循的基本原则。在医疗卫生改革的进程中，曾经有段时间医疗卫生服务出现市场化的倾向，公共卫生服务的发展轨迹也曾出现部分偏差。因此，推进公共卫生服务均等化，首先必须回归公共卫生服务的公益性发展轨迹，回归公益性是推进公共卫生服务均等化的基础。2020 年 10 月 29 日中国共产党第十九届中央委员会第五次全体会议通过的《中共中央关于制定国民经济和社会发展第十四个五年规划和二〇三五年远景目标的建议》明确提出全面推进健康中国建设的目标。强调要完善公共卫生服务项目，强化基层公共卫生体系，完善突发公共卫生事件监测预警处置机制，健全医疗救治、科技支撑、物资保障体系，提高应对突发公共卫生事件的能力，始终坚持基本医疗卫生事业公益属性。

2. 公平优先兼顾效率的原则　公平和效率始终是一对相辅相成的矛盾。公平是社会平衡的重要目标，效率是事业发展的重要指标。公平作为一种价值目标反映了社会的利益取向，是卫生事业发展的目标和基本方向，尤其对于公共卫生服务更应坚持公平的价值导向。效率决定了卫生事业发展和进步的程度与速率。没有公平的效率会丧失方向，也不能可持续发展；而没有效率的公平则预示着低水平甚至实际上的不公平。因此，公共卫生服务应当坚持公平优先、兼顾效率的原则，充分发挥政府的主导作用，同时积极利用市场机制的调节作用。一方面，要强化政府在基本医疗卫生制度中的主体责任，加强政府在制度、规划、筹资、服务、监管等方面的职责，维护公共医疗卫生的公益性，促进公平公正；另一方面，要注重发挥市场机制的调节作用，动员社会力量积极参与，促进有序竞争机制的良性运行，加强绩效考核，提高公共卫生服务运行效率、服务水平和质量，满足人民群众多层次、多样化的公共卫生服务。

3. 社会效益优先的原则 我国卫生事业是一项具有一定福利性质的社会公益事业,卫生改革的目的是使卫生事业更好地为人民身心健康和社会经济建设与发展服务。公共卫生服务首先要考虑的是人民群众的健康利益,一切要有利于人民群众的身心健康,这是社会主义制度的根本要求。同时应看到在社会主义市场经济条件下,公共卫生服务是整个社会劳动的一部分,在某些方面还具有一定的经营性质。因此,公共卫生服务也不可能丝毫不考虑经济效益,政府所能够提供的主要是基本公共卫生服务,对于更高层次的公共卫生服务则需要借助市场手段来调节。但无论如何,社会效益是公共卫生服务的首要考量,经济效益最终是为提高社会效益服务的。

4. 全社会共同负责的原则 人人享有卫生保健,是全社会每个成员应该享有的最基本权利之一,是国家、集体和个人都应共同承担的社会责任。应该建立政府责任为主导、集体责任为主体、个人责任为基础的健康多级责任体系。保障公民的健康是全社会的责任,政府有责任和义务为全民尤其是困难人群,提供最基本的公共卫生服务。每个公民也应该履行个人在健康方面所应承担的责任,包括对自己的生活方式、行为习惯、疫情防控等方面的责任。通过各方面的共同努力,逐步建立起一个相对完善、科学合理的公共卫生服务体系。

三、预防保健工作的特点与伦理道德要求

(一)预防保健工作的内涵

随着医学模式的转变,预防保健(preventive care)越来越受到人们的高度重视。预防保健的内涵十分丰富,它是以社会人群及多种社会、心理与环境因素作为研究和服务对象,通过采取各种预防和保健措施来改善影响人类健康的各种因素,减少和控制人群的患病率或感染概率,提高健康保障水平的服务活动。

在现代健康理念下,预防保健的内容已不仅仅限于躯体方面的预防保健,还包括心理、社会适应以及生活行为等方面的预防保健。预防保健工作开展水平如何是衡量一个国家或地区健康水平高低的重要标准。

(二)预防保健工作的特点

预防保健事业是直接关系到人民健康的一项社会性工作,涉及内容多、范围广、实施过程复杂。因此概括起来,预防保健工作主要具有以下特点:

1. 预防性和自觉性相结合 预防保健是最积极、最主动、最受益的医学服务措施,以"预防为主""防治结合"为主要内容的卫生工作方针,使人们形成了三级预防的观念。一级预防是病因预防,使健康人避免受到致病因素的危害,积极增进健康;二级预防是临床前期预防,即早期发现、早期诊断、早期治疗、控制或延缓疾病的发展,防止疾病复发或转为慢性;三级预防是临床预防,及时、正确治疗,防止残疾发生,使病人病而不残,残而不废。三级预防观念的贯彻实施使人们减少疾病、减少痛苦,而且节约医疗卫生资源,投入少,效益高。因此可见,预防性作为预防保健工作的核心,其目的在于"防患于未然",通过采取各种有效的预防措施,防止人类受到各种不良自然和环境因素的影响和损害,使人类具有良好的健康体魄和心理素质,达到健康长寿的目的。

健康作为责任,要求社会所有部门和每一个人都必须自觉遵守健康道德,树立起"大卫生"观念,来保障实现"人人享有卫生保健"和"人人健康"的战略目标。"人人健康"要求全社会每一个人必须自觉主动地运用更好的途径与方法去防治疾病,减轻不可避免的疾病和伤残的痛苦,通过影响生活方式和控制自然、心理、社会环境中的危害因素,来控制疾病、促进卫生健康。"人人健康"需要相关部门协调一致地开展工作,并在协同中自觉发挥其重要作用。每个公民作为社会的一员,在增进自身健康的同时也有义务维护和增进他人的健康。而且,个人的健康状况也与主动、自觉的个人自我保健意识和行动密切相关。

2. 群体性和社会性相结合 预防工作不是以个体病人为服务对象,大多是以健康人或健康遭受威胁的群体为服务对象。预防保健工作者应以人群为出发点,从一定环境条件下的人群出发去探索

和研究可能流行的疾病情况，并采取相应的措施，控制传染源，切断传播途径，保护易感人群，排除各种可能产生或传播疾病的因素，从而防止某种疾病在该地区流行。预防工作人员必须深入基层，发动群众，宣传卫生条例、标准和法规，保证人民群众卫生健康安全。正因为预防工作具有群体性，单纯依靠预防保健人员来开展实施是远远不够的，需要全社会的共同参与。随着全球化、信息化和网络化的发展，人员的交往和流动更加频繁，以致任何一个国家单独采取一些重大传染性疾病的防治措施，都不能可靠、有效地控制疾病的发生、传播和保证人群的健康安全，需要全人类社会的共同努力和团结协作。针对 2003 年发生的"非典"、2004 年上半年突发的"禽流感"、2014 年暴发于非洲地区的埃博拉病毒，就是在全世界多个国家医学专家协同配合下，有效地控制了病毒的全球性蔓延。

3. 政策性和法规性相结合 预防保健工作中的一些措施和做法是通过执行各项政策法规来实现的，如食品卫生法、环境保护法、水污染防治法、传染病防治法，以及有关禁烟的法规条例等。如果没有这些法规与条例作为政策保障，对有些单位和个人的违法行为就缺乏有效监督和执法依据，对违法单位和个人也就没有约束力，因此，政策性与法规性相结合是做好预防保健工作的法律基础和保障。

从事预防保健工作的医护人员是卫生法规的宣传、执行和监督者，必须依法办事。在执法中要排除来自各方面的干扰，忠实地履行自己的职责，做到坚持原则，秉公执法，执法必严，违法必究。如果利用手中的权力徇私舞弊、谋取私利，不仅严重违背公共卫生道德原则，也是一种违法行为甚至是犯罪行为。许多地区还因地制宜地制定了符合当地情况的卫生法规，为预防保健工作的顺利开展提供了有力保障。

4. 复杂性和挑战性相结合 预防保健工作是非常艰巨而复杂的，极富挑战性。就工作范围而言非常广泛，涉及城市、乡村，陆地、海洋，空气、水土，药物、食品等。就工作性质和内容而言，也是纷繁复杂的，既要搞好预防，又要抓好疾病的治疗与预后。就工作环境而言，预防保健工作要求预防工作者，无论遭遇严寒酷暑、刮风下雨，还是面临地震、泥石流等自然灾害，都要进行现场调研、监督化验、投药消毒、预防接种、宣传防病治病的措施和方法。预防保健工作虽然繁琐复杂，但成效却不明显，往往不被人们所理解，甚至被误解和歧视。这就需要广大预防保健人员具有高尚的医学道德，以及不畏艰险、知难而进、忍辱负重的工作态度和奉献精神。预防保健工作的社会效益往往是隐形的、间接的、长久的，它不仅降低了疾病发病率和普通百姓高昂的疾病治疗费用，而且节约了国家宝贵的医疗卫生资源。正是由于从事预防保健工作的医护人员的辛勤工作，才为人们提供了健康安全的生产、工作、学习和生活环境，不断提高了人们的健康水平。

（三）预防保健工作的伦理道德要求

预防保健工作的重要性要求医护人员必须提高对预防保健道德的认识和道德修养。预防保健的工作性质和职业特点决定了它的道德要求，主要表现为：

1. 尽职尽责，忠于职守 预防保健工作的根本宗旨就是为全人类的身心健康负责，是一项直接关系到全社会共同利益的事业。由于预防保健工作范围广、时间长、内容复杂、任务繁重，加上人群生活环境的变化随机性很大，难以监管，很难达到立竿见影的效果，使得部分医护人员产生"重治疗，轻预防"的不良心态，甚至出现不愿意从事预防保健工作的情况，这就要求医护工作者更要尽职尽责，忠于职守，不畏艰苦，任劳任怨，全身心地做好工作。只要对促进人们健康有利，就不应该计较个人名利和得失。忠于职守同样需要与时俱进，不断进取。随着时代发展和社会进步，人们的健康观念也发生了改变，预防为主的思想已深入人心，预防保健工作从单纯的防治疾病已经转变为整体预防和综合预防，要求人们躯体、心理和社会适应能力上均处于良好状态，不断形成适应新时代要求的预防医学观。

2. 严格执法，公正无私 开展预防保健工作，促进人类健康，一般需要通过监督、执行各项卫生法规条例等一系列措施来实现。这些法规条例反映了我国现代预防保健工作的客观规律，反映了人民群众的现实利益和长远利益，这是做好预防保健工作的根本保证。在执行卫生法规时，个别单位或行为人为逃避卫生法规的监督，往往会采取各种不正当手段来干扰医护人员的正常工作，比如通过说情送礼，甚至行贿，诱使预防工作人员放弃执法权；也有人会采取弄虚作假、无理取闹，甚至威胁恐吓等手段，企图阻止工作人员的执法活动。因此，预防保健工作人员在执法时，要以法规为依据，以事实为准绳，照章办事，严于律己，公正无私。归根结底，执法过程其实就是一个职业道德问题，社会主义医德要求工作人员在执行任务时，要正确认识卫生法规与职业道德的本质联系，把秉公执法作为开展工作的道德准则。不管什么单位和个人，只要违反了卫生法规，就要坚决依法查处，以维护人民群众的根本利益为最终目标。对于少数医疗卫生从业人员为了追求一己私利，捞取个人好处的不道德行为，应当予以严厉谴责和惩处。

3. **高度负责，无私奉献**　预防保健工作从宏观和发展的观点来看，是一项不断适应人类健康需求的新兴事业，它直接关系到全社会的共同利益，其社会道德责任感表现在预防保健的多个方面。它要求人们重视预防工作，主动深入基层和第一线开展服务工作，取得防患于未然的效果。但是，在实际工作中，由于种种原因贯彻落实"预防为主"的方针并不轻松，难免会遇到各种困难和阻力，由于经济利益的驱动，甚至会遭到一些人的敌视和反对。有关单位与群众积极配合，才能做好预防保健工作。为此，医护人员要本着认真负责的态度，自觉地履行应尽的职责，扎扎实实地完成各项工作，更需要医护人员有更高的道德修养和对职业的热爱，有对工作高度负责和无私奉献的精神，才能做好预防保健工作。

4. **服务大众，坚持公益**　预防保健工作直接面对广大人民群众，对社会承担道德责任。因此，在处理各种利益关系时，要做到个人、小团体利益服从全社会利益；局部利益服从全局利益；眼前利益服从长远利益。预防保健工作者要从全社会整体利益出发，主动深入到群体中去进行健康状态和疾病的普查调研，进行预防接种，主动向上级报告疫情，尤其是发现重大疫情更要及时上报，绝不能瞒报漏报。随着经济全球化的不断深入，国外物流和人员往来不断增加，这对预防保健工作者提出了更高的社会道德要求。预防保健工作者要以高度负责的态度把好国门，做好国境卫生检疫和疫情防控，严防外来物种的侵入，维护国家的安全和利益。总之，面向社会，服务大众，坚持公益，就是要求预防保健工作者采取认真负责的态度，对社会承担道德责任，树立为人民身心健康服务的公益思想，推进和提高人们健康水平。

知 识 拓 展

公共卫生机构

广义的公共卫生机构是指一切能够促进健康、预防疾病、保护健康的机构，包括各级卫生行政机构、医疗机构、疾病控制机构、计划生育机构、卫生监督机构、药品食品安全机构、烟草控制机构、环境保护机构、妇幼保健机构、慢性病防治机构、社区卫生服务机构及公共卫生研究机构。现代公共卫生最简单的定义为"3P"，即 promotion（健康促进），prevention（疾病预防），protection（健康保护）。

狭义的公共卫生机构主要包括疾病预防控制机构、健康教育机构、妇幼保健机构、精神卫生机构、传染病防治机构、应急救治机构、采供血机构、卫生监督机构、城市社区卫生服务机构和农村乡镇卫生院等。

第二节　社区卫生保健的护理伦理

——构建屏障，为居民守护健康

社区是人们学习、工作、生活、休闲娱乐的基本场所，社区卫生保健是促进和维护人类健康的基本保障。社区护理是社区卫生保健的重要内容之一，具有其特殊的伦理道德要求。

一、健康教育的护理伦理

（一）健康教育概述

健康教育（health education）是指有计划、有组织、有系统的教育活动，促使人们自愿采用有利于健康的行为，消除或降低危险因素，降低发病率、伤残率和死亡率，提高生活质量。

健康教育不同于其他教育，其实质是一个干预过程，其核心是改变教育对象的不良生活方式和行为习惯。健康教育应该提供改变行为所必需的知识、技能与服务。健康教育的主要任务是：建立或促进个人和社会对预防疾病和促进健康的自我责任感；促进个体和社会作出科学合理的决策，选择有利于健康的行为；有效地促进全社会都来关心健康和疾病预防问题。简而言之，健康教育的目的就是帮助人们自觉并有意识地建立和选择健康的生活方式与行为习惯。

（二）健康教育的特点

健康教育是一个系统、完整的教学活动，它具有三个方面的特点：

1. 教育对象的广泛性　健康的实现是一个需要人人参与、人人付诸行动的过程，因此健康教育具有广泛性。必须进行全民教育，动员广大人民群众一起参与，生活中的每一个个体都是健康教育的对象，不论他处在患病状态还是健康状态，都要坚持人人健康、人人参与的原则。对于有不良生活嗜好的人，通过健康教育来改变其不良的生活方式和行为习惯，对于已经养成良好习惯的人，通过健康教育督促坚持，促进全民健康水平的提高。

2. 教育目标的明确性　个人健康并不只是一己私事，事关公众的健康。在很多情况下健康相关行为是个人根据自己的价值判断所作的价值选择，而这种选择可能会对他人和社会产生一定的影响，比如吸烟行为。健康教育一方面可以促使教育对象养成良好的行为方式和生活习惯，增进健康，更重要的是促进和培养个体和社会预防疾病、维护健康的责任感和使命感。

3. 教育内容的科学性与针对性　只有熟悉和掌握相应的健康知识，才能树立科学的健康观念，养成健康、文明的生活方式和行为习惯。健康教育是通过有计划、有组织、有系统的教育过程，向人们传授相关的健康知识，改变不良的生活方式和行为习惯，预防疾病，促进健康。因此，健康教育的内容必须具有科学性和准确性，切忌仅凭个人喜好，传授错误的知识和信息。兴趣和需求是每一个被教育对象学习的动力和源泉，因此，健康教育的内容应当具有针对性，必须选择与教育对象需求相符合的教学内容，以调动教育对象学习的积极性和主动性。健康教育是以健康为中心，贯穿人的一生。针对不同年龄段的人群，健康教育的内容、形式应有所侧重和区别。

（三）健康教育的护理伦理

1. 坚持人人参与，自觉履行健康责任　近几十年来人类社会的"疾病谱"和"死亡谱"发生了明显的改变，导致人类死亡的主要疾病已经由常见传染性疾病转变为新型传染病和非传染性疾病，这些疾病严重威胁着人们的健康和生命。影响健康的主要因素是行为、生活方式、环境、生物因素和卫生服务水平。健康不再是个体的行为，而是全社会的公共事务，个人的健康与家庭成员以及整个社会密切相关。

护士必须树立起"大卫生观"，坚决贯彻以"预防为主"的方针，把增进人类健康作为自己的道德责任和价值目标。要正确认识健康是每个人的基本权利、平等权利、普遍权利，要以全社会成员的健康为己任，自觉履行自己的健康道德义务。通过自己的工作，争取多方面的支持和协作，动员大家都来关心健康、维护健康、促进健康,促进人类健康水平不断提高。在平时的一言一行中注意宣传正确的健康生活知识,倡导文明健康行为,使人们树立积极的健康道德观念。

2. 坚持科学态度,丰富健康知识内涵 健康教育的核心是传授人们健康知识,树立健康意识,养成良好的健康行为和生活方式,保护和促进个体和群体的健康。健康教育是一项长期、持续的工作;健康教育的内容必须科学严谨、实事求是。为了更好地开展健康教育,护士必须加强学习和继续教育,以巩固、促进和提升自己的专业能力。在健康教育中,要以新观点、新理论和新知识解释客观现象,必须杜绝向大众肆意宣传一些虚假伪善的知识和信息;坚决抵制为追求一己私利而故意夸大某些药物、疗法、仪器的疗效,以免使健康教育起负面作用。

3. 坚持以人为本,尊重全体服务对象 健康是每个公民的基本人权、普遍权利和广泛的权利。1978 年,《阿拉木图宣言》中明确提出了"2000 年人人享有卫生保健"的口号,随后我国政府于 1986 年对这一目标也作出了庄严承诺。从国际社会和政府层面都对健康权利给予了积极肯定和保护。护士要树立以人为本的健康服务理念,尊重全体服务对象。健康教育的对象涉及各行各业的个人和群体,人们生活方式和行为习惯的养成受其生活环境、生活观念、生活质量等多种因素的影响。在指导人们建立正确的卫生观念、养成良好的卫生习惯时,要尊重服务对象的选择,考虑传统、习俗、社会、心理、宗教和文化背景等多种因素的影响,避免简单、粗暴的干预。改变人们不良生活行为方式,不能一蹴而就,更不可能取得立竿见影的效果,需要通过长期、耐心、细致、反复的教育活动才能达到预期效果。

4. 坚持以基层和农村为重点,大力普及健康知识 我国长期以来坚持把医疗卫生工作的重点放在农村和基层,健康教育也应如此。我国许多地区,特别是广大农村,卫生状况不容乐观。其中一个重要原因是人们缺乏卫生常识,对卫生环境变化带来的严重后果缺乏认识。大力宣传和普及卫生常识,使人们主动自觉地改掉一些不卫生、不文明、不健康的陋习,逐渐养成文明卫生的生活方式和行为习惯,责任重大,意义深远。广大护士要积极主动深入到基层和农村,向基层民众和农民普及卫生保健知识,让民众真正懂得维护自我健康的重要性和自觉性,这是广大护士的职责之所在。

二、社区卫生服务的护理伦理

(一)社区卫生服务概述

社区卫生服务(community health service)是一项综合性的社区范围内的卫生服务,是指社区内的卫生机构及相关部门根据社区内存在的主要卫生问题,合理使用社区的资源和适宜技术,主动为社区居民提供的基本卫生服务。社区卫生服务主要面向城乡基层,提供基本卫生服务,其中包括初级卫生保健,其目的是使社区居民防治疾病、增进健康、提高生命质量。社区卫生服务工作应本着以社区为基础,以居民为对象,以家庭为单位,以需求为导向,以妇女、儿童、老人、残障人员等特殊群体为重点,开展预防、保健、医疗、康复、健康教育、生育技术指导"六位一体"的基本卫生服务。

社区卫生服务主要对象包括健康人群、高危人群、重点保健人群、患病人群和残障人群。首先是做好卫生健康防控知识宣讲等一系列健康教育活动,提高人们的健康意识;其次是做好疾病的防治工作,深入、持久、广泛地开展爱国卫生运动,做到人人讲卫生、人人爱卫生,切实改善城乡卫生环境;再次就是做好妇幼卫生保健工作,普及孕期、围产期的健康知识,定期为妇女查体并指导预防疾病的措施和保健工作;最后是做好治病防残工作,对于急危重病人要做好初步抢救并及时将病人转入上级医院,防止发生并发症、后遗症和终身残疾的情况出现。对病情好转出院回家疗养者,护士要提供恢复性治疗和身心护理服务,促进健康恢复。

(二)社区卫生服务的特点

1. 普及性 社区卫生服务是维护居民健康的第一道防火墙。社区卫生服务的对象不是某一个体,而是社区内的全部人群,社区内的每一户、每个人都是服务的对象。社区卫生服务是把辖区内的全体居民作为服务对象,以全体居民充分参与、支持与合作为基础,具有广泛的群众性和普及性。

Note:

2. **全程性** 生产力的发展、生活水平的提高和医学科学的进步使人的寿命普遍延长,人由出生到死亡的全过程都需要得到保健护理。人类的卫生保健工作随着生命的延续而对每个人提供终身服务,这种服务是长期的、持久的、相对固定的,贯穿于每个人生命的全过程,有别于医院内的就诊检查、住院和阶段性治疗。因此,社区卫生服务具有全程性的特点。

3. **综合性** 社区卫生服务工作的重点是预防疾病,通过开展预防接种、爱国卫生运动、健康中国行动、妇幼保健、体育锻炼、健康知识宣传和专题图片展览等健康教育活动,提高民众的自我保健意识,增强民众体质。社区卫生服务是一项综合性的服务,它的服务范围包括个人、家庭和社区;服务对象包括社区内的所有居民,不分性别、年龄和民族,无论是否患病,既包括病人,也包括亚健康和健康的人;服务内容包括健康促进、疾病预防、临床治疗和康复护理等,并涉及生理、心理和社会文化各个方面。因此社区卫生服务具有综合性的特点。

4. **连续性** 社区卫生服务包括一个人从生到死的全过程,覆盖生命的各个周期以及疾病发生、发展的全过程,不分时间、地点和对象;社区卫生服务不会因某个健康问题的解决而结束,而是根据生命各周期及疾病各阶段的特点及需求,提供针对性的服务,故具有连续性。

5. **可操作性** 社区卫生服务具有可操作性的特点。首先,社区医护人员既是卫生保健服务的提供者,同时也是服务对象的咨询者,是社区成员之一,社区民众乐于接受。其次,社区卫生服务从时间、地点和价格等方面保证社区居民不仅利用方便而且能承担得起。社区卫生服务的实践表明,门诊病人和住院的慢性病病人中多数可以在社区得到医治和护理,实现病人的合理分流转诊,可以为病人节省大量的医疗费用,是一项确保社区民众就医便捷的良好保障举措。

6. **合作性** 社区卫生服务机构需要与各级医疗保健部门及该社区所在的政府部门,乃至社区内个人、家庭、团体进行密切合作,提供各种健康服务,如病人的访视、出诊、转诊、健康教育、健康咨询及社区内环境综合治理等,否则难以为社区居民提供必要的基本卫生服务。因此,社区卫生服务具有合作性的特点。

(三)社区卫生护士主要工作职责

社区卫生护士的职责有别于医院护士,工作重点应是更多地参与社区范围的预防、保健、医疗、康复、健康教育、生育技术指导"六位一体"的基本卫生服务工作,其工作职责主要包括:①参与社区防治工作,负责辖区内人群健康信息的收集、整理及统计分析。了解社区人群健康状况及分布情况、社区人群的健康问题和影响因素,参与不良社会环境因素的监测工作。②参与社区人群的健康教育与咨询、行为干预和筛查、建立健康档案、高危人群监测和规范管理工作。③参与社区传染病预防与控制工作,参与预防传染病的知识培训,提供一般消毒、隔离技术等护理技术指导与咨询。④参与完成社区儿童计划免疫任务。⑤参与社区康复、精神卫生、慢性病防治与管理、营养指导工作。重点对老年病人、残疾人、妇女儿童等特殊人群提供康复及护理服务。⑥承担诊断明确的居家病人的访视、护理工作,提供基础或专科护理服务,配合医师进行病情观察与治疗,为病人与家属提供健康教育、护理指导与咨询服务。⑦承担就诊病人的护理工作。⑧为临终病人提供临终关怀护理服务。

(四)社区卫生服务的护理伦理要求

1. **服务周到,平等待人** 在社区开展各项卫生服务工作,每天都要面对广大居民,而居民的文化程度、道德水平以及对卫生服务工作的认识等都有很大差异。作为从事卫生服务工作的护士,应有较高的道德修养水平,面对不同服务对象,都应一视同仁、平等对待。无论对方态度、举止如何,都应礼貌相待,做好宣传和解释工作。对所有服务对象的合理要求都应当予以尊重,在条件许可的情况下都尽量予以满足,如果不能满足,要做好耐心细致的解释和说明工作。

2. **钻研业务,提升水平** 社区卫生服务是综合性服务,护士的服务对象是社区内的全体居民,既包括健康人、亚健康人,也包括病人,并且社区人群的健康需求各不相同,病人的病种和病情也千差万别,护士所面临的保健服务不像在医院工作那样分科很细,必须掌握全科性的保健知识,既要有社区卫生服务的专业知识,也要有社会科学知识和交叉学科知识;既要掌握社区卫生服务基本理论,也要掌握基本技能和沟通技巧，才能做好工作。因此，从事社区卫生服务的护士应拓宽知识面，刻苦钻研业务，丰富专业知识，提高护理专业技能。

3. 任劳任怨，甘于奉献 社区卫生服务以预防为主，预防工作的效益具有滞后性，不像在医院里治疗和手术后能起到立竿见影的效果，所从事的医疗护理工作往往不容易被人理解和支持，甚至有时会遭遇冷言冷语、冷面孔、不配合甚至抵触的情况。因此，社区护士应具备任劳任怨、甘于奉献的服务品德，不图虚名，不求私利，认真踏实地做好每一项工作。护士要"学会用最通俗易懂的语言解释高深的医护专业知识"，要学会有效沟通，做到诚心、关心、爱心、耐心，成为社区居民信得过的"贴心人"。

4. 严格要求，认真负责 社区卫生服务护理工作中，护士要加强自律，慎独修养，以科学严谨的态度对待任何事情。严格执行各项规章制度是确保工作成效、杜绝差错事故的关键环节。例如，各种治疗措施要严格执行操作规程和遵守无菌操作技术；对危重病人及时做好转诊工作；面对疫情暴发的处理要及时果断、精准到位，进入居家服务的医疗用品要清洁、消毒和单人单用，避免造成感染和医源性交叉感染；卫生服务宣传要注重实效，形式新颖，喜闻乐见，便于接受；参与卫生监督、卫生执法任务的护士要秉公执法，坚持原则，不循私情。

三、家庭卫生服务的护理伦理

（一）家庭病床概述

家庭病床（family bed）是医疗机构对适合在家庭环境条件下进行检查、治疗和护理的病人在其家庭就地建立的病床，是我国家庭卫生服务的主要形式，其实质就是延续性护理，病人在家庭同样得到心理、生理、社会等方面的支持。家庭病床贯彻了医学模式的转变和三级预防思想，立足于社区和家庭，综合了医学、护理学、社会学和行为科学的成果。它既是医院医疗服务向家庭和社区的延伸，也是医疗保健的有效形式和社区卫生服务的重要组成要素。近年来，随着人类疾病谱的变化和人口老龄化，家庭病床日益引起了人们的重视。

家庭病床的建立促进了医疗资源的有效利用和重新分配，医院加快了病床的周转率，病人降低了住院费用，减轻了经济负担，保持了治疗的连续性。它有利于加强医院与病人之间的密切联系，促进医护人员树立良好的医德医风，有利于提高医疗保健工作质量。

（二）家庭护理工作的特点

1. 工作内容广泛 家庭护理工作与医院病房的护理工作不同，医院病房工作分科细、专业性强、危重病人多、病种比较单一、分工明确、操作技术性强；而家庭病床则面临各种各样的综合性问题，病人病种复杂，对病人的护理不分科，轻重缓急的病人都有，护士要承担全面的护理工作，护理工作的内容多而且具有广泛性。护士除了执行医嘱、做好必要的辅助治疗和全面的护理服务外，还要深入了解病人和家属成员的心理活动，做好心理护理和健康宣教工作。对病人家属可以配合做的简单操作，护士要进行示教并教会他（她）们。护士还应对病人进行生活安排指导和防病、康复、保健等方面的健康教育，帮助病人进行必要的康复训练，促进病人早日康复。

2. 护患关系密切 家庭护理工作要求护士与病人密切接触，建立家庭病历，送医送药上门服务；护士不仅要了解病人的病情，还要了解病人的家庭环境和生活习惯，向病人和家属提供全身心的整体护理。在与病人的密切接触中，护士还要与病人和家属建立相互信任、相互合作的良好关系。良好的护患关系，不仅可以提高病人的依从性，更有利于护士开展心理疏导和心理教育，使护理工作更加高效、及时和周到。建立家庭病床，实现了病人"登门求医"向医务人员"上门送医"服务模式的转变，这种新型关系体现了护士全身心为病人健康服务的根本宗旨，也表现了护士"优质服务、尽职尽责"的优秀品格。

3. 道德要求较高 病残对家庭和病人的影响是多方面的，不仅会引起家庭经济生活、社会和人际关系的改变，还会引发病人和家属的心理问题，甚至会出现对护士态度生硬、缺乏礼貌和消极配合等情况,给护理工作增加难度。面对工作中的困难和家庭护理工作的特点,承担家庭病床服务的护士不仅要有娴熟的护理操作技能、扎实的专业知识、良好的应变能力以及发生紧急情况时独立解决问题的能力,更要有强烈的事业心、责任感和高尚的道德情感。家庭病床病人病情复杂多样,护士在工作过程中对不同年龄、文化、病情和家庭经济情况的病人要一视同仁。此外,家庭病床需要护士经常深入到病人家庭中,在护理工作中经常会涉及病人的隐私,护士务必妥善处理好,切不可暴露病人隐私。

(三)家庭护士的职责

我国家庭病床把医生、护士、病人和家庭连在一起,融预防、保健、医护和康复于"四位一体"。家庭病床的主要收治对象是老年病人、慢性病人、晚期肿瘤病人、康复期病人、经住院治疗或急诊留观病情稳定但仍需继续治疗的病人、需要住院治疗但因实际困难不能住院而又符合家庭病床收治条件的病人等。

护士主要职责是:①认真执行医嘱,准时到病人家中进行各种治疗和护理,如静脉输液、注射、导尿、灌肠等,严格执行操作常规,及时填写护理记录,向病人和家属交代治疗护理的注意事项及出现问题的处理方法,防止事故的发生;②细心观察病人的病情变化,发现问题及时联系或报告主管医生;③病人病情发生突变时,协助病人转院治疗;遇有紧急情况,护士应及时对症处理并作好记录,并及时向主管医生报告;④加强与病人和家属的沟通交流,做好心理护理工作;在与病人和家属的接触中做好防病知识和护理知识的宣教工作,指导家属配合做好日常生活护理和简易的专科护理。

(四)家庭卫生服务的护理伦理

1. 热情服务,遵守礼仪　家庭病床要求护士面向社会,深入家庭,护士在工作中必然面临各种不同的家庭。不管病人社会地位、经济条件和背景如何,都应平等对待,以病人利益为重。护士要尊重病人的价值观、宗教信仰、风俗礼仪和行为习惯,切记不要违背病人及家属的禁忌,热情地对待每一位病人,理解病人的疾苦,为每位病人提供热情周到的护理服务,保障其平等的基本医疗保健权。

2. 信守承诺,准时到位　家庭病床的病人是分散管理的,距离远近不同,护士上门服务往往也是单独行动的。护士要随时为病人着想,严格要求自己,严格执行护理计划。护士在上门服务时,除不可抗拒的因素(如自然灾害等)外,必须信守诺言,遵守时间,风雨无阻,不能因为天气、交通等理由延误治疗和护理,要充分体现病人至上的高尚道德品质。

3. 保守秘密,谨言慎行　家庭病床的护士应该自觉遵守各项规章制度和操作规程,在没有其他同事监督的情况下,要严肃认真、不折不扣地履行护士的职责。护士深入到病人家庭中服务,对所了解到的病人家庭情况、经济情况和个人隐私等都应保守秘密,不能说长道短,搬弄是非,更不得随意透露给他人。对病人和家属提出的问题耐心解释,解释时要简明扼要、通俗易懂,不能不懂装懂,或因言语不慎造成不必要的误解和纠葛,甚至给病人及家属带来不必要的伤害。

4. 明确目标,团结协作　家庭病床病种繁杂,涉及多种疾病,需要各科室医护人员的团结协作与相互配合。在护理过程中,护士不仅要与各专业医务人员密切协作、相互配合,还要调动病人及其家属的各种积极因素,形成目标一致、规范有序的医疗护理程序。在为病人护理服务时,必须认真细致地做好交接班记录。对于没有表达能力的病人或老人,以及白天无人在家看护的病人,护士应该建立护患信息沟通渠道,如电话询问、留言簿、微信平台等,及时传递信息,加强沟通,以便提高医护质量,促进病人早日康复。

5. 刻苦学习,精益求精　家庭病床护理工作内容广泛,护士面对的病人情况复杂,护理工作涉及范围广。家庭病床的护士应是全科护士,除了必须掌握的专业知识外,还要具备心理学、社会学、营养学、预防医学等多学科知识。护士还要掌握不同年龄病人在患各种疾病时的临床特点和护理措施。因此,本着一切为病人利益的目标,护士要刻苦学习,并在护理实践中不断积累经验,完善知识结构,努力提高自己的专业水平和业务能力。

Note：

第三节 突发公共卫生事件应急护理伦理
——危难时刻，伦理为你守望相助

由于全球人口数量和人际交往频率的增加以及自然环境的恶化，国际、国内公共卫生突发事件接踵发生。在突发公共卫生事件时，一般伴随着重大的健康安全隐患，严重危害着人们的身体健康，影响着社会生活的方方面面。医护人员往往会在第一时间赶往事发现场实施防疫和救治工作。因此，探讨突发公共卫生事件应急护理的伦理问题，对于护士做好特殊事件在突发情况下的应急护理工作有着重要的现实指导意义。

一、突发公共卫生事件的应急护理特点

（一）突发公共卫生事件的概念及特点

1. 突发公共卫生事件的概念及分级 突发公共卫生事件是突发事件中的一种特殊类型。根据我国 2007 年 11 月颁布实施的《中华人民共和国突发事件应对法》，突发公共卫生事件（emergent public health events）是指已经发生或者可能发生的、对公众健康造成或者可能造成重大损失的传染病疫情和不明原因的群体性疾病，涉及人数众多的重大食物中毒和职业中毒事件，以及其他危害公共健康的突发公共事件。从广义说，突发公共卫生事件的范畴主要是指重大急性传染病暴发流行，群体不明原因疾病，新发传染病，预防接种群体性反应和群体药物反应，重大食物中毒，重大环境污染，急性职业中毒，放射污染和辐照事故，生物、化学、核辐射恐怖袭击，重大动物疫情，以及由于自然灾害、事故灾难或社会治安等突发事件引发的严重影响公众健康的卫生事件。突发事件可区分为特别重大（Ⅰ级）、重大（Ⅱ级）、较大（Ⅲ级）和一般（Ⅳ级）四个等级，依次以红色、橙色、黄色、蓝色进行预警标识。

2. 突发公共卫生事件的特点

（1）突发性：突发公共卫生事件多突然发生，具有不可预见性。

（2）多发性：突发公共卫生事件种类多，发生频率较高。

（3）严重性：突发公共卫生事件一旦发生，可对公众健康和生命安全、社会经济发展、生态环境等造成不同程度的危害，事态越严重，危害就越严重。

（4）广泛性：突发公共卫生事件所危及的对象既不是特定的人，也不是特定的社会群体，所有事件发生时在事件影响范围内的人或其他动物种群都有可能受到伤害。

（5）连锁反应性：突发公共卫生事件也会产生心理危机，引起恐慌情绪和混乱局面，并产生"涟漪现象"。如 2011 年 3 月 11 日，日本里氏 9.0 级强震以及随之而来的巨大海啸重创日本，并造成福岛核电站发生严重核泄漏事故及爆炸，进而让世界产生核恐慌，多国涌现生活用品抢购潮。

（6）综合性和系统性：许多突发公共卫生事件不仅仅是一个公共卫生问题，还是一个社会问题，涉及范围广，影响范围大。突发公共卫生事件的处置涉及多系统、多部门，政策性很强，必须在政府的统一领导下，才能集中力量快速稳妥地加以应对处置，将危害程度降到最低。

（7）国际联动性：伴随着全球化进程的加快，国际化人员物品交往越来越密切，突发公共卫生事件的发生具有一定的国际关联性。经济全球化，人员、物资大流通的同时，也带来了疫情传播的全球化。因此，在应对和处置突发公共卫生事件时，相关国家和国际社会必须团结协作，统一行动，否则难以达到预期效果。

（二）突发公共卫生事件应急护理的特点

突发公共卫生事件应急护理具有以下几个特点：

1. 广泛的社会性 突发公共卫生事件的发生往往会造成人们心理恐慌。如果处置不当，使突发公共卫生事件的发展方向不确定，除损失扩大外，有可能范围扩大，甚至转为社会问题，给人们的日常生活、工作秩序和社会稳定带来深刻的负面影响。如 2003 年"非典"疫情以及 2020 年初暴发的新

型冠状病毒肺炎就是典型的公共卫生事件,不但严重威胁民众的身心健康和生命安全,而且引起人们的心理恐慌,给国内外的经济、政治和外交等都带来了深远影响。护士应当沉着冷静,运用自己所掌握的专业知识,向人们解释说明公共卫生事件的性质和特征,积极宣传防治知识和应对措施,努力消除人们的心理恐慌,维护生活秩序和社会稳定。

2. 明显的群体性　突发公共卫生事件中受灾遇难的人数往往比较多,涉及面广,呈现出明显的群体性。如2003年"非典"危机经历了从有限范围的区域性危机,直到全球性危机。2014年暴发于非洲的埃博拉病毒,死亡人数超过4 000人,而且当时呈现出全球蔓延之势。新型冠状病毒肺炎疫情影响范围之广、感染人数之众、死亡人数之多堪称历史之最。受灾群体面临的心理压力非常巨大。因此护士在完成日常护理工作的同时,需要配合其他医务人员对感染者或伤残人员进行心理治疗和精神抚慰。

3. 高度的风险性　突发公共卫生事件的护理具有高风险性。突发公共卫生事件发生后,医护人员往往是最先进入事件现场的施援人员之一。由于突发公共卫生事件往往是突如其来,具有不可预测性,因此无论是中毒、疫情、安全事故还是群体性不明原因的疾病,直接现场接触都是一项极具危险性的工作任务。如在新型冠状病毒肺炎的暴发过程中,许多医护人员都感染上病毒甚至献出了宝贵的生命。

4. 时间的紧迫性　人们也许能对突发公共卫生事件的发生作出肯定判断,但是对事件发生的时间、地点、暴发程度等,都难以准确把握。公共卫生事件突发时,人们往往毫无防备,伤病员发生的时间集中,数量大,而且病情、伤情和疫情普遍严重。救治工作是否及时、准确,不仅直接影响到病人的安危和高危人群的健康,而且也关系到社会的安全与稳定。在突发公共卫生事件的应急护理中,护士必须快速决策、紧急施救、及时控制现场并进行有效预测。如2008年汶川地震发生后,全国各地近400支专业救援队、4.5万医护人员第一时间赴现场进行救援。新型冠状病毒肺炎疫情暴发以后,在党中央、国务院统一决策部署下,全国4.2万名医护人员火速对口驰援,开展新型冠状病毒肺炎疫情防控工作,才使得疫情很快得到控制。

5. 密切的协作性　突发公共卫生事件的处理是一项复杂的工作,需要在政府的统一领导下,多部门、多专业相互支持和协作。在突发公共卫生事件的应急护理中,护士不仅面临现场抢救和现场控制的紧急任务,还有大量的工作需要诸多部门协调配合,如转运救治、善后处理、情况汇总、信息发布等。护士必须组织协调好突发公共卫生事件中的护理工作,既从宏观上安排好整个事件中的护理工作,与各部门及其他专业人员协调合作,最大程度的控制危机、减少损失、消除影响,细节上又要认真负责地处理好每个病人,确保护理工作良好的连续性和协同性。

6. 责任的多元性　在突发公共卫生事件中,受害人员的医疗救护、现场控制等一系列措施,是突发公共卫生事件应急处理的重点。按照完善的应急处理工作程序和规范迅速、有效地处理公共卫生突发事件,同时采取有效控制措施,对现场进行应急控制,消除致病、中毒、污染等因素,最大限度地减少危害,消除影响,对保护公众健康和安全都起着重要的作用。由于突发公共卫生事件周边环境恶劣,护理条件异常艰苦和复杂,护理工作任务艰巨,责任重大。护士不仅要协助医生抢救危重病人,做好伤、病、疫情观察,配合各种手术,同时还要做好基础护理和专科护理。

二、突发公共卫生事件的应急护理责任

在突发公共卫生事件的应急管理中,公共卫生组织包括卫生行政管理机构、医疗机构以及医护人员均应承担起保护公众健康的职责,承担起治病救人的专业责任,这是职业伦理的最基本要求。

(一)突发公共卫生事件发生前要积极预防

具备相应条件的医疗卫生机构应积极培养应急管理专门人才,研究开发用于突发事件预防、监测、预警、应急处置与救援的新技术、新设备和新工具。医护人员应积极参与公共卫生预警系统的建立,提高民众的公共安全和防范风险的意识。只有积极预防、常备不懈、有备无患,才能从真正意义上减少突发公共卫生事件的负面影响。

（二）突发公共卫生事件发生时要积极抢救

当发生严重威胁公众生命安全的自然灾害、公共卫生事件时，护士应当服从县级以上人民政府卫生主管部门或所在医疗卫生机构的安排，立即奔赴现场或临床一线，全力参与伤员的救治，决不能推诿、逃避或耽误病人的抢救工作。对发生自然灾害、公共卫生事件等严重威胁公众生命健康的突发事件，不服从安排、不参加医疗救护的护士，县级以上卫生行政部门可根据情节严重程度，给予警告、暂停执业活动或吊销护士执业证书。

（三）突发公共卫生事件发生后要妥善处理

突发公共卫生事件发生后，医疗卫生机构应当：①服从突发事件应急处理指挥部的统一指挥，相互配合，团结协作，集中力量开展相关的调研工作。②提供医疗救护和现场救援：对因突发事件致病的就诊病人必须接诊治疗，对需要转送的病人，应当按照规定将病人及其病历、记录的复印件转送到接诊的或者指定的医疗机构。③采取各种有效措施积极防止交叉感染：对传染病病人密切接触者采取医学观察措施，收治传染病病人，疑似传染病病人应当依法报告所在地的疾病预防与控制中心。接到报告的机构应立即对可能受到危害的人员进行调查，根据需要采取必要的控制、隔离措施，以防止疫情扩散蔓延。

三、突发公共卫生事件应急护理伦理的原则

（一）预防第一，防治结合的原则

在公共卫生事件发生之后给予受害者及时有效的治疗，是最基本的伦理要求。不过从性质看，既然突发公共卫生事件不可能完全避免，且发生之后将带来更多的问题，那么建立相对完备的防范机制，预防其发生，或发生后及时控制其影响范围与程度，是更重要的伦理要求。因此"预防第一、防治结合"是处置突发公共卫生事件的第一伦理原则。

（二）患者至上，兼顾医护利益的原则

突发公共卫生事件发生后，医务人员必须根据预案或安排，在严重威胁自身健康的突发事件面前冲锋在前，确实担负起对病人和公众的责任，给予受害者最佳的救治，最大限度地保障受害者的健康和生命安全。在保障病人利益的同时，应最大限度地保障医务人员的自身健康和生命安全。首先，确保医务人员有足够的卫生防护措施，这是因为医务人员是公共卫生突发事件应急处理的主力军，在应对过程中承担着极大的风险，这也是对全社会的保护，如果医务人员因其职务行为而受损，全社会将失去有效的防护屏障。其次，对确实遭遇不幸的医务人员，政府应给予本人、家属必要的照顾与补偿。

（三）集体利益第一，兼顾个人利益的原则

社会主义的集体原则认为集体利益与个人利益是辩证统一关系，在二者发生冲突时集体利益高于个人利益，必要时个人应为集体利益做出程度不同的牺牲。在突发公共卫生事件中，有时为了保全公众的最大利益，个人应放弃或牺牲自己的一部分利益，尽自己的努力防止突发公共卫生事件负面影响的扩散。在这一过程中，个人的基本权利应该得到尊重与保护。如对受感染者、疑似感染者、密切接触者采取隔离、观察、治疗等措施时，应提供足够的生活便利，采取有利于其及早治愈和恢复、促进身体健康的最佳方案。任何因"歧视"而拒绝治疗和帮助的行为，都应完全杜绝。

（四）政府主导，群防群治的原则

突发公共卫生事件不仅是受害者的个人事件，更是公共事件。在现代社会中，公共卫生事件应对的主要责任者是相关行政部门，政府负有领导、制定预案、监测和预警、决策、指挥、信息通报、资源储备与调配、经费筹措、急救医疗网络建设等系列责任。政府相关部门应通力协作，引导公众行为，指导社会预防。事件中涉及的群体、个体也有责任，应承担对自己和他人的健康负责的义务。如传染病感染者和疑似病人、密切接触者，应当配合相关部门进行相应的医学隔离与治疗，并主动采取减少传染的健康行为。

Note:

根据以上原则，对于从事和参与突发公共卫生事件处置的人员来说，应当遵循以下几项伦理要求：①恪守职责和加强协作，发扬敬畏生命的人道主义精神；②具有崇高的职业责任感和科学态度；③勇于克服困难，具有献身精神；④坚持以大局观念为重，集体利益为先，个人服从集体。

四、突发公共卫生事件应急护理伦理的要求

突发公共事件是公共卫生、灾害学、急救医学和急救护理学的特殊领域，在突发公共卫生事件的应急护理中，护士应遵循以下几个方面的伦理要求：

（一）救死扶伤，甘于奉献

在突发公共卫生事件应急护理中，护士往往身处危险和艰苦的工作和生活环境，有时甚至自身的生命安全会受到威胁。这就要求护士应具有高度的责任心和自我牺牲精神，始终把病人和广大人民群众的生命安危和健康利益放在首位。在抢救现场，每个护士要勇于克服困难，充分发挥自己的专业技能和聪明才智，最大限度地挽救生命和护理病人。一旦出现伤情、疫情，就必须将生死置之度外，奋不顾身地紧急救护，在疫情暴发时，也不能有丝毫的犹豫和退缩。在任何情况下，护士都要甘于奉献，勇于承担责任，具有敢于牺牲的献身精神。任何背离医护人员崇高职责和职业道德，贪生怕死，害怕自己受到感染或遭遇危险，而遗弃伤病员、人为延误救治的行为都是极不道德的，都是应当受到法律惩罚和道德谴责的。

（二）大局为重，先公后私

在处理突发事件时，个人有义务和责任，自觉地接受和配合有关部门采取必要的紧急措施。在突发公共卫生事件中，为维护多数人的生命健康和公共安全，可能会触及病人的个人利益，护士应进行解释和劝导，稳定病人的情绪，争取病人的理解和配合。

（三）沉着应对，科学处置

面对突发性公共卫生事件，医护人员要沉着应对，科学处置。在突发公共卫生事件发生时，一般会在短时间内出现大批感染者，忙乱的工作不仅要求护士技术精湛，而且要求护士临危不乱、头脑清醒、动作敏捷，及时处理各种突发事件。各级护士要有高度的责任心和科学的态度，整个救治和护理过程的每一个环节，都不能有任何的松懈、怠慢和不负责的现象发生，尽最大努力将病人可能发生的情况在最初阶段予以处理和科学预测。在保障病人利益的同时，护士也要做好自我防护，采取严格、科学的防范措施降低或消除风险，确保自身的健康和生命安全。

（四）密切配合，团结协作

突发公共卫生事件的应对处理是一项复杂的社会工程，需要各部门的相互支持、协调和共同处理。在突发公共卫生事件的应急护理中，护士应与各部门及其他专业人员密切合作、团结一心、共同应对。护士既要做好群防群治工作，协助做好疫情信息的收集、报告以及人员的分散隔离、公共卫生预防措施的落实工作，还要利用一切手段向人们宣传科学、有效的传染病防治的科学知识和措施。在任何环节，护士如果出现任何松懈、怠慢、相互推诿、敷衍搪塞等不负责任、不道德的行为，都可能导致公共卫生事件的蔓延和扩展，造成非常严重的后果。护士要本着对病人负责、对公众负责、对社会负责的态度，团结协作，密切配合，处理好突发公共卫生事件。

公共卫生是关系到一国或一个地区人民大众健康的公共事业，在公共卫生服务实践中，必须坚持"预防为主"的卫生工作方针，预防疾病比治疗疾病对促进人类健康具有更深远的意义。预防保健工作在现代社会中的重要性不断提高，预防保健也是疾病防控的必然趋势和客观需求，要求医护人员必须提高对预防保健道德的认识并加以自觉遵守。社区卫生服务是城市、农村公共卫生和基本医疗服务体系的基础，也是促进社会公平、维护社会稳定、构建社会和谐的重要内容。在处理突发公共卫生事件时护士必须具备大局意识和法制观念，以及较强的应急处理能力、沟通组织协调能力、有效的防护能力和心理护理能力，同时要求护士必须遵循相应的伦理原则。

Note：

知 识 拓 展

国际公共卫生紧急事件

国际公共卫生紧急事件(public health emergency of international concern, PHEIC)是指"通过疾病的国际传播构成对其他国家公共卫生风险,并有可能需要采取协调一致的国际应对措施的不同寻常的事件。"

自 2007 年颁布了管理全球卫生应急措施的《国际卫生条例》以来,世界卫生组织(WHO)宣布了六次国际公共卫生紧急事件,前五次分别为 2009 年的甲型 H1N1 流感、2014 年的脊髓灰质炎疫情、2014 年西非的埃博拉疫情、2015—2016 年的"寨卡"疫情,2018 年开始的刚果(金)埃博拉疫情(于 2019 年 7 月宣布)。当地时间 2020 年 1 月 30 日,WHO 宣布新型冠状病毒肺炎疫情为国际公共卫生紧急事件。

(唐启群)

思考与练习

一、简答题

1. 简述公共卫生服务的伦理原则。

2. 简述预防保健工作的特点及伦理道德要求。

3. 简述健康教育的概念。

4. 简述社区卫生服务的护理伦理原则。

5. 简述突发公共卫生事件的应急护理特点。

6. 简述突发公共卫生事件的应急护理责任。

7. 简述突发公共卫生事件应急护理伦理原则与要求。

二、案例讨论

【案例】

2009 年我国出现甲型 H1N1 流感疫情,病例呈不断上升趋势,还陆续出现了重症和死亡病例。某社区服务站按照原卫生部的要求,给社区内的小学生接种甲型流感疫苗,但是部分学生家长认为甲型流感疫苗接种后会出现不良反应,不同意给孩子接种疫苗。

请思考:

1. 作为一名疾病预防控制中心的护士,你将怎样做?

2. 你认为在预防接种中应该遵循怎样的伦理规范?

三、实践活动题

【班级或小组讨论】

活动方式:组织有关健康教育的伦理规范的讨论。

活动目标:加深学生对健康教育的意义和伦理规范的理解。

活动步骤:

1. 课前 1 周告知学生讨论的题目、方法和形式,将学生分组。

2. 指导学生收集与讨论相关的文献、资料等,分组讨论并做好记录。

3. 课堂上以组为单位,选一名学生代表汇报本组讨论内容和结果。其他组同学提出问题并补充意见。

4. 同学评价各组的汇报结果,教师进行总结。

Note:

URSING

第九章

安宁疗护与死亡的伦理道德
——伦理让生命之末如秋叶静美

09章 数字内容

------- 导 入 案 例 -------

蒋女士的心愿

蒋女士，59岁，6个月前被确诊为结肠癌晚期。严重的化疗反应使蒋女士痛不欲生，她向女儿提出不再接受化疗，并希望能转到安宁疗护中心。蒋女士的临终症状在安宁疗护中心得到了良好控制，医护人员的抚慰给予了母女极大的精神支持。3个月后，蒋女士在安宁疗护中心安详离世。有感于母亲逝世的过程，蒋女士女儿成为安宁疗护中心的志愿者，继续为其他临终者及其家属服务。

请思考：

1. 蒋女士希望"停止化疗并转入安宁疗护中心"反映了什么问题？

2. 接受安宁疗护是否就意味着放弃生命？

3. 如何看待蒋女士女儿在母亲过世后成为安宁疗护中心志愿者的行为？

生与死是人类永恒的话题，现代文明的发展和医学的进步不仅丰富了生绚丽的色彩，而且赋予了死崭新的价值。随着社会人口老龄化加速，安宁疗护成为实现"从胎儿到生命终点"全程健康服务和保障的重要一环。脑死亡标准、安乐死等主题在伦理学上向人类提出挑战，引发人们更深入地思考生死问题。印度诗人泰戈尔的诗"生如夏花之绚烂，死如秋叶之静美"寄托了人们对生的崇高愿望和对死的安乐追求，是对生命的完美诠释。人们希望在生的阶段能享受生命的多彩与丰富，在死亡来临时也能沐浴在关爱与尊重的阳光中走向生命的终点。

第一节 安宁疗护的伦理道德
—— 夕阳的余晖，乐曲的终了

一、安宁疗护的概念和特点

（一）相关概念

1. 临终（dying） 又称濒死，指由于老化、各种疾病或损伤等，导致人体主要器官功能趋于衰竭，而现代医学又治愈无望，各种生命迹象显示生命活动趋于终结的状态。在我国，通常情况下，临终意味着患者将在不足6个月的时间内离世。

2. 安宁疗护（hospice care） 指为现代医学治愈无望的患者缓解痛苦，维护尊严，使其以最小的痛苦安宁地走过生命的最后阶段，并对其家属提供生理和心理关怀的全面的社会卫生保健服务。安宁疗护以临终者和家属为中心，以多学科协作模式进行，主要内容包括疼痛及其他症状控制，舒适照护，心理、精神及社会支持等。

中国最早引入安宁疗护概念的时候将其翻译为临终关怀，随后出现多种译名，例如：宁养照护、舒缓医疗、姑息治疗等，各词语的语义有细微差异。根据国情，国家卫生行政主管部门已将临终关怀、舒缓医疗、姑息治疗等统称为安宁疗护。

Hospice源自拉丁语hospes，原意指"主人与宾客之间相互照顾的友好关系"，后来指附属于修道院的收容所。最初的收容所在十字军东征时期收容与照顾受伤的军人，后来此类收容所成为朝圣者或长途旅行者修养体力的中途驿站，同时也为孤儿、穷人、患者以及临终者提供照护。

现代安宁疗护始于英国，其标志是1967年英国西斯利•桑德斯女士（Dame Cicely Saunders）在伦敦郊区创建了世界上第一间现代安宁疗护医院——圣克里斯多弗临终关怀医院（St. Christopher's Hospice），这家医院不仅为癌症晚期患者提供生理方面的病痛舒缓，更为患者提供心理与社会的关怀。圣克里斯多弗临终关怀医院现已成为世界安宁疗护服务的典范,桑德斯女士也被誉为"点亮世界安宁疗护运动灯塔的人"。

(二)安宁疗护的特点

安宁疗护是针对特殊人群、具有特定内容的特殊服务模式,具有三大特点。

1. 以临终者为主要对象,以家庭式照料为中心　安宁疗护以临终者为主要对象,特别是晚期癌症患者等饱受疾病痛苦煎熬的患者。绝大多数临终者在生活上难以自理,最需要家庭的温暖和亲人的关爱,但由于家庭成员处于极度紧张和焦虑状态,难以处理好与临终者的关系而不能为其创造一个良好的终老氛围。因此,为临终者创造一个家庭般的环境,提供细致周到的照料,并为家庭成员提供安慰和支持是安宁疗护的中心任务和重要特点。

2. 以提高生活质量为目的,以全面照护为手段　临终的各种躯体症状与焦虑、恐惧等负性情绪常困扰临终者,影响他们的生活质量。安宁疗护能为临终者的疼痛、呼吸困难、恶病质等症状提供专业的舒缓治疗,再配合亲人的关爱和医护人员的体贴,使临终者的生活质量得到改善。因此,提供全面的护理,以舒缓临终症状为中心,并包括营造温馨和谐的环境,给予周到细致的生活护理和全面贴心的心理支持,尽可能满足患者的需要,提高其生活质量,是安宁疗护的又一特点。

3. 以医护人员为主导,以社会志愿者为辅助　安宁疗护由医生、护士、营养师、心理学工作者、社会工作者、亲友和志愿者等多方面人员共同参与。医护人员掌握医学知识和技能,能最大限度地减轻临终者的痛苦,因此安宁疗护应以医护人员为主导。社会工作者、社会志愿者等也可参与安宁疗护工作,特别是社会志愿者,他们通过沟通交流给患者和家属以精神与情感上的支持,减轻他们的孤独和无助,并为患者提供一些基本的生活照料。志愿者无私的爱心,热情的服务,成为安宁疗护事业发展的推动力,这也是安宁疗护的一个重要特点。

二、安宁疗护的伦理意义

(一)体现人道主义精神

关心人类生命及基本生存状况,是人道主义的核心思想,安宁疗护是人道主义精神在生命问题上的具体体现。首先,安宁疗护以临终者为服务对象,不以延长临终者的痛苦生命为目标,主要是满足临终者的生理、心理和社会等方面的需要,使其在舒适的环境中有尊严地、无憾地离开人世;其次,安宁疗护把对家属的关心也作为工作的重要部分,使临终者家属的心灵在患者临终期及去世后得到慰藉;最后,安宁疗护工作调动了整个社会中的爱心力量关爱临终者。所以,人道主义精神在安宁疗护事业中得到体现和升华。

(二)体现生命的神圣

每个临终者都曾为自身、后代、他人及社会创造过价值,当其生命临终时,应受到社会、他人和亲人的关心、照顾,在一个舒适、无痛苦的环境中度过临终阶段。安宁疗护的目的是使生命有价值、有质量、有尊严地存在直到死亡,这样的人生才是生命神圣的真正彰显。

(三)提高对死亡的认识

在传统观念的影响下,人们对死亡充满了恐惧和排斥。随着安宁疗护事业的兴起和发展,人们逐渐肯定了死亡的价值,开始坦然接受死亡。死得舒适、安详、有尊严和无憾成为人们对死亡的追求。安宁疗护通过科学的全面照料,最大限度地减轻患者的身心痛苦,使其充实地、有尊严地走完人生的最后旅程。安宁疗护改变了人们对死亡的看法,提高了对死亡的认识。

(四)提高社会文明水平

经济发展只是人类社会文明进步的标志之一,人的精神境界、道德品质等整体素质的提高才是社会文明进步的关键。尊重生命和死亡是社会文明水平的重要体现。安宁疗护所倡导的对社会弱势群体予以关爱的思想,正吸引着社会上越来越多的个人和团体关心并参与这项事业,付出自己的财富、时间以及感情,给临终者及其家属以全面的关怀,也使临终者的家庭、亲人、朋友给予临终者更多照顾和爱心，使更多的临终者享受安宁疗护的温暖，这是人类社会文明进步的表现。随着世界老龄化社会的到来，尊敬老人、善待临终者将成为各个国家社会生活中的重要主题，安宁疗护的作用和价值将越来越明显。

（五）节约医疗卫生资源

安宁疗护承认生命的有限性，以姑息性、支持性的照护为工作重心，旨在减轻患者的痛苦，而非不惜一切代价地延长患者的生存时间，这也间接地避免了医疗卫生资源无限制的消耗。

三、安宁疗护的发展现状

20 世纪 80 年代，美国国会颁布法令在联邦医疗保险中增加安宁疗护的内容，并引资本入市，使美国的安宁疗护走向市场化、产业化道路。英国实行全民公费医疗，安宁疗护机构属于非营利性医疗机构，费用由国家财政承担，并接受各慈善团体的捐助。英国安宁疗护机构的主要形式有专业安宁疗护中心、隶属普通医院的安宁疗护病房，以及家庭安宁疗护病床等，为临终者及其家属提供住院服务、日间服务、家庭访视和丧亲抚慰等。澳大利亚以国家为主体发展安宁疗护，立足于社区全科医疗服务基础上，为人民提供免费的安宁疗护服务。德国自 2005 年出台第一部《临终关怀法》以来，积极发展安宁疗护运动，目前正推进安宁疗护服务网络化建设，并将致力于安宁疗护事业的志愿者服务作为倡导公民运动的核心。日本于 2000 年颁布的《长期护理服务保险法》，为包括临终者在内的需要长期护理服务的患者提供经济支持。

我国原卫生部 1994 年出台的《医疗机构诊疗科目名录》中，首次将"临终关怀"列入。随着我国人口老年化，人民对安宁疗护的需求增加。2015 年，国家于《关于推进医疗卫生与养老服务相结合指导意见的通知》中，提出建立健全医疗卫生机构与养老机构的合作机制，为老年人提供治疗期住院、康复期护理、稳定期生活照料以及安宁疗护一体化的健康养老服务。2017 年原国家卫生和计划生育委员会发布《安宁疗护实践指南（试行）》和《安宁疗护中心基本标准和管理规范（试行）》，明确了安宁疗护实践的定义、服务范围和实施规范等。国家卫生行政主管部门分别于 2017 年和 2019 年启动第一批（5 个）和第二批（71 个）安宁疗护试点。截至 2019 年，我国可以提供安宁疗护服务的机构从 35 个增加到 61 个，安宁疗护的床位从 412 张增加到 957 张，执业医生的数量从 96 人增加到 204 人，执业护士的人数从 208 人增加到 449 人，我国安宁疗护工作步入快速发展轨道。2020 年 6 月 1 日起实施的《基本医疗卫生与健康促进法》第三十六条明确规定医疗机构应向公民提供安宁疗护，这是安宁疗护首次写入我国法律，安宁疗护从此"有法可依"。

四、安宁疗护的道德要求

（一）认识和理解临终者

临终者在生命的最后阶段不仅要承受躯体病痛的煎熬，而且要忍受由此产生的焦虑、恐惧等不良情绪的折磨，导致其生活质量大大降低。医护人员在认识临终者的生理、心理特点及行为反应的基础上，对患者的某些行为失常、情绪变化要予以理解。虽然医护人员的辛勤劳动改变不了患者死亡的命运，但是面对身心承受巨大痛苦的患者，应积极履行其道德义务，并以最真挚、亲切、慈爱的态度对待他们。同时，医护人员还要宽容大度，满足患者的合理要求，使患者始终得到精神上的安抚，在生命的最后时刻享受到优良的照护，在极大的宽慰中逝去。

（二）保护临终者权益

有些临终者未进入昏迷状态，仍具有情感、思维和想象力等，医护人员应格外注意尊重与维护他们的权利和利益，如允许临终者保留自己的生活方式，参与治疗、护理方案的决定，在允许的范围内选择死亡方式，保守隐私等。即使临终者已处于昏迷状态，医护人员也要尊重其清醒时留下的意愿和家属的代理或监护权。

（三）尊重临终者生活

尽管死亡是生命运动发展的必然过程，但是临终者仍有生活的权利，任何人都有尊重他们生活的道德义务。临终也是生活，只不过是一种特殊的生活状态。尊重临终者最后生活的需求实质是对患者人格的尊重，不能认为临终者只是等待死亡而生活毫无价值。因此，医护人员要认识患者最后阶段生活的意义，并利用频繁与患者接触的机会进行交谈，指导患者理解生命弥留之际的意义，安慰和鼓励患者，使他们对最后的生活不要丧失希望。同时，医护人员要照顾临终者的日常生活，给他们更多的选择自由，尽量满足其合理要求；安排或增加患者与家属会面的机会和时间，让他们说出自己的心里话；让他们参加力所能及的活动，尽量帮助患者实现自我护理，以增加生活的乐趣，至死保持人的尊严等。总之，医护人员要像对待其他可治愈的患者一样，平等地对待临终者，赋予他们临终生活的价值。

（四）创造良好休养环境

目前，由于家庭单位缩小、控制临终症状难度较高、安宁疗护机构不足等情况，绝大部分临终者是在普通医疗机构中去世的。因此，护士需要尽量营造整洁、舒适、温馨的环境，例如使用色彩温暖的窗帘，或在病房内陈列患者熟悉的装饰品等，并提供足够舒适的空间给陪护的家属。

（五）关爱临终者家属

作为临终者的家属既辛苦又痛苦，他们不仅要夜以继日地照顾临终者，而且自身也承受巨大的精神压力。这种情况若处理不得当，会严重影响家属自身的死亡观，并对家属今后的人生造成重大负面影响。护士应从以下三方面关怀临终者家属。①给予精神支持：相对于临终者，家属往往承受更大的精神负担和压力。护士应对家属表达极大的同情和关心，给予精神上的支持和鼓励。②提供专业指导：由于缺乏专业的知识和技能，家属在照顾临终者时往往显得手足无措。护士一方面要鼓励家属参与到照顾患者的工作中来，减轻家属的紧张情绪，另一方面也要教会家属照顾患者的专业知识和方法，使之有能力、有信心参与日常的护理工作。③解决实际问题：护士应注重对家属的关心，尽量帮助其解决实际困难，如提供陪护者方便、适宜的探视时间以及协助准备丧葬事宜等。

第二节　死亡的伦理道德
——人命至重，有贵千金

一、传统死亡标准

人类社会早期，人们认识到心、肺是人体的重要器官。原始人类逐渐形成了"死亡是心脏停止跳动"的模糊观念。现已发现的石器时代弓箭刺中公牛心脏象征死亡的洞穴壁画，正说明这一观念。古希腊人将心脏视为生命的中心；古希伯来人认为呼吸是生命的中心。《道氏医学大辞典》曾将死亡解释为："心跳及呼吸停止所显示的外表生命的消失。"1951年的美国《布莱克法律辞典》将死亡定义为："生命之终结，人之不存；即医生确定的血液循环完全停止及由此导致的呼吸、脉搏等身体重要生命活动的终止之时。"这种以呼吸、心跳停止作为判定死亡的标准已在人类历史上沿用了几千年。

二、脑死亡标准

脑死亡标准的出现，是传统死亡标准受到不断挑战的产物，给人类传统的死亡观带来颠覆性改变。对脑死亡标准的接受和认定，是关乎每个人生死观的重大伦理问题，更向医学、法律和哲学等多个学科提出了挑战。目前全球各国对死亡标准的采纳一般有两种模式，包括：一元模式，即以心肺死亡标准或脑死亡标准作为唯一标准；二元模式，即心肺死亡标准和脑死亡标准并存，根据不同情况选择不同标准。目前，脑死亡标准在我国尚未立法。

Note：

（一）脑死亡的概念及标准

1959 年，法国学者 Mollaret 和 Goulon 首次提出脑死亡的概念，当时以"深度昏迷"命名，引起各国学者关注。由于历史沿革的关系，目前全球各国对脑死亡的认定并不完全一致。美国医学界将脑干和大脑皮层功能全部丧失的状态称为全脑死亡（whole brain death）。美国对脑死亡的判断以全脑死亡为标准。1968 年，美国哈佛医学院以"不可逆昏迷"（irreversible coma）为名制订出诊断标准，这是世界上第一个脑死亡诊断标准：①患者完全丧失对外部刺激和身体内部需求的所有感受能力和反应能力；②持续 1 小时以上无自主呼吸，且停用人工呼吸机 3 分钟而无自主呼吸；③所有反射消失；④脑电图检查呈等电位（或称脑电静息 / 直线性脑电图）。在英国，把脑干功能不可逆丧失的状态称为脑干死亡。脑干一旦被破坏，一切脑干反射和呼吸功能将全部丧失，并且由于脑干上行网状结构的破坏导致大脑皮层的意识和认知功能丧失，所以脑干功能丧失必将导致全脑功能丧失。因此，英国对脑死亡判断的重点放在了脑干死亡的判定上。

（二）实施脑死亡标准的伦理价值

1. 有利于科学地判定死亡　对于一些因溺水、冷冻或服用中枢神经抑制剂自杀等患者，若以传统死亡标准来判断，在心跳、呼吸极为微弱的情况下，容易被误判为死亡而放弃救治。脑死亡的判定标准详细而准确，最大可能地减少误判情况的发生，更好地维护患者生命。

2. 有利于维护个体尊严　脑死亡的患者，因永久性地丧失维持生命所需的一切感知、运动，生命的维持必须依靠外界支持。这样的个体，作为社会人是死亡的，是没有人类的尊严可言的。如果能将脑死亡标准也作为判定死亡的标准之一，可以带领人类走出伦理困境，终止对脑死亡者无限制的医疗护理支持，使其走向生命的终点。死亡是人的权利，在生命的尽头允许人死亡，是对人类死亡尊严的维护。

3. 有利于节约医疗资源　现代医学技术可以帮助一个处于脑死亡状态的患者维持呼吸和心跳，但这需要耗费巨大的医疗资源。对家庭而言，把大量的医疗资源用于脑死亡患者身上，虽然延长了他们的"存活"时间，但并不能使患者起死回生，而只能增加家属的经济和心理负担。对社会而言，无疑是医疗资源的一种巨大浪费，严重影响了卫生资源的公正合理分配。脑死亡标准确立后，当患者处于脑死亡状态，即可宣布其死亡而不再实施无意义的救治，不仅大大节约卫生资源，符合社会公共利益，也减轻家庭的负担。但这并不是实施脑死亡标准的直接目的。

4. 有利于促进器官移植　器官移植是现代医学科学的重大进步，能够使一些患者维持生活质量、延长生命，但存活器官的获得却是非常困难的。假设个体自愿去世后捐赠器官，如果按照传统死亡标准，器官只能在捐赠者心跳、呼吸停止后才能获取，这样将降低器官存活的可能性。脑死亡标准的确立，允许在脑死亡者由人工维持心跳、呼吸的情况下摘取器官，虽然不增加器官供源，却提高了捐赠器官的存活率，推动了器官移植治疗的开展和移植技术的发展。但是，在实践中不应将实施脑死亡标准与器官移植直接联系起来，不是为了推动器官移植才实施脑死亡标准，二者并不具有必然的联系。

思 考 案 例

生命的另一种延续

2014 年，北京某医院重症监护室内的 12 岁患者小 B，因扩张性心肌病命悬一线，依靠人工体外心肺辅助装置暂时地维持生命。医院紧急联系中国人体器官捐献管理中心，寻找和小 B 血型匹配的 O 型血心脏。2 日后，该院得到消息，广西某医院有一名 21 岁的患者小 Y，因脑肿瘤晚期已进入脑死亡状态，其家属愿意捐献小 Y 的心脏。最后，小 Y 的心脏成功地移植到了小 B 体内。这颗盛满了爱的珍贵心脏，挽救了小 B 的生命，也使小 Y 的生命获得了另一种形式的延续。

请思考： 为什么说尸体器官捐献提升了生命的价值？

Note：

个体生命的终结在任何社会中都不是单纯的生物个体消失这一简单现象，而是牵涉到人的社会权利、义务、责任以及在社会中所形成的有关信仰、伦理、道德等诸多方面的综合性问题。对于死亡判定标准这种带有革命性、根本性和广泛性的问题应当持审慎的态度，进行必要的和缜密的论证，并充分考虑公众的接受程度和承载能力。

三、安乐死

（一）安乐死概述

安乐死源于希腊文"euthanasia"，"eu"是"good"的意思，"thanasia"是"death"的意思，euthanasia即"好的死亡"。安乐死，指患不治之症的患者或濒临死亡的人，由于不堪忍受躯体和精神的极度痛苦，在患者及其家属的要求下，由医生按照法定程序，对其停止救治或施以人道的方法使其无痛苦地死亡的过程。在我国，安乐死尚未立法。

（二）安乐死分类

根据"执行方式"，安乐死分为主动安乐死和被动安乐死。

1. 主动安乐死（active euthanasia）　指医护人员对确认无法挽救其生命且正遭受极端痛苦的患者，根据本人主观意愿，按照一定程序，采取主动措施，如使用药物，主动结束或加速结束患者的生命，又称为积极安乐死。

2. 被动安乐死（passive euthanasia）　指对于确认无法挽救其生命且正遭受极端痛苦的患者，根据本人的主观意愿，按照一定程序，撤除治疗或仅给予维持治疗，缩短患者进入不可逆死亡过程所持续的时间，又称消极安乐死。

（三）安乐死的历史演进

1. 史前时代　安乐死并不是一个新名词，安乐死的理论和实践都有久远的历史。远古的游牧部落在迁徙时往往留下生病的人和老人，任其自生自灭。在古希腊，人们可以处置有先天缺陷的新生儿，也允许患者自己或由他人帮助结束生命。

2. 中世纪　中世纪的欧洲科学不发达，生产力低下，瘟疫猖獗，在集中管理贫病人员的济贫院里，管理者就产生了让部分濒临死亡的患者"安然死去"的想法。

3. 文艺复兴阶段　在中世纪末期，文艺复兴运动兴起，安乐死受到越来越多哲学家的关注并出现在大众视野中。15世纪的人权学者卢奇·科罗纳多（Luigi Cornaro）提到"被动安乐死"。16世纪的英国空想社会主义创始人托马斯·摩尔（Thomas More）在他的著作《乌托邦》中，提及了主动安乐死的内涵。17世纪的英国哲学家弗朗西斯·培根（Francis Bacon）在他的著作中提到了"无痛致死术"的概念。

4. 近现代　19世纪，安乐死被视为一种减轻临终者痛苦的特殊医护措施被运用于实践中。1870年后，许多英国学者积极推动安乐死立法运动。美国在1938年成立"无痛苦致死协会"。第二次世界大战后，随着社会文明程度的提升、科技的进步和观念的更新，安乐死受到更多人的关注。1976年，美国加利福尼亚州颁布了人类历史上第一个被动安乐死法案《自然死亡法》。此后，丹麦、德国、瑞典、日本、瑞士、挪威、比利时等国相继成立了安乐死相关协会。

虽然安乐死运动已经兴起多年，学术界对安乐死的含义、实施等方面仍存在重大分歧；而且由于安乐死挑战人类的传统伦理观念，并涉及医学、法律等多方面，因此安乐死的实施仍是困难重重。

（四）安乐死的立法

安乐死问题事关人命，其实施必须得到法律的认可和监督。

2001年，荷兰议会上院通过安乐死法案，荷兰成为世界上第一个安乐死合法化的国家。2002年，比利时议会通过一项允许医生在特殊情况下对患者实施安乐死的法案，比利时成为全球第二个安乐死合法化的国家。1976年，美国的加利福尼亚州颁布的《自然死亡法》允许个人在健康的时候或还没有病到没有能力表达意愿的时候，以书面形式表达临终时的选择，申明当死亡迫在眉睫时，授权医生停止延续生命之措施。2006年，美国联邦高级法院作出裁决，美国各州可以自行决定是否对临终者实施安乐死。目前通过法律使安乐死合法化的州还有华盛顿州、蒙大拿州、佛雷特州、新墨西哥州、加利福尼亚州、科罗拉多州、夏威夷州和新泽西州。

总体上，由于安乐死涉及复杂的医学、社会、伦理和法律等问题，我国尚未对安乐死进行立法。因此，我国医务人员对于临终患者只能提供安宁疗护，而不能实施安乐死。

四、尸体护理的伦理道德

对死者的尸体进行最后的护理是终末期护理的重要环节。护士应以充满爱心的态度和细致的技术操作，体现对死者的爱护与尊重。

1. 严肃认真，一丝不苟　护士应以谨慎的态度护理尸体，主要内容包括各类管道的移除、尸体的清洁等。尸体护理是死者在人间停留的最后一站，是死者接受的最后一项护理。尸体护理应遵循死者的宗教信仰、家庭习惯等。护士要将其视为一个人，认真细致地按照尸体护理的程序施以护理，动作要轻柔，并保护其隐私。

2. 妥善处理遗物、遗嘱　护士应清点死者的遗物，及时交予亲属。若亲属不在现场，应由2名护士共同清点、登记后交由病房专人保管，并及时通知家属认领。

3. 消毒隔离，防止疾病传播　死者的物品应彻底消毒。对有传染病的死者，应在尸体护理过程中严格执行消毒隔离制度，防止疾病的传播扩散。

4. 尊重家属的情感需求　尸体护理时，往往是死者家属情绪最激动的时刻，护士要尊重和满足家属的合理要求。例如，可以邀请家属参与尸体护理工作，使他们可以送亲人最后一程；也可以给予家属足够的时间和安静隐私的空间，使家属能够与亲人做最后的道别。

5. 适当遮挡，减少惊扰　为避免给周围的患者及家属带来惊扰，应尽可能在患者临终前将其移至单人房。若条件不许可，在尸体护理的过程中，护士要注意使用屏风等进行遮挡。

思 考 案 例

小林的"犹豫"

小林是大学一年级的护理专业学生，目前在内科病房实习。小林照顾了十多天的吴婆婆去世了，她感到很难过。带教老师张护士问小林："你可以跟我一起为婆婆做尸体护理吗？"小林有些犹豫，她问老师："我行吗？"老师说："行。我带你一起做。"小林在张老师的带领下，顺利完成了尸体护理。张老师问小林的感受，她含着泪水诚恳地说："我很荣幸能送婆婆最后一程。"

请思考：在进行尸体护理时应遵守哪些护理道德要求？

（王　艳）

思考与练习

一、简答题

1. 简述安宁疗护的特点。

2. 简述实施脑死亡标准的伦理价值。

3. 简述护士实施尸体护理时应遵守的伦理道德。

二、案例讨论

【案例1】

患者杨某，73岁，肝癌晚期，癌肿转移至肺、骨、脑，入住安宁疗护中心。患者主述："全身疼痛，

Note:

无法忍受"。医生首先使用口服吗啡为患者进行疼痛控制。随着病情恶化，医生开出处方使用吗啡溶液静脉持续滴注为患者镇痛。当疼痛得到良好控制后，患者日间觉醒的时候精神好转，可以跟家属聊两句话，食欲也有所恢复。但患者儿子对主管护士小王吐露了他对吗啡成瘾性的担心。

请思考：

1．分析疼痛控制对于临终者的意义。

2．如何开解临终者家属对吗啡成瘾性的担心？

【案例2】

患儿林某，1个月，因新生儿缺血缺氧性脑病，虽经全力抢救，终究不治，于新生儿重症监护室内离世。患儿身上带有多个输液管、呼吸机管道等。患儿的父母非常伤心，向护士提出请求，希望能为患儿做最后的清洁。

请思考：

1．是否可以接受患儿父母参与尸体护理？

2．如果患儿父母的请求被接受，护士应怎样带领家属一同做好尸体护理？

NURSING

第十章

护理科研工作中的伦理道德
——护理科研行进的航标

10章 数字内容

学习目标

知识目标:

1. 掌握:护理科研的伦理规范;"涉及人的"护理科研伦理原则。

2. 熟悉:"涉及人的"生物医学研究含义及其类型;"涉及人的"护理科研伦理审查。

3. 了解:科研不端行为的防范机制。

能力目标:

1. 能够正确辨别护理科研中的不端行为。

2. 能够运用科研伦理的基本原则和规范指导护理科研活动。

素质目标:

具有基本的护理科研道德情感和正确的科研道德价值理念。

导 入 案 例

如此这般"人文关怀"意为何？

某研究者为探讨对肺癌临终患者实施人文关怀护理方案的临床价值，在研究设计时选择肺癌临终患者为研究对象，将研究对象分为对照组和试验组，对照组实施常规护理，试验组在实施常规护理的基础上开展人文关怀护理。当研究者向所在单位提交伦理审查申请时，未能通过伦理委员会的伦理审查。

请思考：

1. 上述申请未能通过伦理委员会伦理审查的主要原因可能是什么？

2. 护理科研工作应遵循哪些伦理原则？

随着生物医学技术的飞速发展，传统的伦理道德观念受到越来越多的挑战，引出了意想不到的伦理学、社会学、法学等一系列难题，质疑、困惑、伦理纷争纷至沓来，而又无法回避，使人们由开始的激动、迷惘转为理性的反思，也唤起了生命科学领域中医学研究的伦理觉醒。

第一节　护理科研伦理概述
——护理前行需灯塔

一、护理科研的特点

护理的本质决定了护理科研的性质和方向。护士肩负着"增进健康，预防疾病，恢复健康和减轻痛苦"的重要使命，其中包含着护理科研的任务。护理科研的目的是探索健康的本质，疾病的发生、发展和相互转化的规律，探寻保障人类健康、战胜疾病的有效方法和途径，为推动医学发展做出贡献。由于研究对象的特殊性，护理科研除了具有一般科研的共同特征，如探索性、创造性、继承性、连续性以外，还具有医学专业的一些特点，主要体现在以下几方面：

（一）研究内容的广泛性

21 世纪以来，医疗护理活动的研究层次从宏观和微观两个层面双向扩展，既包括家庭、社区、社会、生物界等宏观层面，也包括系统、器官、组织、细胞、分子等微观层面。学科体系的精细分科和交叉综合相结合，社会科学、人文科学、自然科学等多学科相互交叉渗透，这些都极大地丰富了护理科研的内容和方向。现代护理学的研究内容主要向 5 个方面扩展：①由单纯的护理学理论研究向相关学科理论结合研究发展；②由单纯的医院内临床护理研究向院外社区护理、家庭护理研究发展；③由单纯的疾病护理研究向预防、保健、康复护理研究发展；④由单纯的生物因素研究向生物、心理、社会等因素综合护理研究发展；⑤由单纯的以患者为研究对象，向以全人群为研究对象发展。这些变化要求研究者应特别关注相关学科的最新发展和动态，合理有度的学习借鉴国内外同行的先进经验和技术，丰富自身知识，扩宽研究思路，培养国际视角，树立全面、综合、客观的研究态度和理念，才能开展更深层次、更广内涵的研究。

（二）研究对象的特殊性

护理科研的对象是人，人的自然属性和社会属性决定了护理科研对象的特殊性。研究过程和研究成果直接关系到人的身体健康与生命安危，涉及千家万户的悲欢离合。人的生命存在方式的不可逆性决定了护理科研的内容以及从选题设计、成果鉴定到应用，研究者都应具有很强的预见性和责任心。临床试验研究及应用，不仅要关注近期疗效，还要考虑远期效果；不仅要考虑到对患者治疗护理的实际作用，还要考虑到由此带来的副作用。护理科研对象的特殊性不仅使科研的难度增加，同

Note：

时还要求研究者对人们的健康利益多视角关注并高度负责。

（三）研究过程的复杂性

护理科研对象的特殊性，决定了研究过程以及研究结果的复杂性。第一，人体的生命活动和健康疾病的变化是一个极其复杂的过程，同一病变在不同的人体由于个体的差异性可能呈现不同的临床表现，同一护理措施、方法应用于不同个体的护理对象会产生不同的效果和作用。人体生命活动的复杂性使护理科研的目的和效果在一定时间、一定范围内带有一定的局限性。第二，对人的生命健康和疾病的护理科研不能单纯地应用生物医学模式、规律和方式，还必须运用心理学、社会学、伦理学等人文社会科学的知识加以综合分析，采用观察法、实验法、测验法和临床评估法等进行研究，才能得出正确结论。第三，人生命的不可逆性决定了护理科研过程的方法、手段慎之又慎，某些研究应用效果难以在短期内直接显示出来，增加了护理科研的复杂性。

（四）研究方法的多样性

在多元文化的社会背景下，随着护理科研的深入，研究方法从单一化趋向多样化。除了"一切用数据来说话"统计程序或其他量化方法，还应运用实验研究、临床观察等生物医学研究方法。此外，涉及人们的生活、经验、行为、情绪、感觉以及组织功能、文化现象和社会状态等方面的研究，也离不开灵活运用现象学方法、民族志、扎根理论、田野研究法等质性研究方法来获得研究发现。换言之，研究内容的广泛性，研究层次的深入性，拓展了研究方法的范畴。现代护理科研必然要求科学的、多样的、高效的、聚众家之精华的研究方法，而科研方式的选择和设计可控及不可控因素的确定上，都有较大的难度和不可预测性。

（五）研究实践的艰巨性

护理专业的特点，决定了护理科研任务的艰巨性。第一，由于历史因素、传统观念的偏见，护士受教育程度相对较低，开展护理科研的意识和能力薄弱，护理科研起步晚，起点低。第二，护理科研管理缺乏系统性和权威性，支持开展护理科研所需的信息、人力、物力、财力资源得不到有力的保证。第三，护理工作的繁重和超负荷运转，占用了护士大量的时间和精力。因此，护理科研工作者必须要有默默奉献、不怕吃苦、不懈钻研的精神，才能克服种种困难与矛盾，坚定地在科研的道路上走下去，促进护理学科的发展与进步。

（六）研究成果的两重性

护理科研工作者本着维护和促进人类健康，造福人类社会，推动社会进步的宗旨，为探索和解决护理领域的难题在科研领域默默耕耘。护理科研的宗旨和内涵，决定了护理科研成果的社会公益性，保证了护理科研成果服务于民众，服务于社会，与人的价值、社会价值相一致。反之，离开社会公益性的科研成果则会背离科研的核心宗旨，是不为社会所接受和认可的，从而失去了护理科研的意义。护理科研成果与医学领域其他研究成果一样具有双重性，或是有益于人类，或是给人类带来危害和灾难。医学领域科研的利与害对人的作用是直接的，任何一项研究成果不论在局部范围内的推广应用多么有效，仍需在大面积人群中得以验证其整体效应和远期影响。

二、护理科研中的伦理矛盾

（一）科学利益与研究对象利益的矛盾

科学的不确定性决定了在护理科研的过程中必然会遇到各种风险。护理科研有成功也会有失败。成功的研究实现了科学利益与研究对象个体利益的和谐统一，这也是人们最愿意看到的结果。即便是失败的研究，也可以帮助研究人员吸取教训、总结经验。因此，护理科研工作无论结果如何，都有科学价值，符合社会公众利益。但具体落实到研究对象身上，失败的研究则会损害到研究对象个人的健康和利益，导致科学利益与研究对象个体利益的矛盾冲突。因此，研究者应坚持研究对象利益第一的原则，当科学利益与研究对象利益发生冲突时，科学利益必须让位于研究对象利益，这也是护理科研中最首要的伦理道德原则。

Note:

（二）自愿与强迫的矛盾

护理科研工作往往是以人为研究对象的，因此作为研究对象参加研究本应是自主自愿的。自愿是护理科研道德正当性最基本的前提，体现了对研究对象尊严和人格的尊重。事实上，科研工作中的非自愿参与受试并不少见。有的研究者利用诱人广告招募研究对象，这种经济诱惑下的参与研究，并非真正意义上的自愿。有的研究者为了个人或小集团私利，故意夸大患者病情，利用患者治病心切的心态，诱使患者同意参与研究，这种同意存在着强迫的意愿。还有的研究者在治疗、护理束手无策的情况下，以"死马当活马医"的思想进行科学研究，这也是不道德的。另外，如未成年人、智障者等弱势群体由于缺乏自主判断、选择的能力，由其监护人或代理人替代作出决定，也包含着强迫的成分。这些都说明护理科研中存在着自愿与强迫的矛盾。

（三）主动与被动的矛盾

护理科研工作中，研究者和研究对象的地位不同，各自起着不同的作用。研究者作为整个研究计划的设计者和指挥者，完全明确研究的目的、要求、途径和方法，在一定程度上对后果的利与害也有所估计，且对可能出现的危害制订了相应补救措施，处于主动的地位。而研究对象不懂医学知识，或因医治疾病的需要，或自愿接受试验，只能从研究者那里了解研究信息，处于被动和弱势地位。要解决研究者主动、研究对象被动的不平等问题，就要求研究者尊重研究对象的人格和权利，有义务使研究对象完全地知情同意，根据研究对象的知识水平和理解能力，用通俗易懂的语言说明情况，尽可能提供详尽的信息，使研究对象清楚、明白、自主作决定。研究对象也有权利主动询问相关情况。

（四）研究对象权利与义务的矛盾

是否参加科学研究，是否中途退出研究，均取决于研究对象个人，这是研究对象的权利，研究者不得干涉，但每一个公民都有支持医学科学发展的道德义务。当发生权利与义务的矛盾时，一般来说，研究对象的权利要优先，研究者要充分尊重研究对象的权利，不能违背研究对象的意愿。然而在具体实践中，由于制度不健全、部分研究者的伦理意识淡薄等种种原因，受伤害的研究对象获得治疗和赔偿的权利往往难以实现。正确处理研究对象权利与义务的矛盾，全方位保护研究对象享有的权利，力求使研究对象最大限度受益和尽可能避免伤害，是医学科学研究者仍要努力完善的方向。

（五）继续与中止研究的矛盾

在研究对象对科学研究知情同意的情况下，研究者可以进行并继续研究，但如果研究过程出现危险，不论研究对象本身是否意识或感受到危险的存在，研究人员都应立即中止研究，不得置研究对象的安危于不顾。同时，研究对象即使自愿签署了知情同意书，也有权在研究的任何阶段中止研究，不需任何理由。即使研究对象的退出对研究课题造成严重影响，研究者也不能强迫研究对象继续接受试验，应无条件的同意其退出研究。对中途退出的研究对象，研究者不得进行报复或影响后续的诊疗。

三、护理科研的伦理规范

护理科研伦理是保证科研成果的科学性、严谨性和实用性的基础，护理科研工作者应遵循的伦理规范主要包括以下几点：

（一）净化科研动机，淡泊个人名利

目的和动机支配着科研人员的一切行为，贯穿于科研过程的始终。护理科研的根本目的在于寻求人类增进健康、预防疾病、恢复健康、减轻痛苦的途径和方法，发展护理学理论和技术，为人类健康服务。有了纯正的科研目的和动机，研究者才会不图个人名利，不计较个人得失，勇于探索并献身科研工作。如果将护理科研仅仅作为个人职称晋升或追逐名利的途径，就可能在研究的关键时刻进退失据、迷失方向；在研究的过程中杜撰编造；在研究经费使用中弄虚作假；或在功成名就之后丧失科研的热情与动力。科学着眼于求真，道德侧重于扬善。科研动机是否纯正，能否把解决人类疾病和健康问题放在第一位，是鉴别护理科研道德与否的一块试金石。

Note:

（二）尊重医学科学，遵循实事求是

著名科学家达尔文说："科学就是整理事实，以便从中得出普遍的规律或结论"。实事求是是科学研究必须遵循的底线准则，是科学的生命与灵魂。护理科研工作者必须以严肃的科学态度，严谨的科学作风，严格的科学要求，严密的科学方法，探索、追求科学的本来面目，反映客观事物的本质和内涵。任何有意无意地歪曲事实，凭主观臆断或个人利益随意篡改甚至伪造数据，或捏造科研成果的行为，都可能严重损害人的健康，甚至危及人的生命。如某医院重症监护病房在总结关于昏迷患者并发症护理的课题时，由于主观地剔除了阴性病例，人为地增加了抢救的成功率，使成果在推广应用过程中，相当多的病例达不到预期效果，患者受到伤害，科研成果也陷入备受质疑的尴尬境地。没有严谨求实的作风，就探求不到科学的真谛。尊重科学，实事求是，保证研究成果的科学性，是研究者的基本道德，也是研究者提高科研能力、成才的基石。

（三）相互团结协作，公平合理竞争

在科研领域中，充满了竞争，但更需要合作。护理科研人员之间的团结协作、互相尊重，不仅有利于个人优势的发挥，而且有利于弥补个人的不足和缺陷。在研究过程中应坚持：①平等待人：参加研究的人员不论职位高低、分工如何、技术能力大小，都应相互尊重、关系平等、发扬学术民主。②团结互助：研究人员之间、协作单位之间要互相支持、互通信息、以诚相待。③合理竞争：竞争是发展科技的重要手段，勇于参与竞争是敢于挑战科研难题的表现。在护理科研领域中尊重他人成果，通过优势互补，壮大科研力量，在合作基础上合理竞争是符合现代伦理道德规范的。④公平公正：任何研究成果都是集体劳动的智慧结晶，任何人不能独享集体劳动成果。必须公平地对待科研成果，以科研贡献的实际大小为依据分享各方应获得的荣誉和物质利益。当然，科学观点的争论并不违背团结的原则。观点不同、学派争论是必然存在的，是科学研究过程的正常现象。在护理科研实践中，研究人员应正确看待合作中的学术争论，坚持百花齐放、百家争鸣、真理面前人人平等的原则，做到学术民主、合理竞争、自由公正，最大限度地提高科研效率。

（四）提倡资源共享，注重知识产权

鉴于共同的研究目的，在从事同一研究工作的系统和个人之间提倡交流观点，互通情报，在仪器设备、信息资料等方面提倡资源共享，杜绝对有价值的研究原始资料和资源进行封锁垄断，据为己有。在研究中对涉及研究对象隐私的资料要进行保密。在现阶段商品经济社会中，为了保证某项研究的知识产权，保护国家、集体和个人利益，排除外界的干扰，在有限的时间内顺利完成研究工作，对研究工作和内容的暂时保密是允许的，也是符合科研道德的。

第二节 "涉及人的"护理科研伦理
——生命难以承受之重

一、"涉及人的"之界定

（一）"涉及人的"生物医学研究的含义

涉及人的生物医学研究（biomedical research involving human subjects）是指以人及其组织、细胞、血液等生物成分或心理活动为研究对象，通过对其进行干预或互动来收集个人数据、信息的活动，其中的研究对象通常称"受试者"。

涉及人的生物医学研究包括但不限于人体试验。人体试验（human subject research）是以健康人或患者作为受试对象，用人为的试验手段，有控制地对受试对象进行研究和观察的行为过程。人体试验是在基础理论研究和动物实验的基础上，常规应用于临床之前不可缺少的中间环节，是现代医学领域研究的中心支柱。

2016年12月国家卫生和计划生育委员会颁布的《涉及人的生物医学研究伦理审查办法》规定，

涉及人的生物医学研究包括以下活动：采用现代物理学、化学、生物学、中医药学和心理学等方法对人的生理、心理行为、病理现象、疾病病因和发病机制，以及疾病的预防、诊断、治疗和康复进行研究的活动；医学新技术或者医疗新产品在人体上进行试验研究的活动；采用流行病学、社会学、心理学等方法收集、记录、使用、报告或者储存有关人的样本、医疗记录、行为等科学研究资料的活动。所有与人相关的符合上述范围的研究活动均为涉及人的生物医学研究。

（二）"涉及人的"生物医学研究的类型

通常情况下，涉及人的生物医学研究就其对受试者的影响来说，主要包括以下类型：①对个体采取干预措施，以便获得相关安全性和有效性信息的研究。如药物临床试验、医疗器械临床试验、医疗新技术临床研究等；②与个体直接接触，通过采血或组织标本、访谈或调查问卷等形式收集个人的生物医学信息或其他信息的研究；③收集既往保存的涉及个人隐私且可辨别个人身份的生物医学信息或其他信息的研究。

人体试验作为涉及人的生物医学研究的主要形式，就其受试者的参与意愿而言，大致可分为以下 6 种类型：

1. **自然试验**　是不受研究者控制，在自然条件下进行的人体试验。如战争、水灾、地震、瘟疫、核泄漏以及疾病高发事件等对人体造成的影响或伤害，由此自然发生或演变而进行的试验研究。此类人体试验的设计、过程、手段和后果都不受人为试验手段的控制与干预，相反还是出于医学动机进行的有益工作，因此不用付出任何道德代价。

2. **自体试验**　研究者因担心试验会给他人带来不利影响，或者试图通过试验亲自感受以获取第一手资料，或者由于其他原因而在自己身上进行试验。如我国著名传统"季德胜蛇药"的研制，就是季德胜采用自身试验而获得的。此类试验有结果准确等优点，但具有一定的风险，体现了科研人员探索真理的崇高献身精神。

3. **志愿试验**　指受试者在对试验的目的、方法、意义、风险等信息充分知情的前提下自愿参加的试验研究。受试者可以是患者，也可以是健康人或社会志愿者。此类试验有益于人类医学领域研究，又出自受试者意愿，但试验者应承担对受试者的道德责任。

4. **强迫试验**　指在一定的政治或武力压迫下，强迫受试者接受自己不愿意参加的人体试验。如第二次世界大战中，德国纳粹强迫战俘进行的某些人体试验。这种人体试验违背了受试者的意愿，不仅侵犯了受试者的人身自由，而且可能对受试者造成严重的身体和精神的伤害。不论后果如何，试验者在道德和法律上都会受到谴责和制裁。

5. **欺骗试验**　指通过向受试者传达假信息的方式，引诱或欺骗受试者参加的人体试验。这种人体试验侵犯了受试者的知情同意权，损害了受试者的利益，是不道德的，试验者应该受到道德的谴责。

6. **试验性治疗**　通常指病情严重的患者在常规治疗无效时所采用的一种尝试，或者诊断不明而通过试验性治疗效果作出诊断。不论试验性治疗的结果好坏，试验者一般不受道德谴责。

二、"涉及人的"护理科研伦理原则

1. **医学目的原则**　人体试验应有明确的医学目的，伦理道德支持以提高诊疗水平和护理质量、推动医学事业发展、促进人类健康为目的人体试验。任何背离这一目的的人体试验都是不道德的。在开展人体试验之前，必须严格审查其是否符合医学目的这一最高宗旨。符合医学目的的人体试验应具备以下几个条件：①用人体试验获得的知识很重要，而且是不能用其他方法或技术得到的；②研究者必须具有进行人体试验的资格；③已经完成动物或尸体试验；④人体试验有得无失，或得大于失，或至少得失相当。

2. **知情同意原则**　知情同意原则是伦理原则的最重要标准。知情，即受试者充分知悉人体试验研究的目的、方法、预期益处、可能出现的不适和潜在危险，以及可能承受的不适与困难等信息。同意即受试者在充分知悉的基础上不受任何欺骗、胁迫、劝诱、恐吓或任何强迫手段的驱使,自主、理性地表达同意或拒绝参加人体试验的意愿的权利。知情是同意或拒绝的前提,同意是知情的结果。尊重和保障受试者是否参加研究的自主决定权,严格履行知情同意程序,防止使用欺骗、利诱、胁迫等手段使受试者同意参加研究,允许受试者在任何阶段无条件退出研究。知情同意的受试者应该签署知情同意书,知情同意书应当包括以下内容:①研究目的、基本研究内容、流程、方法及研究时限;②研究者基本信息及研究机构资质;③研究结果可能给受试者、相关人员和社会带来的益处,以及给受试者可能带来的不适和风险;④对受试者的保护措施;⑤研究数据和受试者个人资料的保密范围和措施;⑥受试者的权利,包括自愿参加和随时退出、知情、同意或不同意、保密、补偿、受损害时获得免费治疗和赔偿、新信息的获取、新版本知情同意书的再次签署、获得知情同意书等;⑦受试者在参与研究前、研究后和研究过程中的注意事项。如果受试者本人缺乏或丧失行使知情同意权的能力,可由其家属、监护人或代理人代替行使该权力。贯彻执行知情同意权,既是对受试者的尊重,也是对研究人员的保护。

3. 维护受试者利益的原则 维护受试者利益是人体试验的前提和首要原则。首先,将受试者人身安全、健康权益放在优先地位,然后才是科学和社会利益,研究风险与受益比例应当合理,力求使受试者尽可能避免伤害。其次,应当公平、合理地选择受试者,对受试者参加研究不得收取任何费用,对于受试者在受试过程中支出的合理费用还应当给予适当补偿。第三,切实保护受试者的隐私,如实将受试者个人信息的储存、使用及保密措施情况告知受试者,未经授权不得将受试者个人信息向第三方透露。第四,受试者参加研究受到损害时,应当得到及时、免费治疗,并依据法律法规及双方约定得到赔偿。最后,对儿童、孕妇、智力低下者、精神障碍患者等特殊人群的受试者,应当予以特别保护。

4. 严谨、科学的原则 严谨是科学研究的基本原则。为保证试验结论的客观性,增强试验的可信度,必须严格遵守试验的科学性原则,即随机分组、设立对照、重复验证三个基本原则。随机分组保证试验组与对照组的齐同和对比性;设立对照最大限度降低了受试者和/或试验者的主观因素的影响,正确判断试验结果客观效应的需要;重复验证,确保试验结论的可靠性。严格设计的科研试验,是避免大规模无序而有风险的临床试验的关键环节,保证了受试者的利益。在人体试验结束后,研究人员必须做出实事求是的科学报告。任何篡改数据、编造材料的行为都是不符合科学道德的。

5. 伦理审查的原则 伦理审查是保证人体试验符合伦理要求的必要的组织程序,是保证人体试验伦理性质的基本环节。2008年《赫尔辛基宣言》修正版中明确提出:"在研究开始前,研究规程必须提交给研究伦理委员会,供其考虑、评论、指导和同意。该委员会必须独立于研究人员、赞助者和任何不正当影响之外。"《涉及人的临床研究伦理审查委员会建设指南(2020版)》中也明确指出,伦理审查委员会对所有以人作为受试者的临床医学和健康研究项目进行事先的审查,提出修改要求、是否批准,对项目进行中的跟踪复审,对研究在科学、伦理和规范方面是否符合国际和国内相关规范和指南发挥监督作用,其宗旨是保护研究受试者的权利和福祉。

知 识 拓 展

护理相关临床试验注册及其科研伦理现状

中国临床试验注册中心(Chinese Clinical Trial Registry,ChiCTR)是WHO国际临床试验注册平台认证的一级注册机构,接受中国及世界范围内临床试验的注册。自ChiCTR 2007年建库后,于2009年出现首个护理临床试验注册,截至2020年5月25日ChiCTR中护理相关临床试验预注册数量为268项,补注册数量为51项,总计319项。某学者基于ChiCTR数据库,对其登记的护理相关临床试验特征进行检索并分析发现,登记的319项研究中,有42项没有说明是否经过伦理委员会审查,表明护理科研人员的伦理意识还需要提高。

Note:

三、"涉及人的"护理科研伦理审查

"涉及人的"的护理科研旨在获得可以被普遍化的护理学知识、护理方法和措施，更好地满足公众的医疗护理健康需求。只有当研究对象得到充分的尊重和保护，护理科研才能在伦理学上得到辩护。成立伦理审查委员会进行伦理审查是促使"涉及人的"护理科研合乎伦理的重要机制，其在保护研究对象权益和规范"涉及人的"研究、促进护理科研的规范有序发展方面有着十分重要的意义。

（一）伦理审查委员会及其人员组成

伦理审查委员会（Institutional Review Board，IRB）是指依据相关法律、法规、伦理规范与原则的要求和指导而建立的，由医学专业人员、伦理学家、法学专家及社区代表等人员组成的独立组织。《涉及人的临床研究伦理审查委员会建设指南（2020 版）》中明确指出，伦理审查委员会和伦理审查的主要职责是对满足科学价值和社会价值的研究项目中受试者的保护。所有临床研究项目在开展之前须经伦理审查委员会对其科学价值和伦理学上可辩护性进行审查，获得伦理审查委员会批准后方可实施。伦理审查委员会在临床研究实施过程中根据需要对项目做进一步的跟踪复审，监督研究过程。伦理审查委员会的建立、发展和伦理审查功能的开展是一种很好地保护护理科研的健康方向，同时为保护研究对象利益提供切实可行的措施。

2016 年颁布实施的《涉及人的生物医学研究伦理审查办法》中规定，国家卫生行政主管部门负责全国涉及人的生物医学研究伦理审查工作的监督管理，成立国家医学伦理专家委员会。国家中医药管理局负责中医药研究伦理审查工作的监督管理，成立国家中医药伦理专家委员会。省级卫生行政主管部门成立省级医学伦理专家委员会。县级以上地方卫生行政主管部门负责本行政区域涉及人的生物医学研究伦理审查工作的监督管理。从事涉及人的生物医学研究的医疗卫生机构是涉及人的生物医学研究伦理审查工作的管理责任主体，应当设立伦理委员会，并采取有效措施保障伦理委员会独立开展伦理审查工作。医疗卫生机构未设立伦理委员会的，不得开展涉及人的生物医学研究工作。

伦理审查委员会合理的人员构成以及适当的规模对于其功能的有效发挥至关重要，我国在借鉴国外审查委员会运作经验基础上结合我国的实际情况，规定伦理委员会的委员应当从生物医学领域和伦理学、法学、社会学等领域的专家和非本机构的社会人士中遴选产生，人数不得少于 7 人，并且应当有不同性别的委员，少数民族地区应当考虑少数民族委员。必要时，伦理委员会可以聘请独立顾问。独立顾问对所审查项目的特定问题提供咨询意见，不参与表决。伦理委员会委员任期 5 年，可以连任。伦理委员会设主任委员一人，副主任委员若干人，由伦理委员会委员协商推举产生。伦理审查委员会应能够依据法规、伦理准则和相关规定，独立地审查和批准在科学价值、社会价值及研究受试者保护方面符合指南的研究项目。

（二）伦理审查委员会的主要职能

1. 伦理审查　伦理审查职能是伦理审查委员会的主要职能之一。伦理审查功能要求涉及人的生物医学研究的设计、开展必须接受独立于资助者、研究者之外的伦理审查委员会的审查。伦理委员会对受理的申报项目应当及时开展伦理审查，可以要求研究者提供审查所需材料、知情同意书等文件以及修改研究项目方案，并根据职责对研究项目方案、知情同意书等文件提出伦理审查意见；对已批准的研究项目进行定期跟踪审查，受理受试者的投诉并协调处理，确保项目研究不会将受试者置于不合理的风险之中。

2. 教育培训　伦理审查委员会的教育培训功能体现在对伦理审委员会内部人员的教育培训、对机构内其他管理人员和医护人员的教育培训，以及对社会公众的教育培训等方面。伦理审查委员会内部人员的教育培训，应当侧重伦理审查方面的专家研讨和培训学习，侧重对国际相关文件与国家的法律法规的深入培训和研究；对机构内其他管理人员和医护人员的教育培训，应普及当前医学护理实践和发展中生命伦理学理论和知识，提高相关人员的医学、护理学伦理素养；对社会公众教育的

途径主要侧重于媒体、网络等方式进行宣传和教育,提升社会公众整体伦理素养,有利于医疗护理实践的发展和社会的进步。

3. 咨询服务 伦理审查委员会接受患者、涉及人的生物医学研究对象、医护人员或者其他人的咨询,并给出一定的意见和建议。例如,伦理审查委员会在深入调查研究的基础上,对医、护、患之间的伦理纠纷提供咨询服务。再者,伦理审查委员会应当以坚实的理论基础和敏锐的思维与判断力为临床治疗措施和特殊技术应用的伦理问题提供咨询服务,为具体操作者提供符合生命伦理学原则和知识背景的方案和说明,作为其行动指南,以利于各项操作的科学性、伦理性、安全性和有效性,切实维护患者和研究对象的健康利益。

4. 研究交流 理论研究和学术交流也是伦理审查委员会的一项重要活动。全国各地区的伦理审查委员会可以通过召开学术会议、创办刊物、实地访问学习、疑难案例探讨、法律规范解读、国际最新资讯的交流共享等方式开展研究交流,也可为相关卫生行政部门立法和制定规范提供重要参考,以推动我国伦理审查委员会的整体发展。

5. 政策研究及其他 伦理审查委员会可以为其所在机构在改革及发展中所面临的复杂多样的伦理问题,如医院发展的战略方向、高新技术配置的比例、科研方向等提供伦理导向作用。此外,伦理审查委员会还可以在购置昂贵的医疗设备、重大卫生经济开支预算进行充分论证等方面发挥一定的功能。

（三）伦理审查委员会的工作运行

伦理委员会应当建立伦理审查工作制度、操作规程和运作机制,以保证伦理审查过程独立、客观、公正。

1. 研究者提交伦理审查申请 涉及人的生物医学研究项目的负责人作为伦理审查申请人,在申请伦理审查时应当向负责项目研究的医疗卫生机构的伦理委员会提交以下材料:伦理审查申请表、研究项目负责人信息、研究项目所涉及的相关机构的合法资质证明以及研究项目经费来源说明、研究项目方案和相关资料、受试者知情同意书、伦理委员会认为需要提交的其他相关材料。

2. 伦理审查的方式 伦理审查委员会对涉及人的生物医学研究的审查主要有会议审查、简易程序审查和应急审查等方式。

（1）会议审查:会议审查是通过召开伦理审查委员会会议进行审查,包括但不限于对研究方案的初始审查和复审。

（2）简易程序审查:伦理审查委员会主任委员可指定一个或几个有相关专业背景和经验的委员,对研究方案进行简易程序的审查。例如,已经获得伦理审查委员会批准并在批件有效期内对研究方案的微小改动,或是在多中心临床研究中,参与单位可通过简易审查程序认可单一伦理审查的决定等。简易程序审查还是依照审查指南,只是在程序上免除了会议审查,审查时间上通常会更短。

（3）应急审查:疫情暴发期间开展疫情相关研究的紧迫性对伦理审查委员会的审查工作提出巨大挑战。伦理审查委员会应当坚持以最高的科学与伦理学标准对研究项目进行独立且公正的审查,保证伦理审查的质量与时效。相关要求详见《涉及人的临床研究伦理审查委员会建设指南（2020 版）》。

3. 伦理审查的内容 伦理审查的重点内容包括:研究者的资格、经验、技术能力等是否符合试验要求;研究方案是否科学并符合伦理原则的要求;受试者可能遭受的风险程度与研究预期的受益相比是否在合理范围之内;知情同意书提供的有关信息是否完整易懂,获得知情同意的过程是否合规恰当;是否有对受试者个人信息及相关资料的保密措施;受试者的纳入和排除标准是否恰当;是否向受试者明确告知其应当享有的权益,包括在研究过程中可以随时无理由退出且不受歧视的权利等;受试者参加研究的合理支出是否得到了合理补偿,受试者参加研究受到损害时,给予的治疗和赔偿是否合理合法;是否有具备资格或者经培训后的研究者负责获取知情同意,并随时接受有关安全问题的咨询;对受试者在研究中可能承受的风险是否有预防和应对措施;研究是否涉及利益冲突;研究是否存在社会舆论风险等。

4. 伦理审查的结果　　伦理审查委员会应当对审查的研究项目作出批准、不批准、修改后批准、修改后再审、暂停或者终止研究的决定，并说明理由。批准研究项目的基本标准是：坚持生命伦理的社会价值；研究方案科学；公平选择受试者；合理的风险与受益比例；知情同意书规范；尊重受试者权利；遵守科研诚信规范。伦理审查委员会作出的决定应当得到全体委员的 1/2 以上同意。经伦理审查委员会批准的研究项目需要修改研究方案时，研究项目负责人应当将修改后的研究方案再报伦理委员会审查；研究项目未获得伦理委员会审查批准的，不得开展项目研究工作。

为了确保伦理审查以最高标准保护研究对象的安全和福利，国际伦理审查指南、法规和国际惯例等都要求伦理审查委员会除了对研究项目进行初始审查外，还必须在研究期间对正在进行的研究项目进行监督和审查，包括再次审查、修正案审查、跟踪审查、严重不良事件审查、违背方案审查、暂停和／或终止研究审查、结题审查等。

第三节　科研不端行为的伦理控制
——道德是科学的指路明灯

道德规范是从事护理科研的准绳。然而，有些研究者受利益驱动，无视科学研究中的道德规范和伦理要求，在研究过程中表现出种种越轨行为。科研越轨行为是指学术界中违反科学家共同承认的行为准则和价值观念的不端行为。在研究活动或者科研管理中，很多不当的行为都有可能被称作科研不端行为，不同国家、不同部门对科研不端行为有不同的界定，如美国国家科技政策办公室将其界定为：在计划、实施、评议研究或报道研究结果中伪造（fabrication）、篡改（falsification）或剽窃（plagiarism），简称为"FFP"；中国科学院将科研不端行为（scientific misconduct）界定为：研究和学术领域内的各种编造、作假、剽窃和其他违背科学共同体公认道德的行为，滥用和骗取科研资源等科研活动过程中违背社会道德的行为。

一、科研不端行为的主要表现

（一）科研不端与科研不当行为的区别

国际科技界将严重违反基本的科学诚信的行为称为科研不端行为，即违反科学共同体公认的科研行为准则的行为，它既包括各种科研不道德行为，也包括各种科研违法行为。国内外普遍认为，科研不端行为主要具有三种特征：①违反科学界通用的道德标准，或严重背离相关研究领域的行为规范。②不端行为是明知故犯或是肆无忌惮的。③不端行为不包括错误或观点的分歧。可以说，所有违背科研道德伦理与法律规范及其他触犯科研诚信原则的行为，均属科研不端行为。

科研不当行为（questionable research practice，QRP）是指虽然违反科学的目的、精神和科学研究事业的基本道德原则，但没有直接触犯明确规定的研究活动的道德底线的行为，其表现形式十分复杂。科研不当行为的特征主要为：①科研不当行为以明确不违反科学共同体规约为前提，是在遵守合法性原则的前提下，在合理性方面存在的问题。科研不端行为则是对科学共同体规约的破坏。②科研不当行为虽然不是科学共同体规约所明确禁止的，但它是不合规范的，具有不合理、不公正、不合乎科学道德的特征。科研活动中的"科研不当行为""学术失范""科研不端行为"均属于科研"越轨行为"，主要是指那些违背科研诚信原则、准则或规范的行为。从数量上看，科研不当行为远较直接的科研不端行为要常见。科研不端／不当行为有时也称为学术不端／不当行为。

（二）科研不端／不当行为的表现形式

科研不端／不当行为的表现形式很多，在科研活动的过程中缺乏严谨的科学态度、浮躁浮夸、急功近利，主要表现为论文写作中的抄袭、剽窃、一稿多投、盲目追求数量；在科学试验过程中为得到预设结果而杜撰数据，使用不恰当试验手段；在同行评议、成果鉴定、出版物审评等学校评估活动中，受某些利益干扰，有失客观、公正；通过不正当手段获取和占用科研资源，侵占同事应共享的研究材

Note：

料或成果等。科研不端/不当行为主要可以分为六种类型：

1. 科研立项中的越轨行为　①将本人正在评审的立项课题的保密内容泄露给他人；②在基金项目申请中，申报信息造假，杜撰前期基础或夸大事实，以谋求立项；③故意隐匿科研项目实施后可能存在的负面影响；④抄袭或窃取同行的课题申请方案；⑤科研项目的重复申报。

2. 试验中违反科学规则的越轨行为　①对某些生物安全、放射性材料等的使用和处理，忽视政策或违规处理；②违反所在研究机构的生物安全规定而未尽告知义务，将他人暴露于生物风险之中；③隐瞒事实真相，采用欺骗、诱惑或强迫的手段取得受试者的"同意"，违背了知情同意原则；④在人体试验研究中，发生不良事件而不报告；⑤在研究中虐待动物或对动物造成不必要的伤害，违反动物实验伦理。

3. 科研过程中的越轨行为　①为达目的，任意编造、篡改或拼凑数据，以获得本人想要的结果；②操纵实验或其他评价方法，夸大或捏造实验观测结果；③未经许可，复制他人研究数据或软件程序等；④为了应对资助方的压力，随意修改研究的设计、方法或结果；⑤过度使用、忽略或剥削研究生的科研劳动。

4. 论文发表中的越轨行为　①争名：不依据研究贡献大小安排次序，以与论文研究无重要关联的特殊服务，或以权势要求获得署名及署名排位；②挂名：将对论文研究没有贡献的人列为作者，以作为"人情"或交易；③借名：未经他人同意，将权威专家、学者列为作者之一或致谢者，借助名人之名发表论文；④盗名：未告知合作研究者，将研究论文以独撰形式发表或申请个人专利、侵占集体研究成果；⑤未经授权运用他人的设计或思路，或对这种使用未给予应有的感谢；⑥一稿多投或一稿多发。同一研究成果在两种或两种以上不同期刊上发表相同的论文，或同一研究论文以不同题目在不同期刊发表；⑦为了个人目的或利益，抄袭、剽窃他人的论文或买卖论文。

5. 科研成果鉴定与评审中的越轨行为　①科研成果进行同行的鉴定或资助部门验收的时候，采用各种手段收买评议人，以作出不合理的评价；②评审中出具虚假的效益报告；③在成果评价中，因同行相轻或个人恩怨，刻意贬低或夸大研究价值及贡献，作出不切实际的评议结果。

6. 科研经费使用中的越轨行为　①转移、挤占和挪用科研经费；②骗取经费、装备和其他支持条件等科研资源。

二、控制科研不端行为的伦理意义

随着医学科学的发展，对护士科研水平的要求也不断提升，当今开展医学科研和护理科研的人员不断增多，医学科研资源相对稀缺，对学术荣誉及与之密切相关的各种利益的追求也日益激烈，引发了一些科研人员的价值冲突，产生了导致科研不端行为的职业和社会诱因。科研不端行为亵渎了医学科学研究的圣洁性，阻碍了科学技术的发展和应用，是一种严重背离医学科研伦理甚至违反相关法律法规的不良行为。因此，控制科研不端行为的伦理意义在于以下内容：

1. 从医学科学尊严与学术正义的角度看，任何违背医学道德伦理以及违背法律的科研不端行为，均是对医学科学尊严的伤害和对学术正义的破坏。科研不端行为的放任或遗漏，就意味着科学尊严的降低和学术正义的侵蚀，对国家的医学发展和科技声誉是一种损害。遏制科研不端行为，提倡弘扬科学道德，是社会道德在医学科学技术活动中的表现，也是科研活动中每位护理科技工作者的道德规范、行为准则和应具备的道德素质，这既表现为护理科技工作者在从事科研活动时的价值追求和理想人格，也具体反映了科技工作者在护理科研活动中能否正确处理个人与个人、个人与集体、个人与社会之间相互关系的行为准则或规范。

2. 从社会危害及现实角度看，科研不端与不当行为破坏了公众对医学科学的信任，阻碍了社会进步，是科研活动中背离科学道德的负面表现，科研伦理是科学道德在伦理层面的反映，科研规范是科学道德在科研活动中的具体要求和行为指南，控制科研不端行为不仅是伦理道德的必然，更是社会发展的需要。

Note:

3. 从科研不端行为的性质角度看，纯粹道德伦理范畴内的科研不端行为，其规制方法可以通过道德伦理规范，发挥道德伦理对思想与行为的约束功能，通过制订倡导性规范、自律性规则等，矫正科研失范，治理科研不端行为。对于超越道德伦理范畴的科研不端行为，属于法律范畴内的科研不端行为，其规制方法则是通过法律规范，发挥法律对行为的规范功能，如果任由科研不端行为泛滥，则导致医学科研伦理道德的沦丧和对医学科学的亵渎。

三、科研不端行为的防范机制

20 世纪 80 年代以后，科学道德与学风问题作为一个社会问题开始受到国际社会的普遍重视。在我国，科技活动或科研行为中的不端行为，已经引起了国家和社会以及科技界、学术界的广泛关注和重视，政府以及相关部门均致力于制定相应的伦理甚至法律规范，以遏制和减少科研不端行为的发生。目前，我国已建立了较为完善的科研不端行为监管机制，主要体现在道德伦理规范治理上日趋完备的政策、法律法规体系，日趋有序的监管组织体系及良性的查处程序，主要体现在以下几方面：

（一）加强制度建设，完善社会监督体系

国家层面设计的顶层制度《中华人民共和国著作权法》《中华人民共和国专利法》《中华人民共和国知识产权法》《中华人民共和国科学技术进步法》《中华人民共和国促进科技成果转化法》《中华人民共和国科学技术普及法》等多部法律法规都有涉及科研不端行为的相关惩处条款，为整治国内科研不端行为提供了一定的法律依据。

针对科学研究中的科研不端行为、学术浮躁、学术腐败等现象，教育部、科技部等政府管理部门也加强了制度建设，明确提出了教育引导、制度规范、监督约束的科研诚信建设要求，对进一步推进科研诚信制度化建设等方面作出部署，惩处科研不端行为、治理学术浮躁之风、优化科研创新环境，以努力提升医学科技工作者的道德水平和公信力。

中国科学院、中国工程院、中国科学技术协会在促进科研诚信建设方面也发挥了积极作用，面向成员颁布了许多准则和规范，如《中国科学院院士科学道德自律准则》、《科技工作者科学道德规范（试行）》、科技部组织编写的《科研诚信指南》、中国科学院科研道德委员会发布的《关于在学术论文署名中常见问题或错误的诚信提醒》等，以增强广大科研人员的自律意识，减少科研不端行为的发生。目前，我国各高等院校、科研机构等也陆续制订了基层执行政策，并实施了本单位规制学术不端行为的相关措施，要求从事科技活动的人员都必须遵守学术道德规范。

（二）提倡科研诚信，重视科研道德教育

科研不端行为本质上是一个伦理问题，有时很难通过规范来防范所有的不端行为。因此，应当加强护理科技工作者的正面教育，提倡道德自觉意识，加强舆论的引导。特别要重视对年轻护理科研人员的道德规范教育，倡导在护理科研工作中求实、创新、自由、独立的科学精神，恪守医学科学价值准则、科学精神及科学活动的行为规范。只有当科学精神和科学道德内化于每个护理科研工作者的思想和行为中，对其产生道德上的规范和引导作用，才不会由于道德上的迷茫、价值观的混乱，而在金钱和权力的诱惑下出现越轨行为。因此加强学术道德行为规范建设，是一项长期的任务，各有关部门应在医学研究中加强科研道德和社会责任感教育。

（三）建立规范管理机制，形成科学、透明的学术评价体系

评审制度的不规范成为科研道德失范的温床，科研评价体系的不科学、不合理成为科研道德失范的助推力。道德伦理意义上的科研不端行为属于学术品德范畴，法律对此没有规制义务和相应规制资格。预防和控制科研不端行为对医学科学尊严的伤害和对学术正义的破坏，可以通过政策、法规以及宣传教育等多种形式。采取倡导性规范，要求护理科研工作者遵守学术规范以杜绝科研不端行为，应做到以下几方面：①杜绝科研不端行为，同时重视和治理科研中的有疑问的研究行为；②制订和落实一般科研活动的行为规范和准则，以及与生命伦理学研究相关的规章制度和行为指南；③规避和控制护理科研中由于商业化引起的利益冲突，同时注意来自政治、经济发展等方面的压力

Note：

对科研的影响；④强调科研人员与道德品质和伦理责任相关的个人自律、各级科研机构的自律，以及制度建设和科技体制改革问题；⑤建立科学的科研评价指标体系，采取定性评价与定量评价相结合的原则，重视科研人员的实际贡献和在医学领域发挥的作用；⑥建立合理、透明的科研项目的申报、审查、评估和鉴定制度及程序。

（四）建立有效的惩戒机制，创制严密的不端行为治理制度

科研与学术自律只适用于具有一定科研道德水平者，这种预防和治理科研不端的运行机制，无法真正对科研不端行为做到根本的有效规制。创制科学严密的不端行为治理制度，方可有效预防和惩处科研不端行为。受到法律惩治和对科研不端行为的披露，与正面教育同样重要。应建立健全医学科研不端行为的处罚和不良信用记录制度，建立综合公示平台。一旦违规，严肃查处，提高违规成本，对医疗护理科研不端行为零容忍。在科研不端行为中挖掘其法律成分，让科研违法行为理所当然地进入法律关系，合理扩充法律规范的调整范围，使科研不端行为中违背法律规范的科研违法行为公正地受到法律制裁，这对预防和遏制医学科研活动中的科研不端行为，减少科研不端行为的社会危害性是必要的。医学科研道德建设是一项长期而艰巨的系统工程，任重而道远。当科技工作者为满足私利的欲望抵制不了外界的利益诱惑时，就会背离科研精神，人性的弱点就会摆脱道德的防线而恶性膨胀和自由扩散。如果护理科技工作者为了争名逐利，放弃最基本的学术道德，放弃做人的良知，就会导致人格的商品化，走向歧途。因而，科研道德建设目标是既要自律也要他律。自律就是护理科技工作者自觉增强道德意识，筑牢内心道德防线；他律就是社会外界形成一种威慑力，鞭策和监督科技工作者遵守科研道德，做到求真务实、爱岗敬业，履行自己的神圣使命。

知 识 拓 展

政府管理部门颁布的科研诚信主要相关文件

1961 年：中共中央政治局发布《关于自然科学研究机构当前工作的十四条意见（草稿）》。

1999 年：科技部、教育部等联合发布《关于科技工作者行为准则的若干意见》。

2002 年：教育部发布《关于加强学术道德建设的若干意见》。

2004 年：国家基金委发布《监督委员会对不端行为处理办法》。

2009 年：教育部发布《关于严肃处理高等学校学术不端行为的通知》。

2009 年：科技部、教育部等联合发布《关于加强我国科研诚信建设的意见》。

2014 年：国家卫生和计划生育委员会发布《医学科研诚信和相关行为规范》。

2016 年：教育部颁布《高等学校预防与处理学术不端行为办法》。

2018 年：中共中央办公厅、国务院办公厅印发《关于进一步加强科研诚信建设的若干意见》。

2019 年：科技部、中央宣传部联合发布《科研诚信案件调查处理规则（试行）》。

2021 年：国家卫生健康委员会、科技部、国家中医药管理局发布《医学科研诚信和相关行为规范》。

（张　旋）

思考与练习

一、简答题

1. 简述护理科研伦理规范。

2. 简述"涉及人的"护理科研伦理原则。

3. 简述科研不端／不当行为的主要表现形式。

Note：

二、案例讨论

【案例】

护士长李某指导的本科生孙某在其毕业论文中采用他人论文中的方法、图和公式而未标注引用,而李某自认为学生孙某的论文系原创,在未经孙某知情同意的情况下,要求科室的另一名护士蔡某将孙某的毕业论文按照期刊格式修改后用于发表。另外,护士长李某未将学生孙某署为论文作者,而是将未做任何贡献的科室主任王某、医生滕某、护士陈某(对论文发表均不知情)署为论文作者,还在论文中擅自标注了他人的基金项目,后被人发现举报。

请思考:此案例中存在哪些科研不端行为?在科研工作中,护士应遵循哪些科研伦理规范?

三、实践活动

【讨论】

活动方式:组织科技伦理研讨活动,就护理科研工作中的不端行为展开讨论。

活动目标:加深学生对护理科研工作中的伦理道德规范、意义的理解。

活动步骤:①向学生讲明本次活动的内容和要求,根据学生人数和教学时数将学生分组。②近年来学术界出现了一些违背科研伦理的现象,包括抄袭剽窃、伪造包装、浮夸虚报、学术垄断、重复性研究等,严重影响了科学研究的和谐发展。请各小组成员对以上科研不端行为进行分析、讨论,并探讨护理科研伦理的社会价值及防范科研越轨行为的措施。③每组推选一名代表汇报小组讨论结果。④同学互相评价各组的汇报结果,教师进行点评和总结。

URSING

第十一章

护理管理工作中的伦理道德
——伦理让护理之舟熠熠生辉

11章 数字内容

学习目标

知识目标：

1. 掌握：护理管理伦理、护理决策、护理伦理难题的概念；护理管理的伦理要求。

2. 熟悉：护理伦理难题的表现情形；护理伦理难题的化解与决策途径。

3. 了解：伦理在护理管理中的意义；护理管理者的伦理素质。

能力目标：

1. 能够运用护理伦理学和护理法律法规指导护理实践活动。

2. 能够正确进行护理决策，解决护理伦理难题。

素质目标：

具有基本的护理管理伦理理念和审辨护理伦理问题的能力。

━━━━━━━━━━━━━ 导 入 案 例 ━━━━━━━━━━━━━

"恼人"的手机

一天,某医院血液科病房某患者家属来找护士长反映问题,原来他发现护士上班时有玩手机游戏的现象,这让他感觉不安,他担心护士由于玩手机而忽略对患者的照护,于是要求护士长换一个年龄稍大一些的护士值班,还说现在的年轻人都痴迷玩手机。护士长在安抚患者和家属的情绪后,开始调查当班的护士、医生及护士助理,发现玩手机的现象确实存在,特别是夜间及周末。于是,护士长做了一个决定——护士上班不许带手机。然而,这一决定引发了科室内所有护士的不满,有护士针对此事向医院护理部投诉。

请思考:

1. 此案例暴露了该病房护理管理中存在哪些伦理问题?

2. 护士长的决策是否符合护理管理伦理要求?

护理管理伦理(nursing administration ethics),是指在护理管理活动中形成的各种道德现象、伦理关系以及用来协调各种伦理道德关系的伦理道德原则和规范的总和。护理管理伦理的本质在于将伦理的实践作用和护理管理活动有机地结合起来,使护理管理获得深层次的精神动力,促使护理实践达到合乎伦理的、合乎理性的发展。护理管理伦理的核心在于对患者生命、尊严及权利的重视,为个体、家庭及社会提供高水平的护理服务;充分调动护士的工作热情,提高护士整体素质,为促进全民大健康奠定坚实的基础。而护理管理的伦理水平则是衡量护理管理者的职责履行、管理能力及效果的重要标准。

第一节　护理管理伦理
——管理为根,伦理乃魂

一、伦理在护理管理中的意义

(一)丰富护理管理理论

护理管理是护理工作的重要内容之一,我国护理管理学现已逐渐形成了自己的学科体系,并逐渐向现代化、科学化、标准化、制度化和法制化的方向发展。而随着"生物 - 心理 - 社会"医学模式的发展,护理管理也不仅局限于技术层面的管理,还要加强护理管理者的道德修养:树立护理管理的道德理念,尊重护士的人格,挖掘护士的潜力,提升护士的道德修养,提高护士的综合素质;将有利、尊重、不伤害、公正的护理伦理学基本原则运用到患者的日常管理中,提升患者整体健康水平。这些伦理要求,既丰富了护理管理理论,又可以使护理管理学具备坚实的伦理学支撑,保证了护理管理工作朝着更科学的方向发展。

(二)规范护理管理行为

护理管理的职责包括行政管理、人力资源管理、财务管理、临床质量控制、风险管理等。有效的护理管理能够为医护人员维持良好的工作环境,为患者提供满意的服务,促进护理专业及医院发展。当今时代是一个变革的时代,人们的价值观念、伦理思想也出现了多元化,这就增加了护理管理的难度。护理管理过程中融入伦理学知识、护理实践中运用伦理学知识并兼顾护患双方的利益、对护士的护理科研及护理教育管理活动等进行伦理审视,已经成为护理管理的重要任务。伦理学通过在伦理原则下制定的外在制度及其内化的动力作用来规范护理管理者及护士的行为。

(三)和谐护理管理关系

与护理管理相关的关系至少包括以下几个方面:①人与人之间的关系,如护患关系、护医关系、护护关系、管护关系；②人与组织之间的关系，如护士与科室及其医疗机构之间的关系；③组织之间的关系，如医联体内部医院与社区卫生服务中心之间的关系，医疗机构与卫生主管部门之间的关系；④人、医疗机构与社会之间的关系；⑤人与自然环境之间的关系。护理伦理学通过明确的道德规范促进各种关系的和谐，规范护士的行为，保证各项护理工作的顺利进行。

（四）提升护理管理水平

护理工作的主要任务是促进并维持人类健康，有明显的社会属性，护理管理者将伦理学知识运用到护理管理实践中，有助于从各方面提高护理管理水平。

1. 护理人力资源管理　护理人力资源规划、岗位匹配、护士培训与开发、绩效管理、薪酬管理、员工关系管理等方面都可能涉及伦理道德问题，如处理不当，会降低护士工作满意度并影响其自我实现，不利于组织目标的实现。护理管理者重视其中的伦理道德，能提升护理人力资源管理水平，从而建设高素质的护理团队。

2. 护理质量持续改进　护理质量管理是护理管理的核心，也是护理管理的重要职能，护理质量不仅取决于护士的综合素质和技术水平，而且与护理管理方法和管理水平密切相关。护理质量的持续改进不仅需要护士遵循准则、规定、程序、方法等，更要求护士具备优秀的道德品质及良好的工作态度。

3. 护理冲突与处理　护理冲突主要包括护士之间的冲突、护患冲突、护士与其他医务人员之间的冲突等。如果组织内部冲突得不到有效控制，会增加护士的职业倦怠感，使护士自身满意度下降。同时，如果护患冲突处理不当，则会造成护理纠纷，引发社会问题。护理冲突的形成通常与多个责任因素有关，如管理制度不完善、护士操作违反规程、患者期望值与得到的护理服务有差距等。因此，护理冲突的管理涉及许多令人深思的伦理问题，护理管理者要善于在处理护理冲突的过程中运用伦理学的理论与原则，提高自己的护理管理水平。

4. 护理安全管理　护理安全管理主要包括患者安全管理和护士安全管理。其中患者安全管理包括医院感染控制、环境安全、患者用药安全、医疗设备器具的安全管理等。护士长在医院感染控制的管理中责任重大，护士的手卫生、消毒隔离、患者用药等很多护理操作是由护士独立完成的，是护士慎独精神、伦理道德和责任心的体现。护士的安全管理过程中，保证护士不暴露于危险因素中，保证其身心健康，都是涉及护理管理者伦理道德的问题。因此，伦理原则对于保证护理管理安全、提升护理管理水平至关重要。

二、护理管理者的伦理道德素养

护理管理者的伦理道德素养是指护理管理者应该具备的护理道德修养，是护理管理者在培养护理道德意识和护理道德品质方面所进行的自我教育、自我锻炼、自我提高的行为过程以及由此所形成的道德情操和所达到的道德境界。伦理道德素质体现和决定着管理者的才能、管理水平及工作绩效。

（一）坚定的理想信念

坚定的理想信念是护理管理者应当具备的基本道德素养。首先，要有坚定的政治立场、较高的政治觉悟、良好的政治理论素养，坚持学习国家的各项医疗护理法律、法规，及时把握时代主流，特别是要了解医疗卫生政策与形势，与时俱进。

同时，护理管理者还需要具备对护理事业和管理工作的热爱和献身精神的理想信念，培养较强的事业心和责任感，科学地运用护理管理及护理伦理理论处理护理问题，坚决维护患者和护士的利益。

（二）丰富的伦理知识

知识是提高护理管理者管理水平的源泉和根本。护理管理者不仅要具备医学、护理学等专业理论知识和操作技能，还要具备现代护理管理学知识、人文科学知识、护理伦理学知识，并按照护理伦理学的道德要求和行为规范，将伦理学的知识融会贯通于护理管理及护理实践过程中，并通过在护理管理实践的过程中实际问题的解决，不断总结经验，积累管理与伦理知识及技能。

此外,护理管理者还需要掌握社会学、法学尤其是护理相关法律法规知识、心理学知识等。护理管理者只有用丰富的知识武装头脑,才能保证护理决策的正确执行,推动整个护理事业向正确的方向发展,而丰富的伦理学知识让护理返璞归真,回归护理的本质。

(三)高尚的道德品格

护理管理者具备了丰富的知识,这是护理管理的基础,管理者将知识运用到护理实践,提高护理质量的活动,就是管理者的能力素质。具有高水平领导管理能力的护理管理者,对医院的整体服务质量及管理水平会起到至关重要的作用。

同时,在实际的临床工作中,真正受到患者及护士喜爱、拥戴的管理者,仅有出众的管理能力是远远不够的,护理管理者还应具备高尚的道德情操及修养。一方面,护理管理者要用同理心体会患者及家属的情感和需求,急患者之所急,想患者之所想,为患者创造理想的治疗、护理环境;另一方面,护理管理者在工作中要严格要求护士,用护理伦理学理论及原则规范自己的护理行为,尊重、爱护患者,生活中亦要关心护士,使护士感受到自己在付出爱与帮助的同时,也接受了来自护理管理者的尊重和爱护。

(四)良好的心理素质

心理素质是一个广泛的概念,涉及人的性格、兴趣、动机、意志、情感等多方面的内容。良好的心理素质能够帮助管理者在面对繁重工作时保持稳定的情绪和工作热情。优秀的护理管理者要有稳定的心理状态、出色的协调能力,学会扬长避短。既要培养事业心、责任感、创新意识、心理承受能力等优良的心理素质,也要注意克服挫折心理、从众心理、偏见等负面心理,保持良好、稳定的心理状态,才能处理好各类事务和关系。

三、护理管理的伦理要求

(一)以患者为中心

"以患者为中心"是指护理管理者在管理活动中,以患者的需求作为医疗照护的基础与依据。满足患者的需求,需要做到以下几点:护士要以精湛的护理技术,尽最大可能地帮助患者减轻或解除生理上的病痛,提升患者舒适度;护理管理者要保证护理环境的温馨,护理设备的正常运转,护理活动无差错、无事故,护士品德高尚,能为患者提供心理安抚,使患者能感受到疾病治疗护理过程中的身体及心理安全;要注重护士人文关怀及共情能力的提升,从社会特征、心理特征等方面对患者进行多元的了解,满足患者的社交需求;护理实践活动中,充分尊重患者的隐私权、知情同意权和选择权等,使患者在接受帮助的同时,感受到被尊重;最后,护理决策的过程中,要将患者及其家属的选择与倾向纳入考虑,充分调动患者的主观能动性,使其配合治疗,真正参与到护理计划中来,促进疾病的康复。

"以患者为中心",要求护理的服务对象还应该包括有明确护理服务需求的人和潜在的有护理服务需求的人及其陪伴者。所以,现代护理管理应从"以患者为中心"逐渐转向"以服务对象为中心"。2018年7月6日,国家卫生健康委员会、国家发展和改革委员会、教育部等11个部门联合印发了《关于促进护理服务业改革与发展的指导意见》。该文件中指出,"护理服务是健康中国建设的重要内容,与人民群众的健康权益和生命安全密切相关,对促进健康服务业发展,保障和改善民生具有积极意义;护士的服务领域将逐渐延伸至社区及家庭,护士将在康复护理、慢病管理、安宁疗护、健康教育、传染病防控等方面发挥越来越重要的作用"。基于此,现代护理管理制度要围绕"以服务对象为中心"的原则,让护理管理职能在道德的约束下,使尊重服务对象、关心服务对象、方便服务对象等通过适宜的制度得以规范和确立下来。

(二)以护士为本

"以护士为本"强调护士的主体地位,强调对护士的尊重、关心和理解。"以护士为本"是"以人为本"的原则在护理管理中的具体体现,要求护理管理者重视护士价值,维护其尊严和权利,以调动护士的积极性、做好护士的服务为根本。即以"人"作为护理管理的根本，并通过加强人的伦理管理来保证和促进护理事业的发展。

护士是护理管理的客体，同时也是护理工作的主体，是医疗护理服务的实践者和直接提供者。临床护理工作中，要求护理管理者给予护士充分的自主权，护士可以自主安排自己的工作，护理管理者在保证护理质量的前提下，应尊重护士的护理决策权。而当前的护理管理工作中，护士仅是被动地执行管理者交给的护理任务，主动服务的意识不强，对自身价值的自我认知度不高，与被管理者之间存在信息沟通障碍，无法真正体现"以护士为本"的伦理管理原则，影响护士的工作积极性。

护理管理者要树立"以护士为本"的管理理念，全面落实人本管理思想，保证广大护士的利益不受损害，关心护士的物质生活和精神需求。既要进行制度管理，亦要进行人性化管理，为他们生活质量的改善、执业素养的提升、护理技能的培养等创造适宜的条件，使他们的潜能得以充分挖掘，从而以良好的状态投入工作，以饱满的热情为患者提供优质的护理服务。

"以护士为本"的护理管理伦理理念，提示在护理管理中，要体现护士的民主管理制度，使护士真正参与医院及护理管理的民主决策、民主管理和民主监督。护理管理者应树立服务意识，将对护士的尊重、关心、支持落实到各项护理管理和服务措施中，借此唤起护士情感上的共鸣，充分激发他们的智慧和积极性，让他们感到自己不仅是被动的管理客体，同时还是富有主动性和创造性的主体，使其与护理管理者共同去实现护理的管理目标。

思 考 案 例

"我为护士作主"

早交接班后，护士小李过来找护士长："护士长，能不能跟医生沟通下，夜班时医生下医嘱开出很多口服药，基本上每个人都有，夜班护士实在忙不过来。"小李的话音未落，马上又有其他护士附和说："是呀，我们都觉得本应该白班给出的医嘱都推到夜班，能不能跟医生提出意见，尽量少开出口服药，减轻夜班护士的工作量呀……"

护士长于是查询了近几天的夜班医嘱，发现护士们反映的情况确实存在，于是就找到病房主任商量这件事情。主任与护士长修订科室管理规定，即非紧急用药，夜班尽量不出具口服药医嘱。

请思考：

1. 该案例涉及了哪些护理管理的伦理问题？

2. 请对护士长的做法进行伦理评价。

（三）以提高护理服务质量为宗旨

随着现代社会的进步和医学的发展，人们对健康和医疗护理服务质量的要求不断提高，尤其是在社会经济不断发展的背景下，公众对护理服务质量的要求也越来越严格，护理服务质量与患者的安全息息相关。

护理服务质量的优劣，主要取决于广大护士的技术水平和道德水准。护理管理者要重视护士伦理道德的培养：注意护士人文精神的培养，护士的人文精神决定了护理工作的质量；让护士从思想上意识到护理工作的重要性和神圣性，从根本上改变其为了工作而工作的思想，提高工作质量；强化护士责任感，培养其为护理事业的奉献精神；提高护士沟通能力，建立良好的护患关系；还要建立科学合理的用人机制，防止护理人才的流失，稳定护理队伍。护理管理者要坚持质量持续改进的理念，不断提高护理服务水平，保障患者安全，获得社会对护理行业的认可。

提高护理服务质量，还需要实行精细化管理。护理管理者应为服务对象提供方便、快捷的就医流程，减少其就医的等待时间，简化入院流程，优化出院流程；创设温馨的治疗、护理环境，让患者在疾病治疗的同时,保持身心的愉悦,提高患者满意度;坚持精、准、细、严地对待诊疗及护理的每一个环节,减少或杜绝护理差错事故的发生,以优质的服务质量赢得患者的信任。

(四)以促进全民大健康为目标

2016年的全国卫生与健康大会上,习近平总书记讲话的一个核心理念就是树立"大健康"观念。"大健康"理念是对传统医学和现代医学的继承、发展和外延。在内涵上,"大健康"应该是整体的、全面的健康,即躯体健康、心理健康、行为健康、智力健康、道德健康、环境健康等;在主体上,"大健康"的主体除了个人,还包括社区、政府和社会等;在原则上,"大健康"是一种公平的健康,覆盖全部群体和全生命周期。"大健康"理念解决的不仅仅是看病问题,还必须把以治病为中心,转变为以人民健康为中心。然而,现阶段我国居民的综合健康水平与人民的期望和要求还有一定的差距,健康素养落后、健康观念陈旧在一定程度上阻碍了我国健康水平进一步提高。

基于上述情况,提高全民健康素养、更新健康理念、推行全民健康教育已是当务之急。在全民健康教育的落实过程中,科学的护理管理是其中重要的一个环节。因此,为了推进护理事业的进一步发展,推进健康中国建设,原国家卫生和计划生育委员会制定了《全国护理事业发展规划(2016—2020年)》,以改善人民就医体验及促进社会和谐。该文件中明确提出,加强护理科学管理是"十三五"期间护理事业的主要任务。护理专业要加强建设和管理,要以培养能够运用专业知识和技能为人民群众提供医学照顾、病情观察、健康指导、慢性病管理、康复促进、心理护理等护理服务的人才为目标,从而为社会提供更为广泛、更为优质的护理服务。

护理管理者如果能够以全民"大健康"为其工作的终极目标,就会产生相应的社会效应。假定"大健康"目标实现得比较好,那么最终进入医院的患者就会减少,患者亦能以健康的心理来对待疾病,减少医患、护患矛盾;否则,如果目标实现得不好,那么在我国老龄化社会的今天,进入医院的患者就会更多,这一方面会使已经负荷过重的医疗压力雪上加霜,另一方面,医患、护患的伦理矛盾隐患也会愈加明显。

第二节 护理管理中的伦理与法律问题
——"德""法"并重,明辨是非

一、护士执业资格的伦理与法律问题

(一)护士的执业资格

为了维护护士的合法权益,规范护理行为,促进护理事业发展,保障医疗安全和人体健康,2008年,我国颁布并实施了《护士条例》,规定了护士的法律资格。

护士是经执业注册取得《中华人民共和国护士执业证书》,依照《护士条例》规定从事护理活动,履行保护生命、减轻痛苦、增进健康职责的卫生技术人员。护理工作必须由具有护士资格的人来承担,要取得护士资格,必须通过国务院卫生主管部门组织的护士执业资格考试,取得《中华人民共和国专业技术资格证书》,向拟执业地所在省、自治区、直辖市人民政府卫生主管部门提出申请,并经护士执业注册后方能从事护理工作。

申请护士执业注册,应当具备以下条件:①具有完全民事行为能力;②在中等职业学校、高等学校完成国务院教育主管部门和国务院卫生主管部门规定的普通全日制3年以上的护理、助产专业课程学习,包括在教学、综合医院完成8个月以上护理临床实习,并取得相应学历证书;③通过国务院卫生主管部门组织的护士执业资格考试;④符合国务院卫生主管部门规定的健康标准。护士执业注册申请,应当自通过护士执业资格考试之日起3年内提出;逾期提出申请的,除应当具备前款第①、②、④项规定条件外,还应当在国务院卫生主管部门规定条件的医疗卫生机构接受3个月临床护理培训并考核合格。

在护士的执业生涯中,不仅要履行救死扶伤、增进健康、预防疾病、减轻痛苦的职责,而且要遵

纪守法，依法执业，自觉遵守国家法律法规，遵守医疗卫生行业规章和纪律，严格执行所在医疗机构各项制度规定，熟知护理工作中的伦理与法律问题，保障患者利益，树立良好的护士职业道德规范，维护自身权益。

（二）禁止执业的情况

《护士条例》第二十一条明确规定，医疗卫生机构不得允许下列人员在本机构从事诊疗技术规范规定的护理活动：①未取得护士执业证书的人员；②未按规定办理执业地点变更手续的护士；③护士执业注册有效期届满未延续执业注册的护士。在教学、综合医院进行护理临床实习的人员应当在护士指导下开展有关工作。

1. 试用期护士　试用期护士是指具有护理专业毕业证，并通过了护士执业资格考试，等待办理执业注册的新入职护士，或新调入有护士执业资格证还未进行执业地点变更的护士。试用期护士虽具备了一定的护理专业理论知识和技能，但尚未成为法律意义上的护士，同时，由于其经验、技术和能力存在不足，独立执业会影响临床的护理质量，给患者安全和健康带来隐患。试用期护士应在注册护士的监督指导下，协助注册护士完成护理工作，不得独立从事创伤性或侵入性操作。

2. 实习护士与见习护士　实习护士是已经完成了全部理论课程学习，但尚未毕业、尚未取得护士执业资格，到医院参加实习的护理学专业学生。见习护士是在理论课程学习的过程中，学生到医院实地观看临床护理实践的护理学专业学生。从法律上讲，实习护士在参加临床实习过程中，必须按照卫生行政主管部门的有关规定，在执业护士的严密监督和指导下，为患者实施护理。见习护士在医院见习过程中，不得进行任何护理实践操作。

实习护士和见习护士在进入临床前，医院应按照相关条例和制度的要求，严格进行岗前培训，使其明确自己法定的职责范围，严格遵守操作规程。安排责任心强、临床护理经验丰富、具有带教资格的执业护士进行带教，带教老师应具有一定教学能力，对实习、见习护士进行指导。明确带教老师责任，实习护士在带教老师的监督指导下，如护理操作中发生差错，除本人要承担一定的责任外，带教老师也应承担相应的法律责任。如脱离带教老师的监督擅自开展护理工作，对患者造成了伤害，应接受相应的处罚，如发生了差错则应自行承担法律责任。

二、护士执行医嘱的伦理与法律问题

医嘱，就是医生根据病情和治疗的需要对病人在饮食、用药、化验等方面的指示，是指医师在医疗活动中下达的医学指令。医嘱分为长期医嘱、临时医嘱和备用医嘱三类。医嘱内容包括护理常规、护理级别、饮食种类、体位、各种检查和治疗，以及药物名称、剂量和用法等。医嘱内容及起始、停止时间应当由医师书写。执行医嘱是护士在护理工作中应当履行的一项重要职责，是最重要的工作内容，执行医嘱的人员，必须是具备执业注册资格的护士，其他人员不得执行医嘱。护士在执行医嘱时应注意以下伦理与法律问题：

（一）正确执行医嘱

正确实施医嘱是护士保证患者治疗效果和医疗安全的首要工作。护士在执业过程中应当准确无误地执行医嘱，随意篡改医嘱或无故不执行医嘱都属于违法行为。护士在执行医嘱时应注意：

1. 在护理工作中，护士应按规定核对医嘱，当医嘱准确无误时，应及时正确地执行。

2. 执行医嘱前，认真核对，包括医嘱类型、医嘱内容、医嘱执行时间、医嘱停止时间，确定无误方可执行。执行医嘱时应三查八对，核对床号、姓名、药名、药物浓度、药物剂量、药物用法、执行时间、有效期等。可使用 PDA（personal digital assistant），又称为掌上电脑进行扫描，记录执行日期、时间，并由执行人员签名。

3. 护士要合理处理医嘱，要按照医嘱执行要求的轻重缓急执行医嘱，可先执行临时医嘱，后执行长期医嘱。

4. 医嘱执行后，应认真观察疗效与不良反应，及时进行记录并向医生反馈。

5.临时医嘱须由接班护士执行的,应向有关人员交代清楚,做好标本容器、特殊检查要求(如禁食、术前用药等)各项准备,并在交班报告中详细交班。

6.对于各种原因导致未能及时执行医嘱的情况,应及时报告医生,做好记录并交班。

7.对于过敏性药物,应先执行皮试医嘱,双人共同查看皮试结果,做好记录,并双人签字,告知医生皮试结果,方可执行过敏性药物医嘱。

8.护士在执业活动中,发现患者病情危急,应当立即通知医师。但是,在实际工作中,有时医师不能马上赶到,而急危患者病情紧急,必须即刻采取紧急措施进行抢救,在这种状况下,护士作为专业技术人员,应当先行实施必要的紧急救护,如给氧、吸痰、止血、建立静脉通道、行胸外心脏按压和人工呼吸等,待医师到达后,护士立即汇报抢救情况并积极配合医师进行抢救,同时,做好记录,并请医生及时补开医嘱。《护士条例》第三十一条规定,护士在执业活动中发现患者病情危急未立即通知医师的,由县级以上地方人民政府卫生主管部门依据职责分工责令改正,给予警告;情节严重的,暂停其6个月以上1年以下执业活动,直至由原发证部门吊销其护士执业证书。

(二)慎重执行口头医嘱

在护理工作中,护士要慎重执行口头医嘱,口头医嘱仅仅限于紧急抢救急危重症患者时执行。执行口头医嘱时需注意以下几点:

1.在急危重症患者紧急抢救过程中,医生下达口头医嘱后,护士须向医师复述一遍,双方确认无误后方可执行。

2.执行口头医嘱给药前,应严格核对患者姓名、药名、药物浓度、药物剂量、给药途径等,确保用药安全,并保留使用过的药物空瓶,抢救结束再次双人核对后,方可弃去空瓶。

3.抢救结束后,医师应及时补记医嘱,完善医嘱内容、时间并记录。护士应准确记录患者病情、生命体征、用药情况、抢救结果等。

4.特殊药物如剧毒、麻醉药物等不能执行口头医嘱。

5.电话接到重要报告结果时,要对检验结果进行复述,确认无误后方能记录。

6.护士擅自执行口头医嘱或电话医嘱均视为违规,一经发现应酌情给予处理。

(三)拒绝执行问题医嘱

1.护士发现医嘱违反法律、法规、规章或者诊疗技术规范的,或怀疑医嘱存在错误,护士有权利拒绝执行,并向开具医嘱的医师提出。在护理工作中,护士要不断强化自身素质,正确分辨医师所开医嘱是否为问题医嘱。

2.发现问题医嘱,及时与医师沟通,维护良好的医护关系,尽量通过有效沟通解决问题。如果护士拒绝执行问题医嘱,而医师强制要求执行,必要时,应当向该医师所在科室的负责人或者医疗卫生机构负责医疗服务管理的人员报告,由管理者出面妥善解决问题。

3.若护士明知医嘱有误,可能给患者造成损害,甚至酿成严重后果,却执行了错误医嘱,护士将与医师共同承担所引起的法律责任。

三、护理文件相关的伦理与法律问题

护理文件是护士在护理活动过程中通过护理评估、诊断、计划、实施等形成的文字、符号、图表等资料的总和,是护士对患者进行病情观察、实施治疗护理措施的原始文件记载。护理文件既是医护人员观察诊疗效果、调整治疗护理方案的重要依据,也是衡量护理质量的重要资料,能为医学研究提供原材料、提供法律上的证明文件,是病历的重要组成部分,是评价医院护理管理水平的关键指标之一。护理文件按照记录形式不同,可分为纸质文件和电子文件;按照记录内容,包括体温单、医嘱单、护理评估单、护理记录单、健康教育计划、转运交接单等。为了更好地为病人服务,规范病历书写,提高病历书写质量,使医疗信息为当前医疗、卫生改革服务,国家卫生管理部门制定了全国统一的《病历书写基本规范》。

Note:

（一）规范书写护理文件

《病历书写基本规范》第三条规定,病历书写应当客观、真实、准确、及时、完整、规范。

1.病历书写应规范使用中文和医学术语,通用的外文缩写和无正式中文译名的症状、体征、疾病名称等可以使用外文,要求文字工整,字迹清晰,表述准确,语句通顺,标点正确。

2.护理文件书写时,一律使用蓝黑墨水,绘制体温单中体温、脉搏标识时,应分别使用蓝色和红色。计算机打印的病历应当符合病历保存的要求。

3.护理文件的书写应当按照规定的内容书写,并由相应的护士签全名,签名要清晰、容易辨认。执行完医嘱后应及时在相应的护理文件上签全名,原则上谁执行谁签名。记录电子文件时,护士不得将本人的电子病历账号和密码交由其他人使用,应遵循账号专人专用,谁记录、谁负责的原则。

4.病历书写过程中出现错别字时,应当用双直线划去错别字,保留原记录清楚、可辨,并注明修改时间,修改人签名。不得采用刮、粘、涂等方法掩盖或去除原来的字迹。

5.因抢救急危重症患者,未能及时书写病历时,有关医务人员应当在抢救结束后6小时内据实补记,并加以注明。

6.病历书写一律使用阿拉伯数字书写日期和时间,采用24小时制记录。护士在记录护理文件时,应逐页、逐项填写,每项记录前后均不得留有空白,以防添加。

7.见习、实习或试用期护士不得独立签名,应由持有护士执业资格证的带教老师审阅、修改并签名。进修护士书写的护理文件应该由上级护士或本医疗机构执业护士审查、修改并签名。

（二）妥善保管护理文件

护理文件是护士从事护理工作是否合乎法律规范的重要档案和证据,对医疗、预防、教学、科研、医院管理等都有重要的作用,必须按照规定妥善保管。《中华人民共和国民法典》第一千二百二十五条规定,医疗机构及其医务人员应当按照规定填写并妥善保管住院志、医嘱单、检验报告、手术及麻醉记录、病理资料、护理记录等病历资料。按照《医疗机构病历管理规定》,医疗机构应当严格病历管理,严禁任何人涂改、伪造、隐匿、销毁、抢夺、窃取病历。患者住院期间及出院后,护理文件的保存需注意:

1.在患者住院期间,其住院病历由所在病区负责集中、统一保管。除涉及对患者实施医疗活动的医务人员及医疗服务质量监控人员外,其他任何机构和个人不得擅自查阅该患者的病历。因科研、教学需要查阅病历的,需经患者就诊的医疗机构有关部门同意后查阅,阅后应当立即归还,不得泄露患者隐私。患者不得自行携带病历出科室,外出会诊或转院时,只允许携带病历摘要及检查、化验汇报单。公安、司法机关因办理案件,需要查阅、复印或者复制病历资料的,医疗机构应当在公安、司法机关出具采集证据的法定证明及执行公务人员的有效身份证明后予以协助。

2.患者出院后,病历资料中的医疗护理文件应当及时整理、归档、补充,避免遗失或不全。未纳入归档病历的护理文件如输液单、医嘱执行单等也应按照时间妥善保存,以便查阅。进入病案室后的病历不得再借出进行重新修改。医疗机构应当受理相应人员和机构复印或者复制病历资料的申请,医疗机构可以为申请人复印或者复制的病历资料包括门(急)诊病历和住院病历中的住院志(即入院记录)、体温单、医嘱单、化验单(检验报告)、医学影像检查资料、特殊检查(治疗)同意书、手术同意书、手术及麻醉记录单、病理报告、护理记录、出院记录等。医疗机构复印或者复制病历资料,可以按照规定收取工本费。

（三）护理文件的法律作用

护理文件作为病历的重要组成部分,在发生医疗纠纷时,护理文件会成为法庭的重要证据之一,是判断医疗纠纷性质的重要依据。《医疗机构从业人员行为规范》第三十二条规定,护士应按照要求及时准确、完整规范书写病历,认真管理,不伪造、隐匿或违规涂改、销毁病历。《中华人民共和国民法典》第一千二百二十二条规定,患者在诊疗活动中受到损害,有下列情形之一的,推定医疗机构有过错:①违反法律、行政法规、规章以及其他有关诊疗规范的规定;②隐匿或者拒绝提供与纠纷有关的病历资料;③遗失、伪造、篡改或者违反销毁病历资料。

患者有权要求封存和启封其病历。《医疗事故处理条例》第十六条规定,发生医疗事故争议时,死亡病例讨论记录、疑难病例讨论记录、上级医师查房记录、会诊意见、病程记录应当在医患双方在场的情况下封存和启封。封存的病历资料可以是复印件,由医疗机构保管。

《医疗事故处理条例》第二十八条规定,负责组织医疗事故技术鉴定工作的医学会应当自受理医疗事故技术鉴定之日起 5 日内通知医疗事故争议双方当事人提交进行医疗事故技术鉴定所需的材料。在医疗机构建有病历档案的门诊、急诊患者,其病历资料由医疗机构提供;没有在医疗机构建立病历档案的,由患者提供。医疗机构无正当理由未依照本条例的规定如实提供相关材料,导致医疗事故技术鉴定不能进行的,应当承担责任。

知 识 拓 展

世界上"最早的病历"

早在公元前 6 世纪,古希腊阿戈利斯湾的东海岸伯罗奔尼撒半岛的一个村子里,矗立着一尊医神阿斯克勒庇俄斯神像,这里几乎每天都有不少病人前来顶礼膜拜,祈祷自己的病早日得到根治。为此,庙内的祭司们便专门腾出一间房子来,为这些虔诚的病人治病,并将每个病人的病情、症状、治疗结果一一记录在案,作为个人病历妥善保管起来。这就是世界上最早的病历。

四、药品管理相关的伦理与法律问题

《医疗机构从业人员行为规范》第三十三条规定,药学技术人员要严格执行药品管理法律法规,科学指导合理用药,保障用药安全、有效。在临床护理工作中,给药是护士最常见的一项工作,关系到患者的生命安全和治疗效果,因此,医院应有严格的药品管理制度,护士要熟练掌握各类药物的管理要求,在给药过程中要遵循安全、有效、经济的用药原则,及时观察及报告不良反应,确保用药安全。《中华人民共和国民法典》第一千二百二十三条规定,因药品、消毒产品、医疗器械的缺陷,或者输入不合格的血液造成患者损害的,患者可以向药品上市许可持有人、生产者、血液提供机构请求赔偿,也可以向医疗机构请求赔偿。患者向医疗机构请求赔偿的,医疗机构赔偿后,有权向负有责任的药品上市许可持有人、生产者、血液提供机构追偿。

(一)基数药品管理

为了使患者得到及时、有效的治疗,临床科室储存一定数量的基数药品,在基数药品管理中应该注意:

1. 各科室基数药品的品种、数量,科室根据病种和需求申请,由医务科会同护理部确定,报药剂科备案。

2. 基数药品实行动态管理,一般情况下,先进先出,防止过期失效。

3. 定期核对药品种类、数量、有效期等是否有变化。班班交接,交接班者签全名,任何人不得私自取用。

4. 各药物的存放部门应间隔一定距离放置药品,根据药品种类与性质(如注射药、内服药、外用药、消毒剂等)分别定位存放,做到标识清楚、专人负责;对包装相似、药名相似、一品多规或多剂型药物分开存放,并有明晰的警示,以防止在取用过程中混淆。

5. 防止药品积压、变质,发现有沉淀、污染、变色、过期、瓶签与瓶内药品不符、标签模糊或有涂改,不得使用。

(二)急救药品管理

为了满足急救、抢救等应急预案药品的需求,急诊科、各病区、手术室等部门必须储备一定量的

急救药品，以便及时抢救患者，急救药品一般存放于抢救车内或急救箱中。在急救药品管理中需注意：

1. 设置抢救车或急救药品处，根据急救药品种类与性质分别放置并进行编号，定品种、定数量、定存放位置。护士需掌握各类药品位置，方便抢救时迅速拿取药品。

2. 建立急救药品目录清单，专人管理，逐班交接，每日清点，保证急救药品处于备用状态。

3. 定期检查药品质量，防止积压变质；如发生沉淀、变色、过期、药瓶标签与盒内药品不符、标签模糊或有涂改者应及时更换。

4. 抢救结束后，应及时清点、补齐药品，保证药品种类齐全，以备后用。

（三）毒麻药品管理

毒麻药品包括麻醉药品、第一类精神药品等药物。为加强麻醉药品和精神药品的管理，保证麻醉药品和精神药品的合法、安全、合理使用，防止麻醉药品和精神药品流入非法渠道，根据药品管理法和其他有关法律的规定，制定了《麻醉药品和精神药品管理条例》。在临床工作中，毒麻药品主要应用于癌症晚期或术后镇痛的病人，应严格该类药品的保管、使用、领取、交接、登记等制度，确保用药安全。在毒麻药品管理中需注意：

1. 各病区建立毒麻药品基数卡，设专柜存放，专人加锁管理，不得与其他药品及物品混放。

2. 建立毒麻药品使用登记本，注明患者姓名、床号、使用药名、规格、剂量、数量、使用日期、时间，护士正楷签全名。

3. 有醒目标识，数量固定，明确责任，班班交接，正楷签全名。

4. 定期检查毒麻药品是否符合规定，检查药物性状。如发现沉淀变色、过期、标签模糊等药品，停止使用并交药房处理。

5. 所有毒麻类药品，必须遵医嘱使用，并需要医生开具专用处方，使用后保留空瓶，其他人员不得私自借用、取用。

6. 使用后及时补充，护士凭毒麻药专用处方、空安瓿进行领取，处方需字迹清楚，不能涂改。

7. 一次注射未用完的药量，要登记余量后销毁并由双人核查、双人签字。

（四）高危药品管理

高危药品是指药理作用显著且迅速，临床使用不当或错误使用会导致人死亡或严重伤害的药品。高危药品是把双刃剑，为了保证高危药品的合理使用，减少不良反应，在高危药品管理中需注意：

1. 各病区根据用药情况，确定高危药品的种类，由科室申请，医务处、护理部及药剂科确定，设置高危药品基数。

2. 高危药品应设置专门的存储处，不得与其他药品混放，且标识醒目，每日核对，严格交接。

3. 加强高危药品的效期管理，保持先进先出，保证安全有效。

4. 护士进行该类药品的配制与使用时，须严格执行给药原则，核对病人姓名、床号、药品名称、药物剂量及给药途径5项内容。并实行双人复核，确保配制与使用准确无误。

5. 高危药品应严格按照法定给药途径和标准给药浓度给药，使用高浓度药物时按要求稀释配制到安全浓度后才可给患者使用，护士在调配和使用静脉用高危药品时必须注明"高危"，并做好交接。

第三节　护理伦理难题与护理伦理决策

——聪敏赤诚，演绎精彩

一、护理伦理难题的界定

在一般的护理决策中，护士和患者所面对的主要是善与恶、是与非、对与错的选择，这种选择的答案非常明确、唯一。但是，在某些特殊境遇下，同一利益主体从不同的角色出发，或不同利益主体从不同的价值观念、宗教信仰、文化传统、生活习俗等因素出发，对某一特定护理情境下的道德现象

Note:

进行道德判断或行为抉择时，可以合乎逻辑地得出两种甚至两种以上的不同程度冲突的方案，而每种方案都有其合理的护理伦理理由，这种道德判断和行为抉择的难题称为护理伦理难题（nursing ethical dilemmas）。要正确理解护理伦理难题这个概念，需要注意以下几点：

1. 护理伦理难题不同于一般道德难题　道德难题是对伦理行为选择的难题，伦理行为选择本身即具有利害效用的特点，即伦理行为选择结果会对自己或他人产生利害结果。所以，伦理行为选择就比一般无利害效用的行为选择要困难；护理伦理难题不同于一般道德难题，这与护理工作本身的特点有关，护理工作的任务是帮助患者疾病康复、促进健康并维持健康，其行为本身就蕴含伦理倾向。因此，与一般道德难题相比，护理伦理难题在决策过程中就要更加谨慎。

2. 护理伦理难题是护理伦理行为中的特殊境遇　护理伦理学基本原则及基本规范具体规定了护士在执业过程中需要遵守的行为规范，也就是说，虽然护士和患者有时会存在利益不一致的情况，但在护理伦理学的理论指导下，护理伦理行为也是有据可依的。护理伦理难题的发生有其特殊性，其处理方式和要求与普通伦理问题不完全相同。

3. 护理伦理难题不仅是两难选择，有时可能是多难选择　一般认为，护理伦理难题是两难选择，护理方案的选择非此即彼，但在护理实践中，它有时可能是多难选择。即在护理伦理决策的过程中，怎样才能保证为患者提供最优的服务，或者当患者的利益不可避免会受到损害时，如何选择才能将对患者的伤害减到最小。这时护理伦理方案的选择，就可能不仅仅是两种，而是多种，即多难选择。

二、护理伦理难题的缘起

（一）护理伦理难题形成的根源

1. 护理伦理关系的复杂化　现代护理伦理关系已超出护士个体层面，包括个体、群体、组织等相互之间的关系层面。护士不仅要处理护患关系，还要处理护理实践中其他关系，如医护关系、管护关系、服务对象之间的关系；服务对象也不仅是个体患者，还包括患者群体乃至整个社会。护理伦理关系的复杂化，导致了护理伦理难题的出现。

2. 利益诉求的多样化　人们需求的不同，追求的利益也不同，因此形成了不同的利益主体。护士在护理实践的过程中，要处理不同利益主体之间的关系。相较以往，患者的利益不仅是治愈疾病，还包括健康的维护、生命质量的提高、最少的痛苦、最低的费用、最好的医疗护理服务等。而且，护理实践活动中，护士不仅要维护患者利益，还要兼顾医院和科室的利益。利益的多样化，导致了护理伦理难题的出现。

（二）护理伦理难题形成的主要原因

护理伦理难题的出现既有客观原因，也有主观原因，是多种因素相互交织的结果，包括但不限于以下因素：

1. 医药卫生体制和卫生法制尚需完善　由于医药卫生体制和卫生法制尚需完善，护理实践活动中容易出现护理伦理难题。例如，面对需要紧急救治的患者，医护人员负有强制性的救治义务，但护士遵照医嘱对患者进行给药等护理后，部分得到救治的患者有时会不辞而别，而医院却没有得到补偿的法律保障，造成了事实上的医疗欠费现象。

2. 护理伦理传统和中国医疗环境现状　护理事业的创始人南丁格尔，放弃了自己优越的生活，为了照顾病人和战争中受伤的人，奉献了自己的一生，她用最实际的行动明确了护理实践活动"照护"的本质。随着近代护理事业的发展，护理人依然传承着南丁格尔的"照护"精神，但同时也需要自己的价值得到社会的认可。在现代医疗卫生体制下，个别患者片面地要求医护人员一味地付出，不求回报，回避、忽视医护人员利益，而自己却不履行作为患者的义务和责任，这难免会给护理工作带来困扰。要使护理事业健康发展，并不是要回避利益，而是正确处理各种利益之间的关系。

3. 不同伦理理论指导和多个伦理原则的运用　护理实践活动需要在护理伦理理论的指导下进行，需要护士根据不同的护理情境灵活运用不同的护理伦理原则。而这些理论和原则，在特定的境遇下会产生矛盾和冲突，从而使护士产生依从上的困境。

4. 护理学和与医学科技的紧密联系 随着近年来医学科技的快速高度发展，新的伦理问题越来越多，如放弃治疗的伦理问题、脑死亡的伦理问题、安宁疗护的伦理问题等，伴随着医学伦理难题的出现，护理伦理难题也相应而生。这些问题常常需要护士给予非常规的伦理判断和决策。同时，由于护士受教育程度的提高，对护理伦理问题思考也更有深度，护士的护理决策也可能与医学决策有冲突，处理不当就可能引起护士与医师之间的人际冲突，但护士又必须遵照医嘱进行护理活动，这也是护理伦理难题出现的具体原因。

三、护理伦理难题的表现情形

（一）理论难题与实践难题

根据护理伦理难题发生领域的不同，可表现为护理伦理理论中的难题和护理实践活动中的伦理难题。

1. 护理伦理理论中的难题 护理伦理的基本原则包括尊重原则、有利原则、不伤害原则、公正原则等，这些原则被护理界广泛认同，具有较强的说服力。然而，由于这些伦理原则具有各自不同的调整范围，在临床护理实践中，一旦在某一问题上出现相互交叉，则可能发生内在的冲突，出现护理伦理难题。

不同伦理原则选择难题中，最常见的是保护性医疗。保护性医疗是针对特定患者，为避免对其产生不利后果而不告知或不全部告知其诊断、治疗、预后等真实信息的保护性医疗措施。实施保护性医疗符合伦理原则的有利原则、不伤害原则，但患者有知情权，医护人员有告知义务，所以这同时也与尊重原则及诚实守信原则相冲突。因此，保护性医疗使用的程度、时机等，是护理活动中常遇到的伦理难题。

2. 护理实践活动中的伦理难题 护理实践活动中的伦理难题是指在护理活动中，由于受法律法规、卫生政策、医院管理等因素的制约所产生的伦理难题，这些难题与社会因素有关，需要通过健全卫生法律法规、完善卫生政策、强化医院管理等途径来解决。

比如严重传染病传播期间，为了减少人员流动，防止交叉感染，医院规定所有的住院患者严格实行一患一陪护和禁止探视制度，这就给护士带来了难题。例如，偏瘫或者意识障碍的患者，在需要进行轮椅、病床、检查床的转移时，多数情况下，单靠一个陪护的力量是难以完成的；陪护需要不间断地对患者进行照护，休息时间得不到保证，一些重症患者的陪护出现了身心疲惫、焦虑的情况，从而对医院管理产生不满情绪，引发护患冲突。这就是由于医院管理制度导致的护理实践中的难题。

（二）抽象的难题与具体的难题

根据护理伦理难题的性质不同，可表现为具体的护理伦理难题和抽象的护理伦理难题。

1. 具体的护理伦理难题 是指在特殊的、个别的护理活动中出现的伦理难题，护士面对具体的伦理难题，需要用护理伦理学的知识和技巧来解决。例如，一级护理的患者要求护士每 1 小时巡视病房 1 次，日间护理是很容易做到的，但是夜间护理的时候，护士如何能做到既能病情观察到位，又不影响到患者休息，这就是具体的护理伦理难题。

2. 抽象的护理伦理难题 是指在普遍的、一般护理行为中的护理伦理难题，它不是局限于某一时刻、某一条件出现的，而是客观的、不可避免的，这类难题脱离了具体的护士和具体的行为情境，从而具有一般意义和普遍意义。例如，在如今医患矛盾冲突加剧的医疗大环境下，多数患者即使在住院治疗的情况下，依然对医护人员持不信任的态度，不信任往往会导致不尊重，医患、护患冲突在所难免。在人身安全及人格尊严受到威胁的情形下，护士如何秉持一颗纯真、质朴的"护理心"进行护理活动，是护理管理人员遇到的抽象的护理伦理难题。

（三）不同利益主体的伦理难题

1. 医院与患者的利益冲突 在整个医院体系中，护士作为医院的员工，需要遵守医院的规章制

Note:

度,对医院负责;同时,护士承担患者的治疗、护理工作,需要对患者负责。医院与患者的利益在大部分情况下是一致的,但是也有两者利益发生冲突的时候,如何能同时保障两者的主体利益,是护理伦理的难题。

思 考 案 例

患者的安置难题

22时,伴随着急促的脚步声,急诊科用平车推来了一位癫痫持续状态的患者王某。经过紧急处理后,患者停止抽搐进入镇静状态。护士告知家属,现在普通病房已经没有床位了,只有一张800元的特需床位还空着。可是患者的经济情况并不乐观。经过一番考虑后,家属决定先在特需病房住一晚,待次日有出院患者再迁至普通病房。

夜班护士下班前跟护士长及负责护士进行了交班,可是当天却没有出院的患者,所以王某只能在特需病房继续治疗。王某的家属要求护士长将患者迁至走廊,但是医院规定病房不允许在走廊加床。

请思考:

1. 护士长在安置该患者时遇到的护理管理伦理难题是什么?

2. 护士长应如何安置该患者?

此案例中,护士需要遵守医院的规章制度,但同时也由于现实情况,不能同时保障患者的经济利益,这就是利益主体的不同带给护士的护理伦理难题。

2. 患者与家属的利益冲突　在医疗护理活动中,患者与家属在大部分的时间里属于同一利益主体,其目标就是患者的康复。然而,在特殊情况下,患者和家属也有可能会产生利益分歧,从而形成两个对立的利益主体,此时就会产生护理伦理难题。

患者与家属的利益冲突主要表现为以下情形:器官移植通常发生在直系亲属间,可能会出现配型成功的供体考虑自身利益不愿提供器官,或者患者因内疚而不愿接受受体的情况;面对不确定的治疗结果而又需要支付大额的医疗费用时,患者与家属也会出现利益冲突,有家属为其日后生活考虑而不愿支付医疗费用的情况,也有患者因怕拖累家人而不同意继续治疗的情况。护理活动中,遇到这些情况,较难作出护理决策。

(四)不同人际关系的伦理难题

1. 护士与医生的关系难题　尽管随着护士受教育程度的提高,护士在健康促进中的作用越来越突出。但在护理实践中,护士拥有的自主决策权常常难以达到护士的期望。事实是,所有的护理活动均需在医嘱的前提下进行,即护士的决策能力是具备的,而决策权力是受限的。

护士与医生的关系难题在护理实践活动中主要表现为对各自决策权的维护。例如,当某患者发生了院内压疮,医生认为责任在于护士,然而护士却认为医生没有给出皮肤护理的医嘱,导致患者出现了压疮;医生进而提出,医生虽然有给出医嘱的权力和责任,但是由于这一问题属于护理范畴,医生并不了解,需要护士加强观察并给予提示,然而护士并未尽提示义务。可见,护士与医生的关系难题时有发生,在护理管理工作中要给予足够的重视。

2. 护士与患者的关系难题　现代医学模式将患者置于道德较高位,对护士提出了更高的伦理道德水平和护理决策水平的要求。如果处理不好,就有可能出现护理难题。

护患关系难题可表现在服务态度、医疗费用、实习带教等方面,护士只有在尊重患者的前提下,履行好相关的告知义务,设身处地为患者着想,才能避免护患冲突,减少护理伦理难题的出现。

(五)职业伦理与角色道德间的伦理难题

护理决策过程中,职业伦理与角色道德的冲突是较为常见的难题。护理职业伦理中的职业精神对护士的职业道德行为发挥着根本的作用，以总体利益为基础，其调整范围是相对有限的；而护士的角色道德里，除了与职业伦理相关联的职业角色规范外，还包括了非职业角色，如公民角色、身份角色等，以个体利益优先，其调整范围相对广泛。如一些临床科室在为男患者导尿时，为保护未婚女护士，会选择由科室里的男性医生去操作；在护理带教过程中，带教教师为患者做一些比较隐私性的操作时，如何正确引导学生去处理职业角色与非职业角色之间的平衡问题，需要给予应有的关注。

面对护理伦理难题，既没有规范可循，更没有标准答案。护士应凭借自身的护理伦理素养，具体情况具体分析，根据已有的伦理学理论和伦理原则进行正确决策，妥善地化解伦理难题。

四、护理伦理难题的化解与决策

护理决策（nursing decision-making），是指护士根据护理专业理论和经验，针对临床工作中的实际情况，经过调查研究和科学思维，从一系列备选方案中确定最佳护理方案的过程。伦理决策（ethical decision-making），是指护理决策的制订应该考虑道德因素，需要在伦理原则和规范的指导下进行。

（一）护理伦理难题决策的基本要求

首先，决策的制订必须以决策对象的实际情况为前提，还需要考虑国家卫生部门相关法规及医院规章制度、科室设备、护士的实际情况，确保护理决策的有效；其次，决策的护理目标应该是适宜的，是最有利于决策对象的，过低的目标会降低护理标准，达不到目的，过高的目标会增加执行过程中的压力，并给决策对象带来风险，决策的护理目标过高或过低都是违背伦理的；再次，决策的方案应列出所有可能解决问题的方法，大多时候，决策方案都不只有一种或两种，而是存在更多可能性，这就要求护士有扎实的专业知识及丰富的伦理知识；最后，决策选定的方案一定是最优的，保证决策对象利益最大化，并根据护理实践的过程进行动态调整，保证护理管理安全有效。

（二）正确进行伦理决策，解决护理伦理难题

1. 以护理伦理基础理论为指导，寻求决策方案　护士面对护理伦理难题需要决策时，应该系统思考，综合运用护理伦理基础理论，得出决策方案。

效果论是以道德行为后果作为确定道德规范的最终依据的伦理学理论，它强调了行为效果的意义和价值，相对于义务论和美德论更易于操作和权衡，可以为解决护理伦理难题提供借鉴。

美德论阐述的是做人应具备的品格、品德。培养护士的美德是护理伦理学的核心，护士的美德是护理学的精神支柱，要拥有良好的护理美德，就要长期遵循社会的医学道德要求。可见，护士具有良好的护理美德有利于遵循护理道德规范，有利于自觉运用效果论顺利进行护理伦理难题决策。

义务论所指的义务，实际上就是护士应当遵循的护理道德规范，即护理道德原则和规则。当护理道德规范与现实道德实践发生矛盾时，需要运用效果论对这些护理道德规范进行完善；当这些护理道德规范之间发生冲突时，需要运用效果论进行协调。

2. 化解护理伦理难题的具体原则　护理实践中，大多数护理行为是可以兼顾到多个伦理学原则的，但在特殊情况下，会发生矛盾冲突。护理伦理难题的决策过程，要求护士遵循护理伦理原则和伦理规范，根据实际情况作出不同决策。

（1）比较选择的原则：即护士面对护理伦理难题时，可以从效果论出发，基于社会确立道德规范的目的和道德标准，对不同选择方案的道德价值进行比较，总的原则是"两害相权取其轻，两利相权取其重"，从而选择最符合道德终极标准的行为方案。

（2）优先选择的原则：护士面对护理伦理难题决策，必须在相互矛盾的价值中选择其一，选择需要遵循的基本标准：内在价值优于外在价值、精神价值高于物质价值；永恒价值优于短暂价值、长期价值高于短期价值；生命价值高于健康价值。

（3）"必要代价"原则："必要代价"是指在护理活动过程中为了取得某一比较好的效果，有时需要付出一定的代价，但这种代价是必要的。"必要代价"原则是解决护理伦理难题的一个重要原则。例

Note:

如，脑卒中患者需要在病情稳定的情况下进行早期康复，但患者在康复过程中要承受各种被动运动带来的机体上的痛苦，此即康复过程之"代价"；为了治愈疾病，患者要承受手术创伤之"代价"；放射治疗、化学治疗的患者要承受副作用之"代价"。

（4）分级量化原则：护理伦理学原则的主次顺序并不是固定不变的，护士要根据具体护理情景慎重考虑。例如，面对有自主选择能力的、需要放射治疗、化学治疗的癌症患者，是否选择继续治疗，要首先尊重患者的选择。

知 识 拓 展

护患共享决策模式的兴起

护理决策是护理活动的重要组成部分，共享决策模式（shared-decision making，SDM，也可翻译为分享决策模式）近年来逐渐兴起。护患共享决策模式是一种鼓励护士与患者共同参与的护理决策模式，在该模式中护士与患者就某一医疗决策多种选择的利弊进行充分沟通，结合患者个人喜好、社会与文化背景以及教育与经济水平等多方面因素，最终达成患者较为满意、护士能够认可的护理伦理决策。国外已有多个学科将 SDM 应用于临床实践。SDM 可以采用两种模式：一种是护患互动模式；另一种为"中间人"模式，"中间人"一般是患者非常信赖的人，可作为信息中转站，有助于减少护患商讨过程中的矛盾。

（三）提升护理伦理难题决策能力的要求

1. 掌握扎实的护理专业理论知识和实践技能　扎实的护理专业理论知识和实践技能是护士进行正确护理伦理难题决策的前提。护士的护理实践行为是护患伦理关系的基础，只有不断丰富护理专业知识，提高护理实践技能，才能在遇到护理伦理问题后，给出专业的护理决策。理论知识和实践技能越扎实，护理伦理难题决策时才能越得心应手。

2. 具有丰富的护理伦理学知识　丰富的伦理知识是护士进行护理伦理难题决策的另一重要前提。护士只有具备了丰富的伦理知识，才能够在护理实践活动中区分是不是遇到了护理伦理问题，遇到的是哪一种的伦理问题，需要遵循怎样的伦理原则和规范，将护理专业知识与护理伦理知识相结合来解决实际的护理问题。而护理伦理难题的决策能力正是在一次次的普通护理伦理问题的决策行为中锻炼出来的。

3. 提高护士的法律意识　法律法规作为道德的补充形式，在护理伦理难题的决策中起到重要的作用。我国有比较健全的、针对护士的法律法规，明确规定了护士的权利及义务，护士要以此为依据，护理实践活动中遵纪守法，恪守规章制度，才能做到不侵犯患者利益，同时保护护士的合法权益。

4. 提高护士的伦理协商能力　护士应该善于与服务对象就伦理难题的方案进行协商。由于价值观不同及护患双方信息的不对称性，伦理沟通和协商是达成决策共识的重要方式，护士要充分尊重服务对象的自主权，但同时要向服务对象详细解释实际的情况，告诉服务对象不同方案可能带来的不同效果；告诉服务对象各种可能的解决护理伦理难题的方案；提出护士认为的最佳难题解决方案，争取服务对象的认可。如果最后护士制订的解决方案得不到服务对象认可，那护士要了解被拒绝的真实理由，并做出针对性的解释工作，如果最后服务对象仍然不接受，那护士应该尊重服务对象的选择。

5. 学会适时发起和组织伦理咨询　护士在护理实践过程中遇到了比较棘手的护理伦理难题，可以寻求医学（医院）伦理委员会的帮助，医学（医院）伦理委员会的成员来自不同专业，发挥集体尤其是伦理专业人员的智慧，会使给出的护理决策更加可靠。

（范宇莹　程春梅）

思考与练习

一、简答题

1. 简述伦理在护理管理中的意义。

2. 简述护理管理者应具备的伦理道德素质。

3. 简述护理管理的伦理要求。

4. 简述护理伦理难题的表现情形。

5. 简述化解护理伦理难题的具体原则。

二、案例讨论

【案例】

夜班护士小李为患者陈某进行糖耐量的采集试验，已经成功完成了空腹、半小时及1小时的血标本采集，在距离最后一次采血还有40分钟的时候，家属来找小李，要求她提前为患者进行最后一次采血，家属说家里有急事，患者必须回家一趟。小李告诉家属，这样会导致最后化验结果不准确，可家属非常坚持，并说已经与医生沟通，且医生也已经同意了。小李随即与医生沟通。医生说，就差这一点时间，没有太大影响的，就给他采了吧，要不明天还得重新采集，会延长患者的住院时间，影响治疗效果的。

小李认真思考后，还是没有按照医生说的去做。引来了患者及家属的不满，直说她直肠子、死心眼。

请思考：

1. 护士小李的行为是否符合护理伦理道德？

2. 本案例中涉及哪些伦理与法律问题？

三、实践活动

【角色扮演及讨论】

活动方式：导入案例的角色扮演及讨论

活动目标：加深学生对护理决策中遇到的伦理问题的认识，锻炼学生的伦理判断能力，提升决策水平。

活动步骤：①向学生讲明角色扮演的目的和意义，将学生分组。②分组进行角色扮演：模拟本章导入案例的场景，5名学生分别扮演患者、陪护、护士、其他患者、科室工作人员，要求学生站在扮演角色的角度，深入体会当事者的感受。③分组讨论对该伦理问题的认识、应对策略，以及角色扮演过程中的感受。④每组选一名学生代表发言，汇报讨论结果。⑤老师进行发言总结。

附录一 护士条例

(2008年1月31日中华人民共和国国务院令第517号公布 根据2020年3月27日《国务院关于修改和废止部分行政法规的决定》修订)

第一章 总则

第一条 为了维护护士的合法权益，规范护理行为，促进护理事业发展，保障医疗安全和人体健康，制定本条例。

第二条 本条例所称护士，是指经执业注册取得护士执业证书，依照本条例规定从事护理活动，履行保护生命、减轻痛苦、增进健康职责的卫生技术人员。

第三条 护士人格尊严、人身安全不受侵犯。护士依法履行职责，受法律保护。

全社会应当尊重护士。

第四条 国务院有关部门、县级以上地方人民政府及其有关部门以及乡（镇）人民政府应当采取措施，改善护士的工作条件，保障护士待遇，加强护士队伍建设，促进护理事业健康发展。

国务院有关部门和县级以上地方人民政府应当采取措施，鼓励护士到农村、基层医疗卫生机构工作。

第五条 国务院卫生主管部门负责全国的护士监督管理工作。

县级以上地方人民政府卫生主管部门负责本行政区域的护士监督管理工作。

第六条 国务院有关部门对在护理工作中做出杰出贡献的护士，应当授予全国卫生系统先进工作者荣誉称号或者颁发白求恩奖章，受到表彰、奖励的护士享受省部级劳动模范、先进工作者待遇；对长期从事护理工作的护士应当颁发荣誉证书。具体办法由国务院有关部门制定。

县级以上地方人民政府及其有关部门对本行政区域内做出突出贡献的护士，按照省、自治区、直辖市人民政府的有关规定给予表彰、奖励。

第二章 执业注册

第七条 护士执业，应当经执业注册取得护士执业证书。

申请护士执业注册，应当具备下列条件：

（一）具有完全民事行为能力；

（二）在中等职业学校、高等学校完成国务院教育主管部门和国务院卫生主管部门规定的普通全日制 3 年以上的护理、助产专业课程学习，包括在教学、综合医院完成 8 个月以上护理临床实习，并取得相应学历证书；

　　（三）通过国务院卫生主管部门组织的护士执业资格考试；

　　（四）符合国务院卫生主管部门规定的健康标准。

　　护士执业注册申请，应当自通过护士执业资格考试之日起 3 年内提出；逾期提出申请的，除应当具备前款第（一）项、第（二）项和第（四）项规定条件外，还应当在符合国务院卫生主管部门规定条件的医疗卫生机构接受 3 个月临床护理培训并考核合格。

　　护士执业资格考试办法由国务院卫生主管部门会同国务院人事部门制定。

　　第八条　申请护士执业注册的，应当向批准设立拟执业医疗机构或者为该医疗机构备案的卫生主管部门提出申请。收到申请的卫生主管部门应当自收到申请之日起 20 个工作日内做出决定，对具备本条例规定条件的，准予注册，并发给护士执业证书；对不具备本条例规定条件的，不予注册，并书面说明理由。

　　护士执业注册有效期为 5 年。

　　第九条　护士在其执业注册有效期内变更执业地点的，应当向批准设立拟执业医疗机构或者为该医疗机构备案的卫生主管部门报告。收到报告的卫生主管部门应当自收到报告之日起 7 个工作日内为其办理变更手续。护士跨省、自治区、直辖市变更执业地点的，收到报告的卫生主管部门还应当向其原注册部门通报。

　　第十条　护士执业注册有效期届满需要继续执业的，应当在护士执业注册有效期届满前 30 日向批准设立执业医疗机构或者为该医疗机构备案的卫生主管部门申请延续注册。收到申请的卫生主管部门对具备本条例规定条件的，准予延续，延续执业注册有效期为 5 年；对不具备本条例规定条件的，不予延续，并书面说明理由。

　　护士有行政许可法规定的应当予以注销执业注册情形的，原注册部门应当依照行政许可法的规定注销其执业注册。

　　第十一条　县级以上地方人民政府卫生主管部门应当建立本行政区域的护士执业良好记录和不良记录，并将该记录记入护士执业信息系统。

　　护士执业良好记录包括护士受到的表彰、奖励以及完成政府指令性任务的情况等内容。护士执业不良记录包括护士因违反本条例以及其他卫生管理法律、法规、规章或者诊疗技术规范的规定受到行政处罚、处分的情况等内容。

第三章　权利和义务

　　第十二条　护士执业，有按照国家有关规定获取工资报酬、享受福利待遇、参加社会保险的权利。任何单位或者个人不得克扣护士工资，降低或者取消护士福利等待遇。

　　第十三条　护士执业，有获得与其所从事的护理工作相适应的卫生防护、医疗保健服务的权利。从事直接接触有毒有害物质、有感染传染病危险工作的护士，有依照有关法律、行政法规的规定接受职业健康监护的权利；患职业病的，有依照有关法律、行政法规的规定获得赔偿的权利。

　　第十四条　护士有按照国家有关规定获得与本人业务能力和学术水平相应的专业技术职务、职称的权利；有参加专业培训、从事学术研究和交流、参加行业协会和专业学术团体的权利。

　　第十五条　护士有获得疾病诊疗、护理相关信息的权利和其他与履行护理职责相关的权利，可以对医疗卫生机构和卫生主管部门的工作提出意见和建议。

　　第十六条　护士执业，应当遵守法律、法规、规章和诊疗技术规范的规定。

　　第十七条　护士在执业活动中，发现患者病情危急，应当立即通知医师；在紧急情况下为抢救垂危患者生命，应当先行实施必要的紧急救护。

　　护士发现医嘱违反法律、法规、规章或者诊疗技术规范规定的，应当及时向开具医嘱的医师提出；必要时，应当向该医师所在科室的负责人或者医疗卫生机构负责医疗服务管理的人员报告。

第十八条　护士应当尊重、关心、爱护患者，保护患者的隐私。

第十九条　护士有义务参与公共卫生和疾病预防控制工作。发生自然灾害、公共卫生事件等严重威胁公众生命健康的突发事件，护士应当服从县级以上人民政府卫生主管部门或者所在医疗卫生机构的安排，参加医疗救护。

第四章　医疗卫生机构的职责

第二十条　医疗卫生机构配备护士的数量不得低于国务院卫生主管部门规定的护士配备标准。

第二十一条　医疗卫生机构不得允许下列人员在本机构从事诊疗技术规范规定的护理活动：

（一）未取得护士执业证书的人员；

（二）未依照本条例第九条的规定办理执业地点变更手续的护士；

（三）护士执业注册有效期届满未延续执业注册的护士。

在教学、综合医院进行护理临床实习的人员应当在护士指导下开展有关工作。

第二十二条　医疗卫生机构应当为护士提供卫生防护用品，并采取有效的卫生防护措施和医疗保健措施。

第二十三条　医疗卫生机构应当执行国家有关工资、福利待遇等规定，按照国家有关规定为在本机构从事护理工作的护士足额缴纳社会保险费用，保障护士的合法权益。

对在艰苦边远地区工作，或者从事直接接触有毒有害物质、有感染传染病危险工作的护士，所在医疗卫生机构应当按照国家有关规定给予津贴。

第二十四条　医疗卫生机构应当制定、实施本机构护士在职培训计划，并保证护士接受培训。

护士培训应当注重新知识、新技术的应用；根据临床专科护理发展和专科护理岗位的需要，开展对护士的专科护理培训。

第二十五条　医疗卫生机构应当按照国务院卫生主管部门的规定，设置专门机构或者配备专（兼）职人员负责护理管理工作。

第二十六条　医疗卫生机构应当建立护士岗位责任制并进行监督检查。

护士因不履行职责或者违反职业道德受到投诉的，其所在医疗卫生机构应当进行调查。经查证属实的，医疗卫生机构应当对护士做出处理，并将调查处理情况告知投诉人。

第五章　法律责任

第二十七条　卫生主管部门的工作人员未依照本条例规定履行职责，在护士监督管理工作中滥用职权、徇私舞弊，或者有其他失职、渎职行为的，依法给予处分；构成犯罪的，依法追究刑事责任。

第二十八条　医疗卫生机构有下列情形之一的，由县级以上地方人民政府卫生主管部门依据职责分工责令限期改正，给予警告；逾期不改正的，根据国务院卫生主管部门规定的护士配备标准和在医疗卫生机构合法执业的护士数量核减其诊疗科目，或者暂停其6个月以上1年以下执业活动；国家举办的医疗卫生机构有下列情形之一、情节严重的，还应当对负有责任的主管人员和其他直接责任人员依法给予处分：

（一）违反本条例规定，护士的配备数量低于国务院卫生主管部门规定的护士配备标准的；

（二）允许未取得护士执业证书的人员或者允许未依照本条例规定办理执业地点变更手续、延续执业注册有效期的护士在本机构从事诊疗技术规范规定的护理活动的。

第二十九条　医疗卫生机构有下列情形之一的，依照有关法律、行政法规的规定给予处罚；国家举办的医疗卫生机构有下列情形之一、情节严重的，还应当对负有责任的主管人员和其他直接责任人员依法给予处分：

（一）未执行国家有关工资、福利待遇等规定的；

（二）对在本机构从事护理工作的护士，未按照国家有关规定足额缴纳社会保险费用的；

（三）未为护士提供卫生防护用品，或者未采取有效的卫生防护措施、医疗保健措施的；

（四）对在艰苦边远地区工作，或者从事直接接触有毒有害物质、有感染传染病危险工作的护士，未按照国家有关规定给予津贴的。

第三十条　医疗卫生机构有下列情形之一的，由县级以上地方人民政府卫生主管部门依据职责分工责令限期改正，给予警告：

（一）未制定、实施本机构护士在职培训计划或者未保证护士接受培训的；

（二）未依照本条例规定履行护士管理职责的。

第三十一条　护士在执业活动中有下列情形之一的，由县级以上地方人民政府卫生主管部门依据职责分工责令改正，给予警告；情节严重的，暂停其 6 个月以上 1 年以下执业活动，直至由原发证部门吊销其护士执业证书：

（一）发现患者病情危急未立即通知医师的；

（二）发现医嘱违反法律、法规、规章或者诊疗技术规范的规定，未依照本条例第十七条的规定提出或者报告的；

（三）泄露患者隐私的；

（四）发生自然灾害、公共卫生事件等严重威胁公众生命健康的突发事件，不服从安排参加医疗救护的。

护士在执业活动中造成医疗事故的，依照医疗事故处理的有关规定承担法律责任。

第三十二条　护士被吊销执业证书的，自执业证书被吊销之日起 2 年内不得申请执业注册。

第三十三条　扰乱医疗秩序，阻碍护士依法开展执业活动，侮辱、威胁、殴打护士，或者有其他侵犯护士合法权益行为的，由公安机关依照治安管理处罚法的规定给予处罚；构成犯罪的，依法追究刑事责任。

第六章　附则

第三十四条　本条例施行前按照国家有关规定已经取得护士执业证书或者护理专业技术职称、从事护理活动的人员，经执业地省、自治区、直辖市人民政府卫生主管部门审核合格，换领护士执业证书。

本条例施行前，尚未达到护士配备标准的医疗卫生机构，应当按照国务院卫生主管部门规定的实施步骤，自本条例施行之日起 3 年内达到护士配备标准。

第三十五条　本条例自 2008 年 5 月 12 日起施行。

附录二　护士守则

（2008 年）

第一条　护士应当奉行救死扶伤的人道主义精神，履行保护生命、减轻痛苦、增进健康的专业职责。

第二条　护士应当对患者一视同仁，尊重患者，维护患者的健康权益。

第三条　护士应当为患者提供医学照顾，协助完成诊疗计划，开展健康指导，提供心理支持。

第四条　护士应当履行岗位职责，工作严谨、慎独，对个人护理判断及执业行为负责。

第五条　护士应当关心爱护患者，保护患者的隐私。

第六条　护士发现患者的生命安全受到威胁时，应当积极采取保护措施。

第七条　护士应当积极参与公共卫生和健康促进活动，参与突发事件时的医疗救护。

第八条　护士应当加强学习，提高执业能力，适应医学科学和护理专业的发展。

第九条　护士应当积极加入护理专业团体，参与促进护理专业发展的活动。

第十条　护士应当与其他医务工作者建立良好关系，密切配合、团结协作。

NURSING
中英文名词对照索引

A

| 安宁疗护 | hospice care | 130 |

B

伴性遗传	sex-linked inheritance	105
被动安乐死	passive euthanasia	135
不可逆昏迷	irreversible coma	134
不伤害原则	principle of non-maleficence	38

C

| 篡改 | falsification | 147 |

D

| 胆识 | courage and insight | 48 |
| 道德 | morality | 2 |

F

| 范畴 | category | 43 |
| 辅助生殖技术 | assisted reproductive technology，ART | 105 |

G

公共卫生	public health	114
公益论	theory of public interest	28
公正原则	principle of justice	39
功利论	utilitarianism	28
供者意愿	donor intention	111
规范伦理学	normative ethics	6

H

| 护患关系 | nurse-patient relationship | 50 |

护际关系	nurse-nurse relationship	58
护理管理伦理	nursing administration ethics	153
护理决策	nursing decision-making	166
护理伦理难题	nursing ethical dilemmas	163
护理伦理评价	nursing ethical evaluation	19
护理伦理修养	nursing ethical cultivation	18
护理伦理学	nursing ethics	7
护士权利	nurse's rights	55
护士义务	nurse's obligation	56
患者权利	patient's rights	52
患者义务	patient's obligation	54

J

家庭病床	family bed	122
价值	value	45
健康教育	health education	119
精神疾病	mental sickness	76

K

科研不当行为	questionable research practice，QRP	147
科研不端行为	scientific misconduct	147

L

理智	reason	46
良心	conscience	46
临终	dying	130
伦理规范	ethical code	41
伦理决策	ethical decision-making	166
伦理审查委员会	Institutional Review Board，IRB	145
伦理学	ethics	6

M

美德	virtue	24
美德伦理学	virtue ethics	7
描述伦理学	descriptive ethics	6

P

剽窃	plagiarism	147

Q

情感	feeling	45
权利	right	44
全脑死亡	whole brain death	134

R

人工授精	artificial insemination，AI	105

| 人体试验 | human subject research | 142 |
| 荣誉 | honor | 47 |

S

社会学标准	sociological standard	111
社区卫生服务	community health service	120
涉及人的生物医学研究	biomedical research involving human subjects	142
审慎	circumspection	47
生命价值论	theory of life value	31
生命神圣论	theory of divine life	30
生命质量论	theory of life quality	30

T

体外受精	in vitro fertilization，IVF	105
同源人工授精	artificial insemination by husband，AIH	105
突发公共卫生事件	emergent public health events	124

W

| 伪造 | fabrication | 147 |

X

| 性别自我认知障碍 | gender identity disorder | 102 |

Y

医学标准	medicine standard	111
医源性多胎妊娠	iatrogenic multiple pregnancy	107
义务	obligation	44
义务论	deontology	26
异源人工授精	artificial insemination by donors，AID	105
异种器官移植	xenotransplantation	110
易性癖	transsexualism	102
优生学	eugenics	101
有利原则	principle of beneficence	38
预防保健	preventive care	116
元伦理学	meta-ethics	6

Z

主动安乐死	active euthanasia	135
尊严	dignity	45
尊重	respect	36
尊重原则	principle of respect	36

[1] 刘俊荣. 护理伦理学实用教程 [M]. 北京：人民卫生出版社，2008.

[2] 刘俊荣，张拥娥. 护理伦理学 [M]. 北京：人民卫生出版社，2014.

[3] 张新庆. 护理伦理学——理论构建与应用 [M]. 北京：学苑出版社，2014.

[4] 唐启群，张武丽，崔香淑. 护理伦理与法规 [M]. 北京：北京大学医学出版社，2015.

[5] 姜小鹰，刘俊荣. 护理伦理学 [M]. 2 版. 北京：人民卫生出版社，2017.

[6] 胡雁，王志稳. 护理研究 [M]. 5 版. 北京：人民卫生出版社，2017.

[7] 李小妹. 护理学导论 [M]. 4 版. 北京：人民卫生出版社，2017.

[8] 苏丽秋，李希科. 护理伦理学 [M]. 郑州：郑州大学出版社，2017.

[9] 张武丽. 护理伦理学 [M]. 郑州：郑州大学出版社，2017.

[10] 孙玫，郭佳. 护理伦理学 [M]. 长沙：中南大学出版社，2018.

[11] 王瑾，王丹心，毛玉霞. 护理伦理与法律法规 [M]. 北京：中国科学技术出版社，2018.

[12] 崔香淑，翟晓梅. 护理伦理学 [M]. 北京：人民卫生出版社，2018.

[13] 尹梅. 护理伦理学 [M]. 3 版. 北京：人民卫生出版社，2018.

[14] 张红霞，黄尊华. 护理伦理学 [M]. 2 版. 南京：江苏凤凰科学技术出版社，2019.

[15] 曹志平. 护理伦理学 [M]. 2 版. 北京：人民卫生出版社，2011.

[16] 王卫红，杨敏. 护理伦理学 [M]. 3 版. 北京：清华大学出版社，2020.

[17] 李小妹. 精神科护理学 [M]. 北京：人民卫生出版社，2006.

[18] 刘哲宁，杨芳宇. 精神科护理学 [M]. 4 版. 北京：人民卫生出版社，2017.

[19] 苏永刚. 中英临终关怀比较研究 [M]. 北京：中国社会科学出版社，2013.

[20] 王明旭，赵明杰. 医学伦理学 [M]. 5 版. 北京：人民卫生出版社，2018.

[21] 汪建荣. 医学人文概要 [M]. 北京：人民卫生出版社，2018.

[22] 杨金运. 医学伦理学与卫生法规 [M]. 郑州：郑州大学出版社，2018.

[23] 陈勰. 医学伦理学案例与实训教程 [M]. 杭州：浙江大学出版社，2019.

[24] 张金钟，王晓燕. 医学伦理学 [M]. 4 版. 北京：北京大学医学出版社，2019.

[25] 刘俊荣，严金海. 医学伦理学 [M]. 武汉：华中科技大学出版社，2019.

[26] 陈明华. 医学伦理学 [M]. 北京：人民卫生出版社，2020.

[27] 杨小丽. 医学伦理学 [M]. 5 版. 北京：科学出版社，2020.

[28] 周文浩，李秋，王天有. 儿科人文与医患沟通 [M]. 2 版. 北京：人民卫生出版社，2020.

[29] 邱仁宗. 生命伦理学 [M]. 北京：中国人民大学出版社，2010.

[30] [美]汤姆·比彻姆，詹姆士·邱卓思. 生命医学伦理原则 [M]. 李伦，等译. 北京：北京大学出版社，2014.

[31] 陈铭林，刘璇，杜斌. 重症监护病房患者的生命终末期管理 [J]. 中华医学杂志，2019，99（35）：2729-2732.

[32] 晁青,张晓霞,陈婷,等. 老年痴呆患者临床干预中的伦理问题及对策分析 [J]. 中国医学伦理学,2019,32(11):1422-1425.

[33] 杜美晨,欧阳艳琼,刘倩. 中国学者国内外护理文献的伦理学质量比较与评价 [J]. 护理学杂志,2019,34(15):98-101.

[34] 程金莲,韩世范,褚银平,等. 护理人员科研伦理实施过程中存在的问题及对策研究 [J]. 护理研究,2019,33(13):2192-2197.

[35] 程金莲,陈琼,曹亚男. 护理科研伦理的国内外研究进展及展望 [J]. 护理研究,2019,33(10):1734-1738.

[36] 谢红珍,袁长蓉,沈园园,等.《中国护士伦理准则》内容解读 [J]. 中国医学伦理学,2020,33(10):1234-1242.

[37] 刘月树. 论新冠肺炎疫情防控中的伦理问题及其治理 [J]. 中国医学伦理学,2020,33(04):423-427.

[38] 李惠玲,李雨宸,王亚玲,等.《重大传染病疫情防控护理伦理专家共识》解读 [J]. 中国医学伦理学,2020,33(10):1243-1248.

[39] 毕肖红,刘俊荣. 患方权利冲突境遇下的医疗决策及其矛盾之化解 [J]. 中国医学伦理学,2020,33(06):657-661.

[40] 成磊,张雯,黄青梅,等. 患者自我报告结局在恶性肿瘤患儿照护领域的应用研究进展 [J]. 中华护理杂志,2020,55(8):1174-1178.

[41] 赵越,李梦漱,季红丹,等. 中国临床试验注册中心注册护理相关临床试验的特征分析 [J]. 中华现代护理杂志,2021,27(03):323-327.

[42] 张红霞,张新庆,罗艳艳,等. 护理核心期刊文献的研究伦理审查情况分析 [J]. 医学与哲学,2020,41(05):44-47.

[43] 曾繁典. 新型冠状病毒肺炎疫情下相关临床试验的伦理考量 [J]. 医药导报,2020,39(03):313-314.

[44] 宁晓红,雷瑞鹏,贾平,等. 对新冠病毒肺炎危重症患者引入缓和医疗的伦理论证 [J]. 医学与哲学,2020,41(08):17-21.

[45] 关健. 医学科学数据共享与使用的伦理要求和管理规范(二)隐私变迁与挑战 [J]. 中国医学伦理学,2020,33(03):288-293.

[46] SKAR L,SODERBERG S. The importance of ethical aspects when implementing eHealth services in healthcare: A discussion paper[J]. Journal of Advanced Nursing,2018,74(5):1043-1050.

[47] HOSSAIN F,CLATTY A. Self-care strategies in response to nurses' moral injury during COVID-19 pandemic[J]. Nursing Ethics,2021,28(1):23-32.

[48] JIA Y. CHEN O. XIAO Z. et al. Nurses' ethical challenges caring for people with COVID-19: A qualitative study[J]. Nursing Ethics,2021,28(1):33-45.